von Büdingen · Stelzer

Schlaganfall – Der Leitfaden für Angehörige

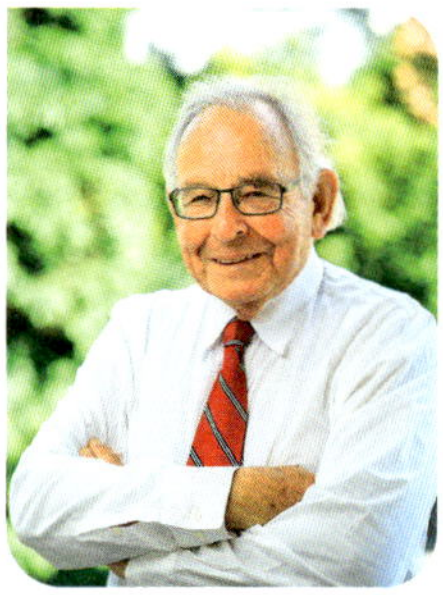

Der Facharzt für Neurologie und Psychiatrie **Prof. Dr. med. Hans Joachim von Büdingen** setzt sich neben seiner Arbeit als Arzt und Wissenschaftler für die verständliche und verständnisvolle Erklärung der Erkrankung Schlaganfall ein. Er war 27 Jahre lang Chefarzt der Klinik für Neurologie und Neurophysiologie in Ravensburg.
2021 gründete er mit seiner Tochter Corinna von Büdingen (Dipl.-Betriebswirtin, MBA) die gemeinnützige Schlaganfallbegleitung gGmbH, die unter anderem die frei zugängliche Informationsplattform schlaganfallbegleitung.de betreibt. Seit 2025 firmiert die Gesellschaft mit der Beteiligung der Björn Steiger Stiftung als Deutsche Schlaganfallbegleitung (DSB) gGmbH.
Als Autor von Fachartikeln und als ambulant im Neurozentrum Ravensburg tätiger Nervenarzt kennt und beschreibt er die Bedürfnisse und Herausforderungen der Patientinnen, Patienten und Angehörigen auch außerhalb des Klinik- oder Praxisalltags.

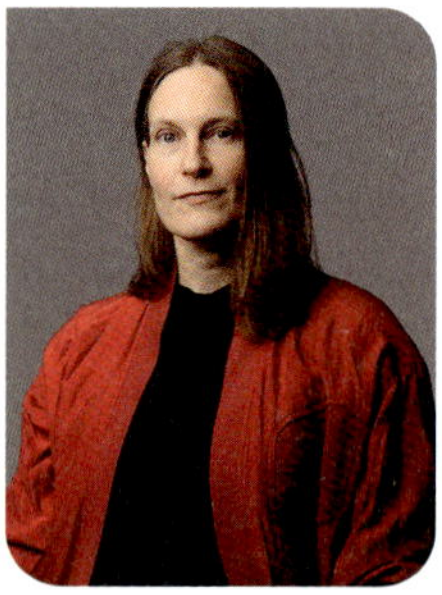

Nadine Stelzer studierte Literaturwissenschaft und arbeitet als freie Texterin, Autorin und Lektorin. Ein Schwerpunkt ihrer Arbeit ist die empathische Kommunikation. Ihre Faszination für ganzheitliche Körperarbeit und somatische Psychologie vertiefte sie als Pilateslehrerin. Aus den Erzählungen ihrer Mutter weiß sie, wie sich ein Schlaganfall auf das Leben von Betroffenen und Angehörigen auswirken kann. Als Teenagerin pflegte diese ihre Tante gemeinsam mit dem Onkel. 2020 erlitt Nadines Vater einen Schlaganfall. Ihrem Cousin nahmen die Folgen seines Hirninfarkts den Lebensmut.

Prof. Dr. med. Hans Joachim von Büdingen · Nadine Stelzer

Schlaganfall – Der Leitfaden für Angehörige

Betroffene motivieren und unterstützen, den Alltag neu organisieren, den Therapieerfolg sichern. Anleitung zur Selbstfürsorge: Wie Sie ausgeglichen und stark bleiben

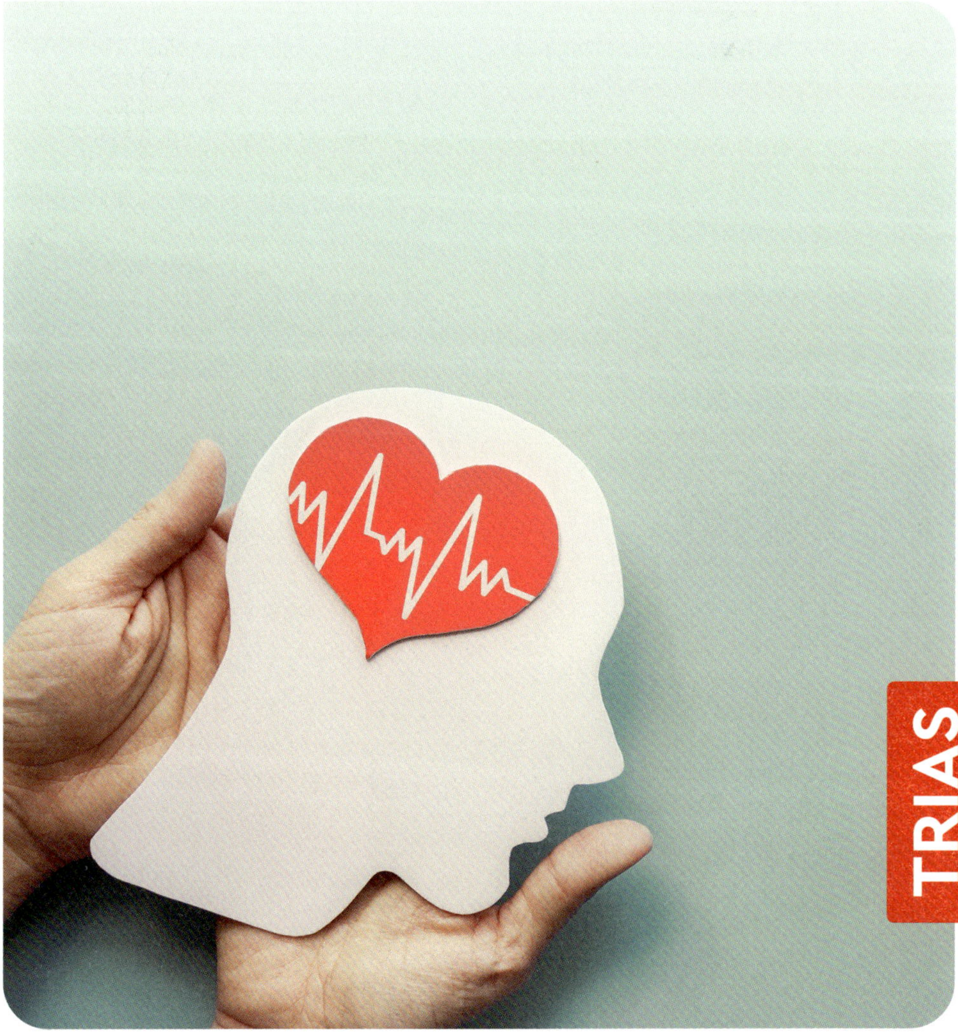

TRIAS

7 **Liebe Leserin, lieber Leser**

9 Teil I: Der Schlaganfall

10 **Was ist ein Schlaganfall?**
10 Hirninfarkt (ischämischer Schlaganfall)
14 Hirnblutung
15 Subarachnoidalblutung (SAB) oder Aneurysmablutung

16 **Wie kommt es zu einem Schlaganfall?**
16 Ursache und Entwicklung: Ätiologie und Pathogenese
17 Ursachen eines Hirninfarkts
19 Ursachen einer Hirnblutung
20 Der Kryptogene Schlaganfall
20 Unbemerkte Ursachen

22 **Was sind die Risikofaktoren?**
22 Ist der Schlaganfall erblich?
22 Und das Alter?
23 Mehrere Risikofaktoren = höheres Risiko
23 Bluthochdruck (arterielle Hypertonie)
24 Hyperlipidämie
25 Diabetes mellitus (Zuckerkrankheit)
26 Übergewicht
27 Metabolisches Syndrom
27 Vorhofflimmern (VHF, Arrhythmia absoluta)
28 Schlafapnoe-Syndrom
30 Lebensstil und Risikofaktoren

37 **Wie erkenne ich einen Schlaganfall?**
37 Typische Symptome
39 Ähnliche Symptome, unterschiedliche Krankheitsbilder
40 Mit FAST- oder BEFAST-Test einen Schlaganfall erkennen
41 Verdrängte Symptome

45 Teil II: Folgen eines Schlaganfalls

46 **Ein Ereignis mit Folgen**
46 Beeinträchtigungen nach dem Schlaganfall
47 Leben mit dem Schlaganfall
47 Betroffene verstehen

51 **Körperliche (physische) Einschränkungen**
51 Beschwerden nach einem Schlaganfall
58 Störungen der Hirnnerven
58 Störungen der Motorik
62 Störungen der Sensibilität
62 Störungen der Koordination
62 Störungen des vegetativen Nervensystems

65 **Neuropsychologische Einschränkungen**
65 Aphasie (Sprachstörung)
69 Apraxie
70 Halbseitige Vernachlässigung (Neglect)

72 **Geistige (kognitive) Störungen**
72 Einschränkungen mit Konfliktpotenzial
72 Typen kognitiver Störungen
73 Therapie
74 Vaskuläre Demenz

Exkurse

88 Das Schweigen brechen und gemeinsam Lösungen finden
194 Die Geschichte von Sophie und ihrer Familie

77 **Seelische (psychische) Störungen**
77 Post-Stroke-Depression
83 Persönlichkeitsveränderung
90 Ein guter Mix aus Loslassen und Anwesenheit
90 Lebenssinn und Sterblichkeit: Chance für den Wandel

92 **Bewusstseinsstörungen**
92 Delir nach einem Schlaganfall (Post-Stroke-Delir)
93 Wachkoma (Apallisches Syndrom)

97 Teil III: Behandlungsverlauf nach dem Schlaganfall

98 **Notfallmaßnahmen**
98 Notruf 112
99 Zeit zwischen Notruf und Ankunft des Notarzt-Teams
104 Medizinische Erstversorgung nach Auslösen des Notrufes

105 **Stroke-Unit: Behandlung im Akutstadium**
106 Das Phasenmodell der neurologischen Rehabilitation
106 Untersuchungen auf der Stroke-Unit
108 Mögliche Eingriffe nach der Ursachenfindung
109 Die Stroke-Unit
110 Spezialisierte Rehakliniken
110 Teams zur Behandlung von Schlaganfallbetroffenen

113 **Neurologische Reha**
114 Wie lange dauert eine Reha?
114 Organisation des Reha-Aufenthalts
118 Fachbereiche der Rehabilitation

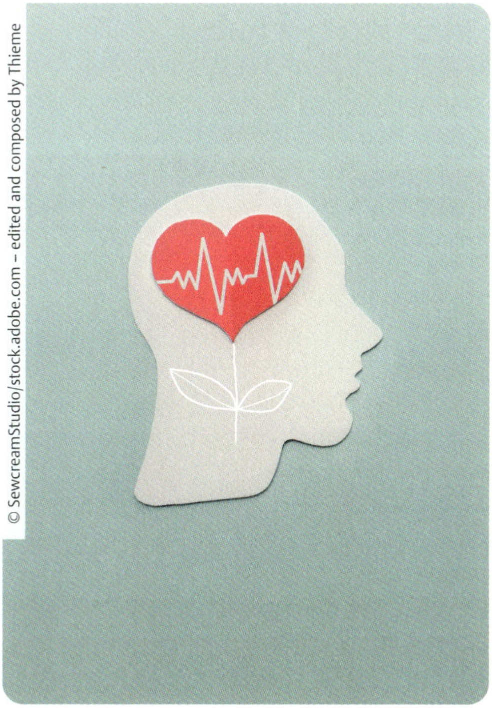

120 **Nach der stationären Behandlung**
120 Gut organisiert in die Nachsorge
121 Ärztliche Nachsorge
122 Medikamentöse Therapie von Risikofaktoren
125 Alltagstraining und ambulante Therapien
127 Das psychische Wohl im Blick
128 Mit den Folgen umgehen
132 Mit möglichen Reaktionen des Umfeldes umgehen
133 Barrierefreie Wohnung
134 Mobilität wiedererlangen
137 Wiedereinstieg in den Beruf
143 Heil- und Hilfsmittel

145 **Pflegen und Pflege begleiten**
145 Organisation der Pflege
146 Pflegegrad
146 Unterstützung für pflegende Angehörige
148 Finanzielle Leistungen
149 Vereinbarkeit von Pflege und Beruf
150 Zeiteinteilung bei der Pflege

153 Teil IV: Wie kann ich den Therapieerfolg unterstützen?

154 **Medikamentöse Therapietreue unterstützen**
154 Risikofaktoren unter Kontrolle
155 Prävention eines weiteren Schlaganfalls
155 Nichtadhärenz
156 Gemeinsam Ursachenforschung betreiben

164 **Lebensgestaltung**
164 Gesundheitskompetenz
165 Körper im Blick
167 Schlafhygiene
167 Stressbewältigung
170 Eine Sache der Einstellung
171 6 Schritte zur neuen Gewohnheit
173 Vom Wissen ins Handeln kommen
176 Eine wertschätzende Kommunikation schafft Verbindung

179 **Selbstfürsorge**
179 Die Gefahr der Selbstaufgabe
181 Um Hilfe bitten
182 Für die eigenen Bedürfnisse einstehen
184 Unterstützung für Angehörige von Schlaganfallbetroffenen

187 Teil V: Schlaganfall in jungen Jahren

188 **Schlaganfall bei Kindern und Jugendlichen**
188 Medizinische Besonderheiten bei Kindern
192 Schule und Lernen
192 Anlaufstellen und Literatur für Angehörige

204 **Mitten im Leben: junge Schlaganfallbetroffene**
204 Oft keine Antwort auf das Warum
205 Altersgerechte Behandlung wäre schön
205 Mut und Hoffnung durchs gelebte Leben
205 »Ein junger Körper hat Kraft.«

206 **Quellenangaben**

208 **Stichwortverzeichnis**

Liebe Leserin, lieber Leser,

unsere Zusammenarbeit als Autor und Autorin begann 2021. Ein Neurologe und Schlaganfallexperte traf auf eine Lektorin mit mehreren Hirninfarkten in ihrer Familie.

Wir haben die Stimmen vieler Menschen gehört, denen es wahrscheinlich ähnlich geht wie Ihnen. Sie stehen jemandem nahe, der einen Schlaganfall erlitten hat. Nun gilt es, das Leben mit dieser chronischen Krankheit und ihren Folgen zu bewältigen.

Ob das ein Familienmitglied ist oder jemand, mit dem Sie freundschaftlich verbunden sind: Alle haben bestimmte Gemeinsamkeiten. Viele offene Fragen stehen im Raum. Sie müssen sich mit schwierigen Themen und Gefühlen auseinandersetzen. Es gilt, Informationslücken zu füllen, damit die Therapie gelingt und bürokratische Hürden ohne Angst genommen werden können. Dieses Wissen und unsere Antworten haben wir nun in ein Buch gepackt. Wir hoffen, dass die Inhalte für alle eine Unterstützung sind, die mit der Erkrankung Schlaganfall zu tun haben.

Besonders liegt uns die emotionale Unterstützung am Herzen. Wir möchten das Verständnis für Schlaganfallbetroffene und deren Sichtweise stärken. Und auch Sie benötigen Kraft, um den eigenen Herausforderungen zu begegnen. Praktische Tipps zur Selbstfürsorge haben daher einen hohen Stellenwert in diesem Leitfaden.

Ein weiteres persönliches Anliegen von uns ist es, das Wissen über die Ursachen und Behandlungsmöglichkeiten des Schlaganfalls für alle zugänglich zu machen. Denn wer medizinische Zusammenhänge versteht, kann dazu beitragen, das Risiko eines (erneuten) Schlaganfalls zu verringern.

Dieses Buch gäbe es nicht ohne die Deutsche Schlaganfallbegleitung gGmbH und die Menschen, die ihre Erfahrungen als Angehörige oder Betroffene mit uns geteilt haben. Sie haben die Themen mit ihren Geschichten, Fragen, Bedürfnissen und Tipps inspiriert. Ihnen gebührt unser herzlichster Dank.

Prof. Dr. Hans Joachim von Büdingen und Nadine Stelzer im Frühjahr 2025

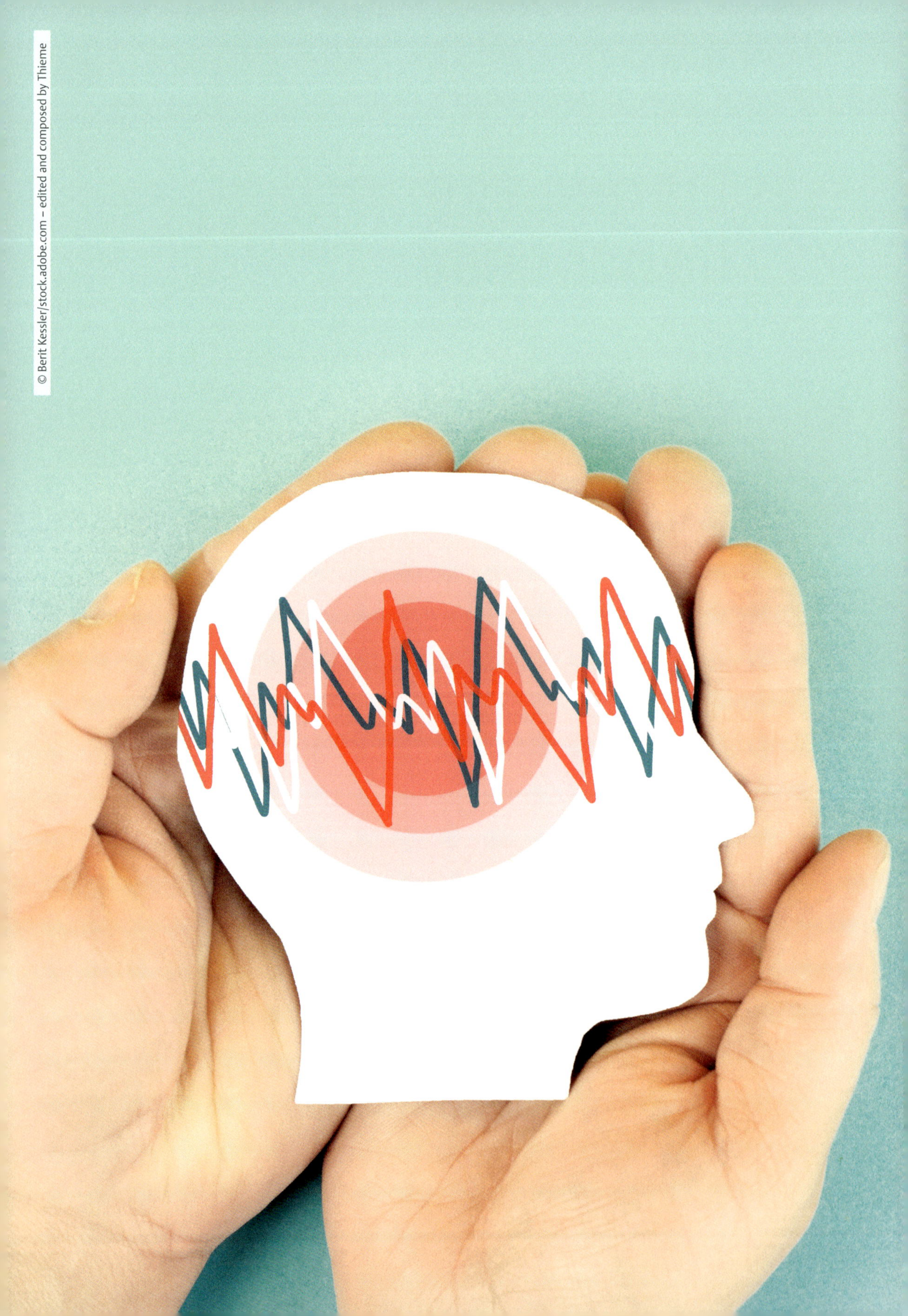

Teil I: Der Schlaganfall

Wie kommt es zum Schlaganfall und wie äußert er sich? Für ein besseres Verständnis beginnen wir mit der Beschreibung der Erkrankung, ihrer Risikofaktoren und Symptome.

Was ist ein Schlaganfall?

Das Wissen um das medizinische Phänomen »Schlaganfall« wird Ihnen helfen, einen Schlaganfall zu erkennen und entsprechend zu handeln, auch um den Therapieerfolg zu sichern.

Das Wort Schlaganfall ist der Sammelbegriff für eine schlagartig und akut auftretende Durchblutungsstörung des Gehirns. Abhängig von der Ursache werden vier Gruppen von Schlaganfällen unterschieden: die transitorische ischämische Attacke (TIA), der Hirninfarkt, die Hirnblutung und die Subarachnoidalblutung.

Der Gedanke ist beklemmend, dass etwas im Inneren unseres Körpers vorgeht, das sich nicht ankündigt, zum Teil nicht einmal Schmerzen verursacht und doch so starke Auswirkungen hat. Damit Sie besser einordnen können, was bei einem Schlaganfall eigentlich passiert, lohnt sich ein Blick auf die wichtigsten medizinischen Grundlagen.

In diesem Zusammenhang erklären wir auch Fachbegriffe, die Ihnen im Gespräch mit den Ärztinnen und Ärzten, in der Therapie oder beim Lesen von Befundberichten vielleicht schon begegnet sind und immer wieder begegnen werden.

Hirninfarkt (ischämischer Schlaganfall)

Der Hirninfarkt ist eine abgegrenzte Schädigung in einem Bereich des Gehirns mit neurologischen Störungen. Die Ursache ist eine Ischämie (Mangeldurchblutung). Eine meist nur wenige Minuten dauernde Durchblutungsstörung des Gehirns wird als transitorische ischämische Attacke bezeichnet, abgekürzt TIA.

In beiden Fällen kann das Blut in einem hirnversorgenden Blutgefäß, einer Arterie, nicht ungehindert fließen. Meist sind Blutgerinnsel oder Gefäßverengungen durch Arteriosklerose die Hauptursachen für die »Verstopfung«. Das von der betroffenen Arterie versorgte Hirngewebe wird dann im Extremfall nicht mehr durchblutet, dadurch wird diese Hirnregion unzureichend mit Energie versorgt. Vor allem Zucker und Sauerstoff fehlen als wichtigste Energiequellen.

Bei einer TIA löst sich die Durchblutungsstörung innerhalb kurzer Zeit wieder auf, sodass keine bleibenden Schäden entstehen. Trotzdem ist eine TIA ein wichtiges Warnsignal, da sie das Risiko für einen späteren Hirninfarkt erhöht.

Bei einem Hirninfarkt dagegen bleibt die Durchblutung zu lange unterbrochen. Infolgedessen sterben Nervenzellen in der betroffenen Region ab, wodurch Teile des Hirngewebes ihre Funktion verlieren. Diese Funktionsstörungen äußern sich durch unterschiedliche körperliche, geistige und seelische Symptome. Hirninfarkte und TIAs treten meistens ohne Kopfschmerzen auf.

Blutversorgung des Gehirns

Vier große Arterien transportieren das Blut zu unserem Gehirn. Die beiden Halsschlagadern (Karotiden) sind für die Durchblutung der Augen und der vorderen und mittleren Anteile des Großhirns verantwortlich. Der Hirnstamm, das Kleinhirn und der hintere Anteil des Großhirns werden von zwei Wirbelarterien (Vertebralarterien) versorgt, die sich nach dem Eintritt in den Schädel zur Arteria basilaris vereinigen. Durch den Arterienkreis an der Hirnbasis sind die Karotiden und Vertebralarterien miteinander verbunden.

Wie schwer die neurologischen Auswirkungen eines Hirninfarkts sind, hängt auch von der Möglichkeit der Kollateralversorgung ab. Als Kollaterale wird ein Umgehungskreislauf bezeichnet, der den Blutmangel in der direkt betroffenen Hirnregion kompensieren kann.

Die Blutversorgung des Gehirns

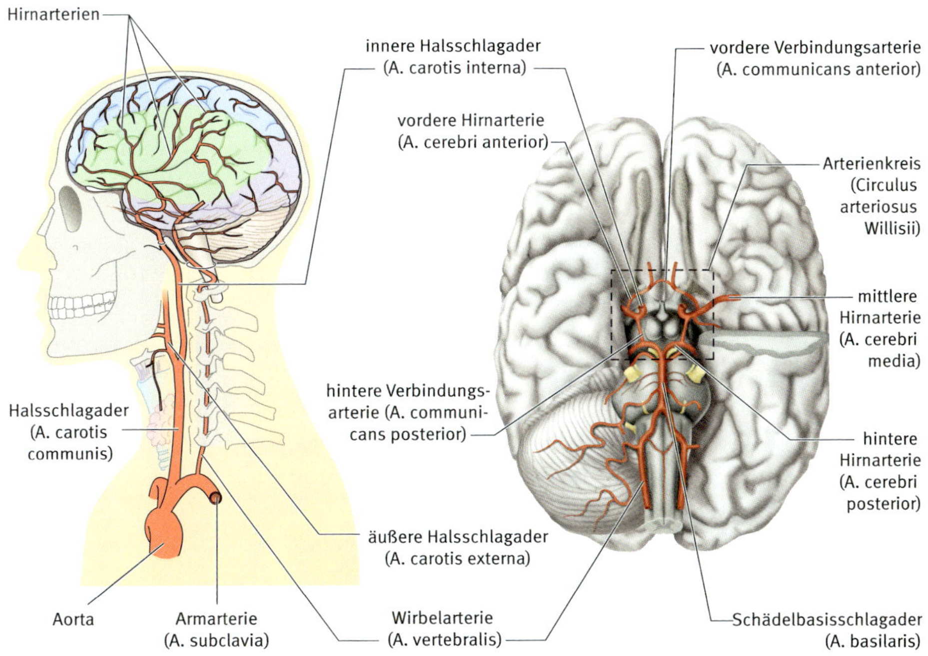

Schünke M, Schünke G. Arterien. In: Faller A, Schünke M, Hrsg. Der Körper des Menschen. 19., überarbeitete Auflage. Stuttgart: Thieme; 2024

Schwegler J, Lucius R. Arterielle Blutversorgung. In: Schwegler J, Lucius R, Hrsg. Der Mensch – Anatomie und Physiologie. 7., überarbeitete Auflage. Stuttgart: Thieme; 2021

Zum Beispiel kann bei einem arteriosklerotischen Verschluss der inneren Halsschlagader im Halsbereich die Hirndurchblutung über die gegenseitige innere Halsschlagader und/oder die Wirbelarterien aufrechterhalten werden.

Transitorische ischämische Attacke (TIA)

Meistens dauern die Symptome dieser Mangeldurchblutung einer Hirnregion nur wenige Minuten an. Medizinisch gesehen handelt es sich aber um einen Schlaganfall. Die Symptome einer TIA bilden sich allerdings immer vollständig innerhalb von 24 Stunden zurück.

Wie ist das möglich? Hier leistet unsere natürliche, körpereigene Blutgerinnung ganze Arbeit. Der Körper löst kleinere Gerinnsel in Blutgefäßen ohne ärztliches Eingreifen auf. Selbst mit einer Computer- oder Kernspintomografie des Gehirns ist meistens keine Schädigung von Hirngewebe erkennbar.

Die TIA wird auch als leichter Schlaganfall oder »Schlägle« bezeichnet. Was sich so harmlos anhört, ist in Wahrheit oft die Vorwarnung für einen Hirninfarkt. Sie sollten daher auch bei einer TIA alle Notfallmaßnahmen ergreifen. Damit es nicht zu einem nachfolgenden Schlaganfall kommt, muss ein Schlägle auf der Stroke-Unit (Schlaganfallspezialstation) untersucht und behandelt werden.

Das Gehirn und seine verschiedenen Bereiche

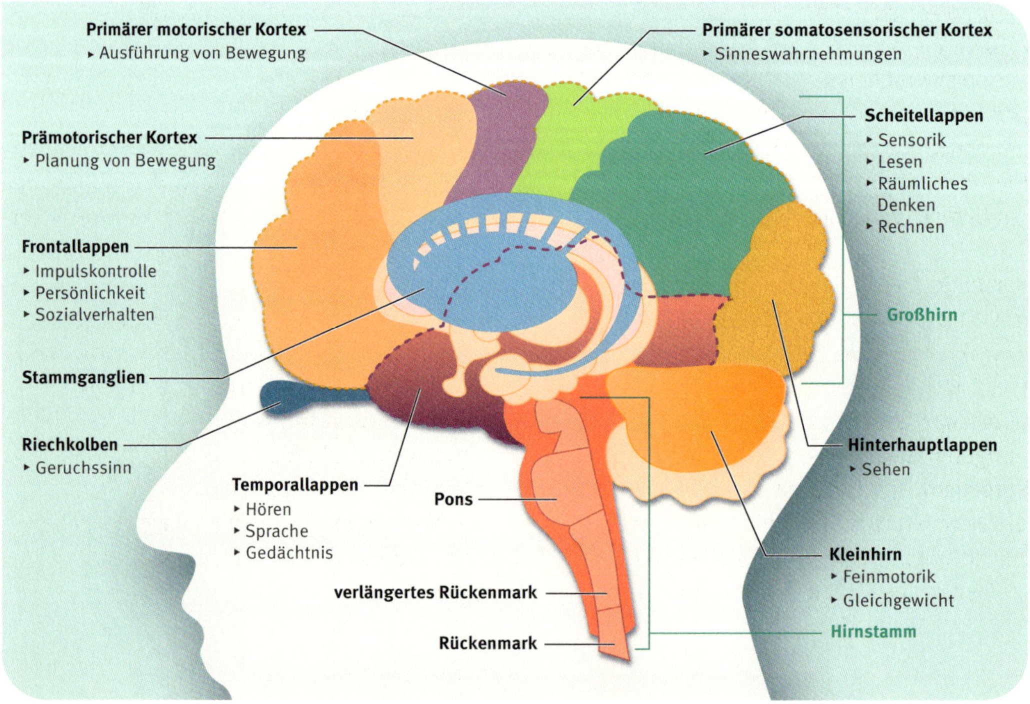

Hirninfarkt und Hirnbereiche

Hirninfarkte können alle Bereiche des Gehirns betreffen. In der Medizin unterscheiden wir – abhängig von der betroffenen Hirnregion – zwischen Infarkten im Bereich des Großhirns, Hirnstamminfarkt, Ponsinfarkt, Kleinhirninfarkt, Stammganglieninfarkt und Thalamusinfarkt. Die Folgen der Hirnschädigung hängen also davon ab, an welcher Stelle des Gehirns und in welchem Ausmaß die Durchblutungsstörung stattgefunden hat.

Wir beschreiben im Folgenden die Hirnregionen und ihre Funktionen, damit Sie sich eine bessere Vorstellung von den Auswirkungen machen können.

Hirninfarkte im Bereich des Großhirns

Die meisten Hirninfarkte betreffen das Großhirn. Anatomisch wird es in vier Regionen oder Lappen mit sehr unterschiedlichen Funktionen eingeteilt: Stirn-, Scheitel- und Schläfenlappen werden über den vorderen Hirnkreislauf, das Karotissystem, versorgt. Der hintere Hirnkreislauf, das vertebrobasiläre System, ist neben dem Hirnstamm und Kleinhirn für den Hinterhauptslappen unseres Gehirns zuständig.

Verschließt eine der Arterien im vorderen oder hinteren Hirnkreislauf, führt das zu charakteristischen neurologischen Ausfällen. Dazu gehören Sehstörungen bis zur Erblindung, halbseitige Lähmungserscheinungen und Gefühlsstörungen, Sprach- und Sprechstörungen sowie Beeinträchtigungen des Bewusstseins. Durch die infarktbedingte Hirnschwellung (Ödem) kann es zu einer Steigerung des Hirndrucks kommen.

Auf eine Mangeldurchblutung von Arterien des vertebrobasilären Systems folgen oft beiderseitige motorische oder sensible neurologische Ausfälle. Auch Störungen der Augenmotorik, Koordinations- und Gleichgewichtsstörungen, Sprech- und Schluckstörungen, Schwindel, Sturzattacken oder Bewusstseinsstörungen sind möglich.

Hirnstamminfarkt

Der Hirnstamm setzt sich anatomisch aus dem Mittelhirn, der Brücke (Pons) und dem verlängerten Rückenmark (Medulla oblongata) zusammen. Durch ihn verlaufen alle Nervenbahnen, die den Körper mit dem Groß- und Kleinhirn verbinden.

Ein Schlaganfall in diesem Bereich kann lebensbedrohliche Komplikationen als Folge haben, denn der Hirnstamm ist für die Kontrolle lebenswichtiger Funktionen wie Atmung, Herzschlag und unseren Schlaf-Wach-Rhythmus verantwortlich.

Kleinhirninfarkt

Das Kleinhirn regelt die Steuerung unserer Motorik: Es plant und koordiniert Bewegungsabläufe. Mithilfe dieser Hirnregion lernen wir außerdem, uns auf bestimmte Arten zu bewegen.

Das Kleinhirn ist mit dem Großhirn und dem Rückenmark verbunden. Es wurde festgestellt, dass dieser Bereich unter anderem an Denkprozessen und der Bewertung von Sachverhalten beteiligt ist.[1] Nach einem Kleinhirninfarkt können daher auch Einschränkungen der geistigen Leistungsfähigkeit, sogenannte kognitive Störungen, auftreten.

Ponsinfarkt

Der Pons (Brücke) ist ein Teil des Hirnstamms, der als Schaltzentrale zwischen Großhirn, Kleinhirn und Rückenmark dient und wichtige Funktionen wie die Steuerung der Atmung, den Schlaf-Wach-Rhythmus und motorische Prozesse unterstützt. Oft trifft ein Schlaganfall in diesem Teil des Hirnstamms auch umliegende Gebiete im Kleinhirn oder im verlängerten Rückenmark. Es gibt eine Form des Ponsinfarktes mit schweren Folgen und Symptomen durch die Basilaristhrombose, den Verschluss der Arteria basilaris. Ihre Äste versorgen den Hirnstamm und das Kleinhirn mit Blut.

Stammganglieninfarkt

Als Stammganglien bezeichnen wir Ansammlungen von Ganglien (Nervenzellen), die auf beiden Seiten tief im unteren Bereich des Großhirns und im Mittelhirn liegen.

Sie spielen eine wichtige Rolle für den geordneten Ablauf unserer Bewegungen. Das betrifft unter anderem unseren Gang, handwerkliche Tätigkeiten, Klavierspielen, Fahrradfahren oder Sportarten wie das Tennisspielen. Die Stammganglien sind auch für unwillkürliche Bewegungen wie Mimik und Gestik verantwortlich.

Mögliche Symptome eines Stammganglieninfarkts sind ein einseitig herabhängender Mundwinkel, eine Halbseitenlähmung auf der Gegenseite, Sprachstörungen, eine Gesichtsfeldeinschränkung, ein Zittern im Bereich der Extremitäten oder des Kopfes (Tremor), Koordinationsstörungen, die Einschränkung oder der Verlust von Empfindungen wie Berührung, Schmerz oder Temperatur (Sensibilitätsstörungen) oder kognitive Einschränkungen im Rahmen einer vaskulären Demenz.

Thalamusinfarkt

Wir bezeichnen den Thalamus nicht ohne Grund auch als »Tor zum Bewusstsein«. Er ist die größte Ansammlung von Nervenzellen des Zwischenhirns und koordiniert alle Sinneseindrücke aus der Um- und Innenwelt unseres Körpers. Eindrücke des Sehens, Hörens und der Körperempfindungen wie Temperatur, Berührung und Schmerz werden dort gefiltert und zur Bewusstwerdung an die Großhirnrinde weitergeleitet.

Unsere Berührungsempfindung zeigt, wie wichtig diese Filterfunktion ist. Wir spüren Kleidung an unserem Körper erst dann bewusst, wenn wir uns auf deren Berührung konzentrieren. Wenn der Körper allerdings im Alltag beansprucht ist, nehmen wir diese Berührung nicht wahr. Sie wird herausgefiltert.

Die Blutversorgung des Thalamus erfolgt über die hinteren Halsarterien und ihre Verzweigungen im Gehirn.

Ein Thalamusinfarkt kann sich über Symptome äußern wie Doppelbilder, Gesichtsfeldausfälle, Schluckstörungen, Schwindel, Bewusstseinsveränderungen, Gedächtnisstörungen, Sprachstörungen und Leseschwierigkeiten, Gefühlsstörungen auf der Gegenseite des Thalamusinfarkts oder die Lähmung der Muskulatur (Hemiparese) der Gegenseite.

Hirnblutung

Wenn eine Arterie im Gehirn brüchig wird, der Blutdruck außergewöhnlich hoch ist oder eine Gefäßmissbildung (Angiom) vorliegt, kann es zum Einreißen der Gefäßwand mit Einblutung in das Hirngewebe kommen.

Bei dieser sogenannten intrazerebralen Blutung verdrängt das Blut Hirngewebe und erhöht den Hirndruck. Das verursacht meist sehr starke Kopfschmerzen.

Nicht selten tritt bei einer Hirnblutung ein einmaliger epileptischer Anfall auf. Die neurologischen Störungen nach einer Hirnblutung richten sich nach der betroffenen Hirnregion und sind identisch mit denen nach einem Hirninfarkt. Anhand der Beschwerden und dem Ergebnis der neurologischen Untersuchung kann nicht entschieden werden, ob es sich um einen Hirninfarkt oder eine Hirnblutung handelt. Diese Unterscheidung ist mit der Computertomografie des Schädels (CT) möglich.

Subarachnoidalblutung (SAB) oder Aneurysmablutung

Als SAB wird eine schlagartig auftretende Blutung in den Nervenwasserraum (Subarachnoidalraum) bezeichnet. Die häufigste Ursache ist der Einriss einer dünnwandigen Gefäßaussackung (Aneurysma) einer hirnversorgenden Arterie.

Eine SAB kann eine akute Bewusstlosigkeit auslösen. Auch neurologische Störungen können auftreten, wenn durch die Blutung Hirngewebe zerstört wird. Wichtigste Alarmzeichen sind stärkste, ungewohnte Schmerzen im Hinterkopf- und Nackenbereich, nicht selten mit Übelkeit und Erbrechen.

Alle Schlaganfälle sind ein Notfall

Je länger unser Gehirn ohne Blutversorgung auskommen muss, desto schwerer können die bleibenden Schäden sein. Es ist also wichtig, den Schlaganfall möglichst schnell zu erkennen und notfallmedizinisch behandeln zu lassen. Auch eine nur kurz andauernde TIA kann Vorbote eines Schlaganfalls sein.

Wie kommt es zu einem Schlaganfall?

Aus heiterem Himmel ist nichts mehr wie vorher. Die Frage nach dem Warum treibt die Betroffenen um – und die Menschen, mit denen sie in engem Kontakt leben.

Für die Behandlung eines Schlaganfalls spielt die Ursache eine zentrale Rolle. Doch auch in der Nachsorge nimmt sie einen hohen Stellenwert ein. Schließlich geht es darum, einen weiteren Schlaganfall zu verhindern. Bei einigen der Hirninfarkte oder TIAs kann trotz intensiver Untersuchungen keine Ursache gefunden werden. In den übrigen Fällen ist die Kenntnis der Ursache eines Hirninfarkts oder einer Hirnblutung die Grundlage für alle Entscheidungen zur Behandlung.

Ursache und Entwicklung: Ätiologie und Pathogenese

Ätiologie bezeichnet die Ursache einer Erkrankung. Wenn Sie im Arztbericht die Aussage »ätiologisch ungeklärt« finden, bedeutet das, dass die Ursache nicht gefunden werden konnte.

Der Begriff Pathogenese beschreibt die Entwicklung körperlicher und psychischer Erkrankungen oder den Verlauf eines krankhaften Prozesses seit dessen Auftreten.

Beispiel einer Pathogenese: vom Bluthochdruck zum Hirninfarkt

Der Risikofaktor Bluthochdruck entwickelt sich meist schmerzlos, unbemerkt und schleichend. Die Folge ist eine langsam fortschreitende Wandveränderung in den Arterien, die Arteriosklerose: Fette, Kalk und andere Ablagerungen sammeln sich in den Arterienwänden an. Dies führt zur Einengung (Stenose) oder zum Verschluss (Okklusion) von Gefäßen, der Blutfluss wird behindert. Oft sind die hirnzuführenden Arterien betroffen.

Nehmen wir die Halsschlagader: An einer Stenose der Halsschlagader kann sich ein Blutgerinnsel (Thrombus) bilden. Löst sich dieses ab und verstopft eine Arterie im Inneren des Gehirns, unterbindet es die lebenswichtige Sauerstoff- und Nährstoffversorgung einer Hirnregion. Es kommt zu einem Hirninfarkt.

Das Blutgerinnsel ist also die Ursache der Durchblutungsstörung. Die Risikofaktoren, die Entwicklung der Arteriosklerose und die Stenose mit Bildung eines Blutgerinnsels erklären den pathogenetischen Prozess.

Ursachen eines Hirninfarkts

Die Kenntnis der Ursache eines Hirninfarkts ist die wichtigste Voraussetzung für eine erfolgreiche Behandlung und Nachsorge. Überwiegend sind es krankhafte, meist arteriosklerotische Veränderungen der hirnversorgenden Arterien oder Blutgerinnsel, die zum Blutmangel in einer Hirnregion führen und damit einen Hirninfarkt auslösen.

Arteriosklerose und Stenosen hirnversorgender Arterien

Arteriosklerotische Wandveränderungen in arteriellen Blutgefäßen entwickeln sich über Jahre hinweg, ohne dass Betroffene davon etwas bemerken.

Viele kennen die Arteriosklerose auch als Gefäßverkalkung. Die Innenwand einer Arterie verdickt sich zunehmend durch Einlagerung von Kalk und Blutfetten wie Cholesterin. Diese Ablagerungen werden als Plaque bezeichnet. Das Gefäß wird eingeengt und eine Stenose entsteht. Diese Einengung kann bis zum Verschluss führen.

Plaques bilden sich oft an Aufzweigungen der Arterien. Nach der Stenose können Verwirbelungen des Blutes auftreten, die die Entstehung von Blutgerinnseln begünstigen.

Die Arteriosklerose betrifft vor allem die hirnversorgenden Arterien im Halsbereich. Das bekannteste Beispiel ist die Karotisstenose. Auch die Herzkranzarterien, Becken-Bein-Arterien und die Hauptschlagader Aorta sind bevorzugte Gefäße für die Arteriosklerose.

Verengungen von Arterien mit großem Durchmesser bezeichnet man als Makroangiopathie. Betroffen sind häufig die vorderen und die hinteren Halsschlagadern. Wenn kleine Arterien mit geringem Durchmesser betroffen sind, wird von einer Mikroangiopathie gesprochen.

Thrombose und Thromboembolie

Ein Thrombus ist ein Blutgerinnsel, das sich innerhalb des Gefäßsystems an Arterien, Venen oder im Herzen bildet. Verschließt er teilweise oder vollständig ein Gefäß, kann eine Thrombose entstehen. Das wohl bekannteste Beispiel ist die tiefe Beinvenenthrombose.

Als Embolie oder genauer gesagt als Thromboembolie wird der Verschluss eines Blutgefäßes durch einen losgelösten und fortgeschwemmten Thrombus bezeichnet. Auf diese Art kann ein thrombo-embolischer Hirninfarkt entstehen: durch ein Blutgerinnsel aus dem Herzen bei Vorhofflimmern oder aus einer Stenose mit Gerinnselbildung im Bereich der Halsarterien.

Herzerkrankungen

Alle Herzerkrankungen erhöhen das Risiko für einen Schlaganfall.

Vorhofflimmern: Besonders häufig ist die Herzrhythmusstörung Vorhofflimmern, bei der sich Blutgerinnsel im linken Vorhof des Herzens bilden können.

Herzklappenerkrankungen: Auch durch Erkrankungen der Herzklappen oder nach Einsetzen einer mechanischen Herzklappe kann es zur Thrombenbildung mit der Folge einer Embolie im Hirnkreislauf kommen.

PFO: Bei manchen Betroffenen lässt sich ein persistierendes Foramen ovale (PFO) nachweisen. Das Foramen ovale ist eine vorgeburtliche Öffnung zwischen dem rechten und linken Herzvorhof. Besteht dieses ovale Loch nach der Geburt als PFO weiter, können Blutgerinnsel aus dem venösen System vom rechten in den linken Herzvorhof und damit in das arterielle System gelangen. Dies wird auch als Rechts-Links-Shunt bezeichnet.

Wenn Blutgerinnsel in den Hirnkreislauf gelangen, ist ein Hirninfarkt die Folge. Liegt neben der offenen Trennwand noch eine Aussackung (Vorhofseptumaneurysma) vor, ist das Risiko für eine Embolie zusätzlich erhöht.

Gefäßeinriss an den Halsarterien (Dissektion)

Die Einblutung in die Gefäßwand einer hirnversorgenden Arterie verursacht eine zunehmende Gefäßverengung, zum Teil mit Gerinnselbildung. In vielen Fällen kommt es sogar zu einem Verschluss der Arterie im befallenen Bereich.

Oft ist die Ursache einer Dissektion nicht erkennbar. Man spricht dann von einer spontanen Karotis- oder Vertebralis-Dissektion. Auslöser kann aber auch eine schwere stumpfe Verletzung im Halsbereich, wie ein Schleudertrauma der Halswirbelsäule, sein.

Sinusthrombosen und Venenthrombosen des Gehirns

Wenn ein Blutgerinnsel eine Hirnvene verstopft, kommt es zum Rückstau von Blut und Durchblutungsstopp in der vorgelagerten Hirnregion. Es entstehen »Stauungsinfarkte«, also Hirninfarkte durch den gestörten Blutabfluss. Man spricht dann von einer Hirnvenenthrombose oder Sinusvenenthrombose.

Im Gegensatz zu einem schlagartig auftretenden Hirninfarkt oder einer Hirnblutung treten die Symptome einer Sinusthrombose schleichend und oft mit diagnostisch nur schwer einzuordnenden Symptomen auf. In den meisten Fällen beginnt die Erkrankung mit ungewohnten, zunehmenden Kopfschmerzen. Sie verstärken sich im Liegen und können von Übelkeit und Erbrechen begleitet sein. Später können dann neurologische Symptome wie eine Sprachstörung oder Halbseitenlähmung auftreten.

Bei den Sinusthrombosen wird zwischen septischen Thrombosen durch eine bakterielle Infektion im Gesichts- und Nasennebenhöhlenbereich und nichtseptischen Thrombosen unterschieden. Letztere sind häufiger und werden zum Beispiel durch Störungen der Blutgerinnung, Nikotinmissbrauch, die Anti-Baby-Pille, durch Druck eines Tumors auf eine Hirnvene oder eine Schädel-Hirn-Verletzung verursacht. Die Diagnose wird durch die Darstellung der Blutgefäße des Gehirns mittels der Computer(CT)-Angiografie oder der Magnetresonanztomografie (MRT) gestellt.

Weitere Ursachen

Seltene Ursachen für einen Hirninfarkt sind Blutgerinnungsstörungen mit verstärkter Gerinnungsneigung oder eine Migräne. Auch

Autoimmunerkrankungen und entzündliche Gefäßerkrankungen (Vaskulitiden) durch bakterielle Erreger wie Tuberkulose oder Pilze und Viren können Erkrankungen der Hirnarterien verursachen.

Ursachen einer Hirnblutung

Die häufigsten Ursachen für Blutungen ins Hirngewebe sind ein stark erhöhter Blutdruck, angeborene Gefäßmissbildungen (Angiome) oder arteriosklerotische Gefäßwandveränderungen.

Wenn Blutgefäße platzen oder die Gefäßwand einreißt, wühlt sich das austretende Blut ins umliegende Hirngewebe. Es zerstört dort Nervenzellen und Nervenbahnen. Platzt ein Hirngefäß durch extreme Blutdruckspitzen, sprechen wir von einer hypertensiven Blutung.

Bei älteren Menschen kann es in den Gefäßwänden zur Ablagerung des Eiweiß-Abbau-Produkts Amyloid kommen. Amyloide können die Gefäßwände schwächen und eine Blutung in die Hirnsubstanz auslösen.

Mögliche Verursacher von Blutungen sind außerdem Schädelverletzungen, Hirntumore, Metastasen oder Entzündungen der Hirngefäße. Teilweise sorgt auch der Konsum von Drogen für krankhafte Gefäßentzündungen und gefährlich erhöhte Blutdruckwerte.

Blutet es nach einem Hirninfarkt in das abgestorbene Hirngewebe, spricht man von einem blutig umgewandelten oder hämorrhagischen Infarkt.

Mögliche Auslöser für einen Hirninfarkt oder eine Hirnblutung

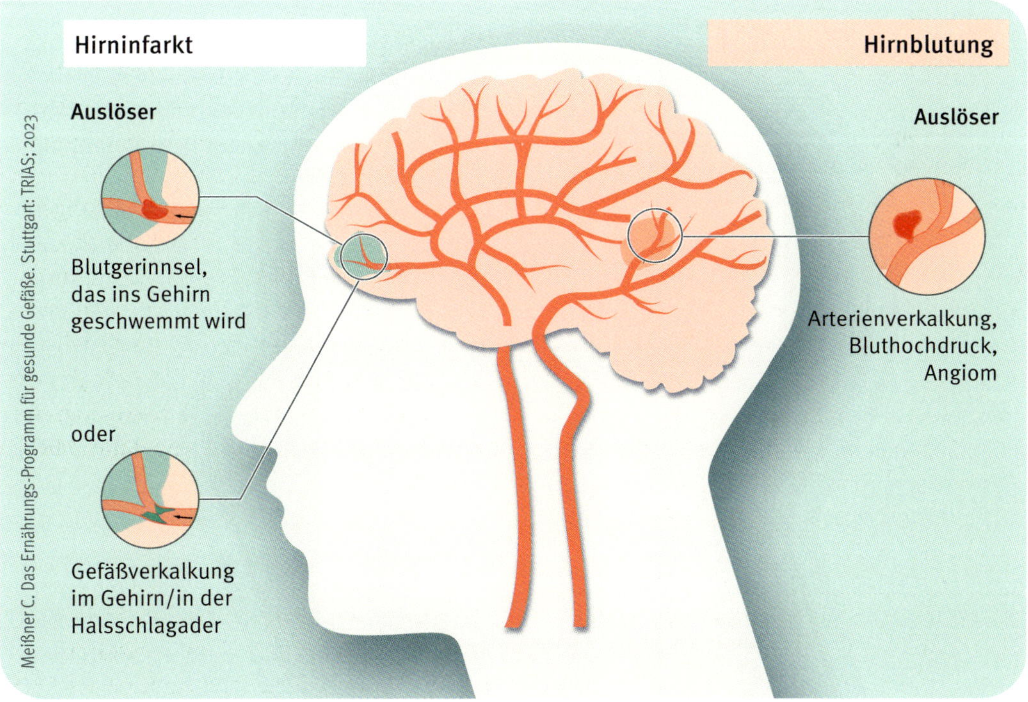

Arztbericht checken

Vielleicht haben Sie Interesse daran, den Arztbericht Ihres oder Ihrer Angehörigen mit den Ursachen zu vergleichen, die wir Ihnen in diesem Kapitel vorgestellt haben. Beim gemeinsamen Prüfen lernen Sie beide mehr über den Schlaganfall. Voraussetzung ist natürlich das Einverständnis der betroffenen Person.
Noch keinen Arztbericht erhalten? Fragen Sie im Krankenhaus oder in der Hausarztpraxis nach.
Wenn Sie ganz sichergehen wollen, ob Sie alles verstanden haben, richten Sie Ihre Fragen an die behandelnden Ärztinnen und Ärzte.

Tipp
Für zurückliegende, nicht aktuelle Erkrankungen wird im Arztbericht häufig die Abkürzung Z. n. verwendet. Sie steht für den Zustand nach ...
Ein Beispiel: Nach einem Herzinfarkt, der einige Jahre zurückliegt, steht dann im Befund »Z. n. Myokardinfarkt«.

Aneurysmen

Die häufigste Ursache für eine Subarachnoidalblutung in den Nervenwasserraum (Liquorraum) des Gehirns ist ein Aneurysma an einer hirnversorgenden Arterie. Platzt diese dünnwandige Erweiterung oder Aussackung (Ausbuchtung) des Blutgefäßes innerhalb des Schädels, strömt Blut in den Raum zwischen Gehirn und Schädelbasis. Das führt zu einem plötzlichen Anstieg des Hirndrucks.

Meist sind Aneurysmen angeboren. Sie können aber auch in höherem Alter durch eine Schwächung der Gefäßwand entstehen. Sie bleiben in der Regel symptomlos und werden zufällig im Rahmen einer Computer- oder Kernspintomografie des Schädels entdeckt. Dann entsteht oft der Entscheidungskonflikt, ob das Aneurysma operiert oder belassen und sein Wachstum kontrolliert werden soll. Die Frage ist also: Ist das Risiko des Platzens (Ruptur) höher als das Risiko eines Eingriffs?

Der Kryptogene Schlaganfall

Manchmal bleiben die Untersuchungen zur Ursache ergebnislos oder uneindeutig. Der medizinische Begriff dafür ist kryptogener Schlaganfall. In der Fachliteratur wird auch der Begriff ESUS verwendet. Die englische Abkürzung steht für einen embolischen Schlaganfall ungeklärten Ursprungs. Diese Bezeichnung trifft nur zu, wenn als Ursachen eine Stenose, eine Dissektion, Vorhofflimmern, ein Herzklappenfehler oder ein Verschluss kleinster tiefer Hirnarterien ausgeschlossen sind.

Unbemerkte Ursachen

Häufig kommt es vor, dass Risikofaktoren für eine Arteriosklerose nicht bemerkt, erkannt und dadurch nicht behandelt werden. Vor allem Bluthochdruck, Diabetes und Cholesterinerhöhung entwickeln sich meistens ohne besondere Beschwerden und sind deshalb so gefährlich.

Inzwischen ist bekannt, dass 80–90 Prozent der Schlaganfälle durch Vorbeugung (Prävention) verhindert werden könnten, da sie durch bekannte und behandelbare Risikofaktoren ausgelöst werden.[2]

Regelmäßige Vorsorgeuntersuchungen decken diese Risikofaktoren wahrscheinlicher auf und bieten Möglichkeiten zur Kontrolle und Behandlung. Doch manchmal werden die Risikofaktoren zu spät entdeckt.

Manche Patientinnen und Patienten erzählen stolz, dass sie ewig nicht mehr bei einer ärztlichen Untersuchung waren. Es zwicke manchmal an der ein oder anderen Stelle, aber sonst gäbe es keine gesundheitlichen Probleme. Sie fühlten sich körperlich und geistig fit und bräuchten keine Medikamente.

Nicht selten stellt sich erst auf einer Intensivüberwachungsstation bei der Behandlung eines Schlaganfalls heraus, dass ein anhaltend erhöhter Blutdruck, eine Herzrhythmusstörung, ein Diabetes oder ein erhöhter Cholesterinwert vorliegt. Von alldem wissen Betroffene oft nichts.

Was sind die Risikofaktoren?

Schlaganfälle kommen selten völlig aus heiterem Himmel. Bei den meisten Betroffenen liegt mindestens ein Risikofaktor vor.

Von welchen Risikofaktoren ist Ihr Angehöriger oder Ihre Angehörige betroffen? Welche Gewohnheiten könnten die Chancen auf Besserung begrenzen oder schlimmstenfalls zu einem erneuten Schlaganfall (Rezidiv) führen? In diesem Kapitel haben Sie Gelegenheit, sich umfassend über die wichtigsten und häufigsten Risikofaktoren im Zusammenhang mit dem Schlaganfall zu informieren. Sie erfahren, wie sie entstehen, sich kontrollieren und behandeln lassen.

Doch zuerst klären wir zwei Fragen, die uns oft gestellt werden.

Ist der Schlaganfall erblich?

Bisher gibt es keinen wissenschaftlichen Hinweis, dass ein Schlaganfall vererbbar ist. Es können aber Verhaltensweisen im Alltag vorgelebt und übernommen werden, die das Risiko eines Schlaganfalls fördern. Beispiele sind ein nachteiliges Ess- und Bewegungsverhalten, Rauchen und Alkoholmissbrauch.

Einzelne Risikofaktoren wie Diabetes oder Fettstoffwechselstörungen können vererbt werden. Sie verursachen aber nicht zwangsläufig einen Schlaganfall, vor allem nicht, wenn sie frühzeitig erkannt und behandelt werden.

Und das Alter?

Mit zunehmendem Alter steigt das Risiko, einen Schlaganfall zu erleiden. 80 Prozent der Schlaganfälle in Deutschland treten bei Menschen auf, die älter als 60 Jahre sind. Das durchschnittliche Alter liegt bei Frauen bei 75 Jahren, bei Männern bei 68 Jahren.[3] 15 Prozent der Hirninfarkte treten immerhin bei den unter 55-Jährigen auf.[4] Das sind in dieser Gruppe 30 000 Schlaganfälle pro Jahr. Dass auch Neugeborene, Kinder und Jugendliche betroffen sein können, wissen viele nicht. Ihnen und ihren Angehörigen widmen wir uns daher im letzten Teil dieses Buches.

Mehrere Risikofaktoren = höheres Risiko

Erkrankungen wie Bluthochdruck oder Diabetes mellitus (Zuckerkrankheit) zählen zu den wichtigsten Risikofaktoren oder den unabhängigen Hauptrisikofaktoren für einen Schlaganfall. Unabhängig bedeutet, dass das alleinige Vorliegen einer dieser Faktoren das Risiko für Herz-Kreislauf-Erkrankungen erhöht. Je mehr einzelne Risikofaktoren gleichzeitig vorliegen, desto höher ist das Gesamtrisiko, einen Schlaganfall zu erleiden.

Bluthochdruck (arterielle Hypertonie)

Der Blutdruck definiert, wie viel Druck das Blut auf unsere Blutgefäße ausübt, während es vom Herzen durch unseren Körper gepumpt wird. Wenn sich die Blutgefäße verengen oder an Elastizität verlieren, muss mehr Druck aufgebracht werden, um die notwendige Menge Blut durch den Körper zu befördern. So entsteht ein Bluthochdruck.

Ein hoher Blutdruck schädigt unsere Blutgefäße und begünstigt damit Schlaganfälle durch Blutmangel oder Blutungen im Gehirn. Häufig geht er nicht mit Beschwerden einher. Betroffene bemerken also nur selten Symptome wie Kopfschmerzen, Nasenbluten, Schwindelgefühl, Ohrensausen, Schlafstörungen oder Kurzatmigkeit.

Wichtig ist deshalb, den Blutdruck in allen Phasen unseres Lebens regelmäßig zu messen. Bei Verdacht oder bestehender Diagnose eines Bluthochdrucks sollten, wenn möglich, die Blutdruckwerte mehrere Tage vor dem Termin in der Arztpraxis gemessen und notiert werden.

Blutdruck messen

Man misst immer zwei Werte: den höchsten (systolischen Blutdruck) und den niedrigsten (diastolischen Blutdruck).
Der systolische Wert sollte idealerweise bei 120 mmHg, höchstens bei 140 mmHg, der diastolische Wert zwischen 70 und 80 mmHg liegen. Diese Werte gelten für Erwachsene jeden Alters. Unser Puls (Herzschläge pro Minute) liegt ideal bei 60–80.
Von Bluthochdruck (arterielle Hypertonie) wird gesprochen, wenn der systolische obere Wert über 140 mmHg und/oder der diastolische untere Wert über 90 mmHg liegen. Eine chronische Hypertonie liegt dann vor, wenn die Blutdruckwerte dauerhaft systolisch über 140 mmHg und/oder diastolisch über 90 mmHg liegen. Von einer schweren Hypertonie wird gesprochen, wenn die Werte 180/110 mmHg übersteigen.

Wird ein erhöhter Blutdruck nach mehrmaliger Messung festgestellt, bietet es sich an, regelmäßig selbst mit einem eigenen Gerät zu messen. Viele Krankenkassen übernehmen die Kosten für ein ärztlich verschriebenes Blutdruckmessgerät. Listen von Vertragspartnern, die Sie bei der Auswahl und Anwendung unterstützen, helfen beim Kauf.

Zum Notieren der Blutdruckwerte gibt es spezielle Apps. Mithilfe der digitalen Anwendungen entstehen aussagekräftige Diagramme und Statistiken aus den Werten. Sie lassen sich auch als PDF zur ärztlichen Analyse exportieren.

Bei stark schwankendem Blutdruck veranlasst der Hausarzt oder die Hausärztin eine Langzeitmessung. Bei dieser Messmethode wird der Blutdruck über einen längeren Zeitraum und in regelmäßigen Abständen gemessen. Meist sind das 24 Stunden, um sich auch über die Werte während der Nacht einen Überblick verschaffen zu können. Alle Veränderungen des Blutdrucks werden so quer durch die täglichen körperlichen und psychischen Belastungen aufgezeichnet.

Hyperlipidämie

Erhöhte Blutfettwerte entwickeln sich meistens über Jahrzehnte und verursachen keine Beschwerden. Sie bleiben daher oft unerkannt und damit auch unbehandelt. Fette (Lipide) wie das Cholesterin werden zum Teil mit der Nahrung im Darm aufgenommen. Von dort gelangen sie in den Blutkreislauf. Der Großteil wird allerdings in der körpereigenen Leber produziert. Da Lipide nicht wasserlöslich sind, verbinden sie sich zur weiteren Verwertung mit Eiweißstoffen (Proteinen) zu den Lipoproteinen. Cholesterin und Triglyceride sind als Energielieferanten für verschiedene Stoffwechselvorgänge lebenswichtig. Sind sie erhöht, können sie aber auch gefährlich werden.

Gutes und schlechtes Cholesterin

Engelchen oder Teufelchen? Man unterscheidet zwischen gutem Cholesterin (HDL, high density lipoprotein) und schlechtem Cholesterin (LDL, low density lipoprotein).

LDL-Cholesterin strapaziert die Gefäßwände. Cholesterinkristalle können in die Arterienwände eindringen, sich dort festsetzen und eine der Hauptursachen für den Schlaganfall begünstigen: die Arteriosklerose.

Gleiches gilt für das Lipoprotein (a), kurz Lp(a). Es ist in seiner Struktur dem schlechten LDL-Cholesterin sehr ähnlich. Die Konzentration im Blutserum ist im Wesentlichen erblich festgelegt. Als Bestandteil der Blutfette wirkt es entzündungsfördernd.

Wie kommt es zu einer Fettstoffwechselstörung?

Unterschieden wird zwischen einer primären und einer sekundären Hyperlipidämie.

Die primäre Hyperlipidämie ist eine eigene Erkrankung und eine der häufigsten erblichen Erkrankungen. Wenn unsere Leber übermäßig LDL produziert, ist das Risiko einer Arteriosklerose, eines Schlaganfalls oder eines Herzinfarktes schon in jungen Jahren erhöht.

Eine sekundäre Hyperlipidämie ist die Folge einer anderen Grunderkrankung wie Diabetes mellitus, Alkoholmissbrauch oder Übergewicht und geht ebenfalls mit gesteigerter LDL-Produktion einher.

Normale Blutfettwerte

Wenn wir das Schlaganfallrisiko senken wollen, ist die Bestimmung unserer Cholesterinwerte in der Arztpraxis ein wichtiger Schritt. Und das möglichst in regelmäßigen Abständen. Die Messung der Konzentration des Lipoprotein (a) ist nur einmal im Leben und vor allem bei Menschen mit Herz-Kreislauf-Erkrankungen sinnvoll.

Sehen unsere Werte folgendermaßen aus, können wir entspannt bleiben:

- Gesamt-Cholesterin: unter 190–200 mg/dl
- HDL: über 40 mg/dl
- LDL: unter 115 md/dl
- Lipoprotein a: unter 40 mg/dl
- Triglyceride: unter 150 mg/dl

Behandlung und Vorbeugung

Die Behandlung einer Fettstoffwechselstörung erfolgt häufig medikamentös. Der Therapiebedarf hängt vom individuellen Risikoprofil eines Menschen ab und sollte immer nach ärztlichem Rat erfolgen. Während Fettsenker wie Statine meistens sehr erfolgreich die LDL-Cholesterin-Werte verbessern, haben sie kaum Einfluss auf den Lp(a)-Spiegel. Eine wirksame medikamentöse Behandlung einer Lp(a)-Erhöhung existiert daher noch nicht.

Drei Viertel des Cholesterins wird von unseren Körperzellen selbst produziert, überwiegend in der Leber. Der Rest wird mit der Nahrung aufgenommen. Sehr viel Cholesterin enthalten Innereien wie Leber und Niere, das Frühstücksei, Butter, Garnelen und Tintenfische. Wir können also mit unserer Ernährung gegensteuern: Margarine statt Butter, Gemüse statt Fleisch, Obst statt Torte.

Eine wichtige Rolle spielt der Gehalt an gesättigten, ungesättigten und mehrfach gesättigten Fettsäuren. Als Faustregel gilt: je weniger gesättigte Fettsäuren in einem Lebensmittel, desto besser. Je weniger tierische Fette wir verzehren, desto weniger Cholesterin und gesättigte Fettsäuren nimmt unser Darm auf. Viele Arztpraxen und Krankenkassen bieten eine kostenlose Ernährungsberatung an, wenn Sie tiefer in die Thematik einsteigen möchten.

Auch bei diesem Risikofaktor gilt: Tabakkonsum oder Passivrauchen bringen die Blutfettwerte aus der Balance.

Diabetes mellitus (Zuckerkrankheit)

Diabetes ist eine Stoffwechselstörung, für die ein erhöhter Blutzuckerspiegel charakteristisch ist. Ein erhöhter Blutzuckerspiegel schädigt die Blutgefäße. Dadurch werden sie anfälliger für Cholesterin- und Kalkeinlagerungen. Außerdem sorgt die höhere Menge an Glukose im Blut dafür, dass mehr LDL-Cholesterin entsteht. Bei Diabetikerinnen und Diabetikern entwickelt sich eine Arteriosklerose früher und ausgeprägter als bei Menschen mit einem normalen Zuckerstoffwechsel.

Diabetes mellitus Typ 1 und Typ 2

Es gibt verschiedene Typen von Diabetes: Der Typ-1-Diabetes ist erblich bedingt. Der Typ-2-Diabetes, auch als Altersdiabetes bekannt, kann sich im Laufe des Lebens entwickeln. Die Hauptrolle spielt ein Hormon in unserer Bauchspeicheldrüse, das Insulin. Es kontrolliert den Blutzuckerspiegel im Blut. Normalerweise senkt es den Blutzucker, indem es Zucker aus dem Blut in die Körperzellen befördert. Je zuckerreicher (kohlenhydratreicher) wir essen, desto mehr Insulin muss ausgeschüttet werden. Irgendwann ist die Bauchspeicheldrüse überfordert und es entwickelt sich eine Insulinresistenz. Weniger Zucker gelangt dann aus dem Blut in die Körperzellen, der Blutzuckerspiegel steigt an.

Symptome wie abnorme Müdigkeit, häufiges Wasserlassen, Motivationslosigkeit, starker Durst und trockene Haut können auftreten.

Da ein erhöhter Blutzuckerspiegel aber über Jahre ohne Beschwerden bestehen kann, wird ein Diabetes oft spät erkannt. In vielen Fällen wird er zufällig bei einer Vorsorgeuntersuchung festgestellt. Oder erst, wenn die Folgeschäden so schlimm sind, dass ein Arztbesuch unumgänglich ist.

Da liegen regelmäßige Kontrollen nahe. Sind wir älter als 45, sollten sie alle drei Jahre passieren, bei Übergewicht jährlich.

Ein Blutzuckerwert im nüchternen Zustand über 100 mg/dl deutet auf eine Vorstufe des Diabetes mellitus hin. Bei Verdacht auf einen Diabetes ist ein Blutzucker-Tagesprofil (Zuckermessung im nüchternen Zustand um ca. 8:00, 12:00 und 16:00 Uhr) sinnvoll. Auch der HbA1c-Wert, das Blutzucker-Niveau der vergangenen zwei bis drei Monate, gibt wertvolle Hinweise.

Wenn wir verhindern wollen, dass ein lebensstilbedingter Diabetes gar nicht erst entsteht, ist das machbar. Gesundheitsbewusstsein und etwas Disziplin brauchen wir aber zusätzlich zur ärztlichen Unterstützung.

Übergewicht

Langes Sitzen, kaum Bewegung, zu viele schnell, aber nur kurzfristig sättigende Mahlzeiten am Tag. Übersteigt die Energiezufuhr den Energieverbrauch über einen längeren Zeitraum und nimmt unser Körper über viele Jahre hinweg mehr Kalorien zu sich, als er verbrauchen kann, entsteht Übergewicht. Die überschüssige Energie wird in Form von Fett gespeichert.

Ein kleines Fettpölsterchen an den richtigen Stellen ist kein Grund, in Panik zu verfallen. Wir möchten ausdrücklich niemanden für seine Figur beschämen. Und wir sind uns bewusst, dass der Schlankheitswahn zu schwerwiegenden Essstörungen in beide Richtungen des Spektrums dünn und dick führen kann. Hier geht es um die Verhinderung weiterer oder erster Schlaganfälle. Es geht darum, bewusst für einen ausgewogenen Körperumfang zu sorgen.

Warum ist das so wichtig? Übergewicht bedeutet eine größere Körpermasse. Diese Masse muss mit mehr Blut versorgt werden. Das Herz passt sich daran an, indem es die Muskulatur der Herzkammern verdickt. Um das Mehr an Blut durch den Körper zu pumpen, muss auch mehr Druck aufgebracht werden. Deswegen geht Übergewicht oft mit Bluthochdruck einher.

Gleichzeitig ist es die häufigste Ursache für Diabetes. Denn durch Übergewicht gerät der Kohlenhydrat- und Fettstoffwechsel aus der Balance. Durch den gestörten Fettstoffwechsel sind die Blutfettwerte erhöht. Das förderliche HDL-Cholesterin, das Cholesterin aus dem Blut abtransportiert, ist allerdings verringert.

Auch psychische Belastung, genetische Ursachen oder bestimmte Medikamente wie Antidepressiva begünstigen Übergewicht.

Wie lässt sich Übergewicht feststellen?

Als genaue Methode reicht die klassische Waage nicht aus. Sie können den Body-Mass-Index (BMI) mit folgender Formel errechnen:

BMI Körpergewicht in kg geteilt durch Körpergröße in Metern im Quadrat.

Wer also 1,70 m groß ist und 70 kg wiegt, rechnet zunächst 1,70 × 1,70 = 2,89. Nun teilen wir das Gewicht durch dieses Ergebnis und erhalten den BMI: 70/2,89 = 24,22.

Das Ergebnis kann schließlich auf einer Skala von stark untergewichtig bis stark adipös eingeordnet werden. In der Beispielrechnung ergibt sich ein Normalgewicht. Ab einem BMI von 30 spricht man von Übergewicht. Idealerweise sollte der Wert zwischen 18,5 und 25 liegen. BMI-Rechner finden Sie im Internet.

Taillenumfang Doch nicht nur das Gewicht, sondern auch die Fettverteilung im Körper ist relevant. Besonders ungesund sind Fettansammlungen im Bauchraum. Ab einem Taillenumfang von über 88 cm bei Frauen und 94 cm bei Männern werden Menschen als adipös eingestuft. Der Taillenumfang wird im Stand auf Höhe der Taille gemessen. Dafür reicht ein einfaches Maßband.

Eine Kombination aus hohem BMI und großem Taillenumfang erhöht das Risiko für Erkrankungen, die Schlaganfälle auslösen. In einer Fallkontrollstudie[5] fanden Forschende heraus, dass Männer mit einem Bauchumfang von über 102 cm ein 3,7-fach erhöhtes Risiko hatten, einen Schlaganfall zu erleiden und Frauen mit über 88 cm ein 4,5-faches.

Schief liegen oder, sagen wir, zu schwer wiegen, kann der BMI bei sportlichen, sehr muskulösen Menschen. Die Muskulatur macht dann einen hohen Anteil des Gewichts aus. Ob Fett, Knochen oder Muskeln macht bei der Rechnung keinen Unterschied.

Metabolisches Syndrom

Unsere Stoffwechselprozesse werden als Metabolismus bezeichnet. Von einem metabolischen Syndrom spricht man, wenn verschiedene stoffwechselbedingte Risikofaktoren bei einem Menschen gleichzeitig vorliegen.

Das metabolische Syndrom setzt sich aus den vier Risikofaktoren Übergewicht, Bluthochdruck, Diabetes mellitus und Fettstoffwechselstörung zusammen. Das Problem bei diesem Quartett besteht darin, dass sich die Risikofaktoren gegenseitig negativ beeinflussen und damit das Gesamtrisiko für einen Schlaganfall erhöhen.

Bei der Hausärztin oder dem Hausarzt können alle Untersuchungen durchgeführt werden, um das metabolische Syndrom zu diagnostizieren. Zunächst ist es wichtig, im Arztgespräch über den eigenen Lebensstil, Vorerkrankungen, Medikamenteneinnahmen und bekannte Erkrankungen in der Familie zu informieren. Auch die ökonomische und soziale Situation kann als entscheidender Faktor zur Verschlimmerung beitragen. Somit können wichtige Risikofaktoren zuverlässig identifiziert werden.

Vorhofflimmern (VHF, Arrhythmia absoluta)

Vorhofflimmern ist eine mit zunehmendem Alter häufig auftretende Herzrhythmusstörung, die von den Vorhöfen des Herzens ausgeht. Das Herz schlägt mit unterschiedlich langen Pausen. Seine Vorhöfe bewegen sich unkoordiniert. Das führt zu einer mangelhaften Durchmischung oder gar zum Stillstand des Blutes. Als Folge können sich im linken Vorhof Blutgerinnsel bilden. Geraten diese in den Hirnkreislauf, können sie Hirninfarkte verursachen.

Wie die meisten Risikofaktoren für einen Schlaganfall äußert sich Vorhofflimmern oft nicht über Beschwerden. Überfällt es uns allerdings anfallsartig, stolpert oder rast das Herz. Betroffenen geht die Luft aus, viele berichten von einem beklemmenden Druck auf die Brust. Andauernder Schwindel und abnorme Müdigkeit können weitere Zeichen für eine Rhythmusstörung sein.

Gelegentlich auftretende Extraschläge (Extrasystolen) sind kein Grund zur Beunruhigung. Allerdings sollte bei jeder Herzrhythmusstörung zur genaueren Eingrenzung der Diagnose eine Herzstromkurve (EKG) durchgeführt werden.

Mit etwas Fingerspitzengefühl können Sie Ihren Puls selbst prüfen. Üben Sie mit zwei Fingerkuppen sanften Druck auf das pulsierende Blutgefäß an der Innenseite des Unterarms knapp über dem Handgelenk auf der Daumenseite aus. Eine Minute reicht, um festzustellen, ob das Herz regelmäßig oder unregelmäßig schlägt.

Inzwischen gibt es digitale Uhren mit Apps, die zuverlässig den Herzrhythmus überwachen. Einige Krankenversicherungen nutzen das Früherkennungsprogramm per App kostenfrei im Rahmen ihres Präventionsprogramms für Menschen mit erhöhtem Risiko für eine Erkrankung des Herz-Kreislauf-Systems.

Die Behandlung des Vorhofflimmerns erfolgt meist medikamentös mit Blutverdünnern, die die Bildung von Blutgerinnseln hemmen.

Schlafapnoe-Syndrom

Als Risikofaktor für Herz-Kreislauf-Erkrankungen erfährt es zunehmend Aufmerksamkeit in der Wissenschaft und Praxis. Der medizinische Begriff enthält das Wort Apnoe. Es bedeutet Atemstillstand bzw. vorübergehende Atempausen.

Bei der obstruktiven Schlafapnoe (OSA) kommt es zu nächtlichen, sich mehrfach wiederholenden Atemaussetzern über einen Zeitraum von wenigen bis 90 Sekunden. Der Sauerstoffmangel im Gehirn kann zu Bluthochdruck, Herzrhythmusstörungen oder sogar zu einem Schlaganfall führen.

Auslöser ist eine übermäßig starke Erschlaffung der Rachenmuskulatur mit Blockade der oberen Atemwege. Durch den Mangel an Sauerstoff kommt es zu einem Anstieg von Kohlendioxid (CO_2) im Blut. Das bedingt einen starken Weck-Effekt auf das Schlafzentrum im Zwischenhirn (Thalamus). Durch die Weck-Reaktion öffnen sich die Atemwege und der normale Atemrhythmus setzt wieder ein. Meist kommt es bei diesem Ablauf nicht zum Aufwachen.

Hinweise auf eine Schlafapnoe

Typischerweise bemerkt ein Mensch während seines Nachtschlafs nichts von der Apnoe. Allerdings werden Personen, die sich mit ihm ein Bett oder Zimmer teilen, von den tiefen und lauten Seufzern geweckt, wenn die Atmung nach der Atempause wieder einsetzt. Diese Atemaussetzer werden oft mit Sorge beobachtet und beeinträchtigen zusätzlich den gesunden Schlaf von Angehörigen.

Schnarchen ist übrigens ein eigenständiges Problem und nicht zwangsläufig mit Atemaussetzern verbunden. Allerdings kann unregelmäßiges Schnarchen ein Hinweis auf eine Schlafapnoe sein. Das Hauptsymptom aber ist eine ausgeprägte und schwer kontrollierbare Tagesmüdigkeit. Diese abnorme und fast unüberwindbare Müdigkeit kann nicht nur beim Autofahren gefährlich werden. Durch die eingeschränkte körperliche und geistige Leistungsfähigkeit haben Betroffene oft mit Konzentrationsstörungen oder depressiven Verstimmungen zu kämpfen.

Die Schweizer Arbeitsgruppe um Professor Claudio Bassetti stellte in einer aktuellen Studie fest, dass Schlaganfall-Überlebende mit einer kombinierten Schlafstörung ein erhöhtes Risiko für erneute Schlaganfälle oder andere ernsthafte Herz-Kreislauf-Erkrankungen aufwiesen.[6] Für Schlaganfallbetroffene und ihre Angehörigen ist es daher sinnvoll, Schlafstörungen neurologisch abklären zu lassen, vor allem, wenn der Verdacht auf eine Schlafapnoe besteht.

Diagnose

An erster Stelle steht eine sorgfältige Erhebung der Vorgeschichte und der Beschwerden (Anamnese). Nach Möglichkeit helfen nahestehende Menschen, die diese Schlafstörung beobachten. Dabei wird besondere Aufmerksamkeit auf die Schlafzeiten, das Schlafverhalten, eingenommene Medikamente (vor allem Schlaf- und/oder Beruhigungsmittel) und auf den Alkoholkonsum gelegt. Untersuchungen in einem Schlaflabor sind sinnvoll, um exakte Messungen über die Dauer und Häufigkeit der Atempausen auch während der Schlafphasen durchzuführen.[7]

Behandlungsmöglichkeiten

Die Behandlung der obstruktiven Schlafapnoe umfasst verschiedene Ansätze. Oft erzielt eine Kombination den gewünschten Erfolg. Das Problem der Schlafapnoe liegt darin, dass der Rachenraum im Liegen zusammenfällt. Bei einigen Betroffenen führt die Vermeidung der Rückenlage beim Schlafen zu Verbesserungen. Hilfsmittel wie Westen machen das Liegen auf dem Rücken unmöglich. Die Schlafqualität darf dabei natürlich nicht verloren gehen.

Wie so oft helfen sportliche Aktivitäten und die damit verbundene Gewichtsreduktion, um die Symptomatik zu verbessern. Positive Auswirkungen bringen auch ein Rauchstopp und Alkoholverzicht.

Von einem Kieferorthopäden angefertigte Kieferprotrusionsschienen können ausprobiert werden. Sie sorgen dafür, dass der Unterkiefer nach vorn geschoben wird und somit mehr Platz im Rachenraum zur Verfügung steht.

Die wirksamste Methode ist die CPAP-Therapie. Sie garantiert einen dauerhaft positiven Atemwegsdruck (continuous positive airway pressure). Über Nasenpolster oder eine Nasenmaske wird Raumluft in die Atemwege geblasen, was für offene Atemwege sorgt. Der Luftdruck wird individuell eingestellt.

Die Vorstellung, mit einer Maske zu schlafen und von einer Maschine beatmet zu werden, fällt vielen Betroffenen schwer. Das verhindert nicht selten eine sichere und oft lebensrettende Therapie.

Die CPAP-Therapie und die Einführung in das verwendete Gerät übernehmen Fachleute aus dem Bereich Schlafmedizin (Lungen- oder Hals-Nasen-Ohren-Heilkunde).

Lebensstil und Risikofaktoren

Unser Umgang mit dem eigenen Körper und die persönliche Haltung zum Leben beeinflussen wesentlich unsere Gesundheit. Zu den wichtigsten Lebensstilfaktoren für unser körperliches und seelisches Wohlbefinden gehören die Ernährung, das Bewegungsverhalten, erholsame Ruhephasen, ein ungestörter Schlaf und ein ausgewogenes Stresslevel. Aber auch unsere Beziehung zu Drogen wie Tabak, Alkohol und anderen Suchtmitteln wirkt sich auf die Lebensqualität aus. Bestimmte, einmal erlernte und oft lebenslang beibehaltene Verhaltensmuster machen sich langfristig als chronische Schmerzen oder Krankheiten bemerkbar.

Das ist keine neue Erkenntnis. Es mangelt auch nicht an wissenschaftlichen Belegen, differenzierten Informationen und Aufklärungskampagnen. Was uns Gewohnheitstieren das Leben schwer macht, ist der Wille, mit diesen Mustern zu brechen – oft aus Sorge zu scheitern oder ein freudloses Leben zu führen. Dazu später. Wir sehen uns hier erst einmal die Gewohnheiten und ihre Auswirkungen in Bezug auf Hirninfarkte und Hirnblutungen an. Im Kapitel »Lebensgestaltung« (Seite 164) finden Sie dann Tipps, diese Gewohnheiten bewusst anzupassen, um das Risiko eines (weiteren) Schlaganfalls zu senken. Dort lassen wir den inneren Schweinehund freundschaftlich und artgerecht von der Leine.

Rauchen

Schon in Zeiten des Marlboro-Mannes war bekannt, welchen Einfluss Zigaretten auf unseren Körper haben. Das Bild vom kraftstrotzenden Cowboy mit Fluppe hat in den letzten Jahrzehnten gelitten. Seit den 1950ern konnten die gesundheitsschädlichen Auswirkungen von Nikotin in vielen Studien nachgewiesen werden.

Das pflanzliche Alkaloid führt zur Gefäßverkalkung und zu erhöhtem Blutdruck, denn es erhöht die Ausschüttung des Hormons Vasopressin. Dieses Hormon sorgt dafür, dass sich die Gefäße verengen und so der Blutdruck steigt. Vor allem rauchende Frauen setzen sich dem Risiko einer Hirnblutung aus. Hormonbedingt verlieren ihre Blutgefäßwände schneller an Stabilität. Schädliche Substanzen im Zigarettenrauch beeinflussen außerdem die Fließeigenschaften unseres Blutes. Es wird zähflüssiger und kann leichter Blutgerinnsel bilden.

Untersuchungen zur E-Zigarette zeigen, dass der Ersatz für den Glimmstängel aus Sicht unseres Körpers auch nicht ungefährlich ist.

Alkohol

Alkoholkonsum schadet Leber, Nerven und Gehirn und erhöht den Blutdruck. Der kalorienreiche Alkohol beeinflusst unser Gewicht nachhaltig negativ. Besonders in Verbindung mit Vorhofflimmern oder Diabetes steigt das Schlaganfallrisiko durch Alkohol.

Die allgemeine Empfehlung ist, auf Alkohol zu verzichten. Wenn wir das nicht komplett möchten oder müssen, ist ein mäßiger Alkoholkonsum zu empfehlen.

Durch den höheren Fettanteil im weiblichen Körper ist der Flüssigkeitshaushalt etwas geringer als beim männlichen Körper. Diese Unterschiede sind der Grund für geschlechterabhängige Empfehlungen, welche Mengen des Zellgifts risikoarm sind. Für Männer bedeutet das bis zu 8 und für Frauen bis zu 4 alkoholhaltige Getränke pro Woche. Die Rede ist hier von einem kleinen Glas Wein oder Bier.

Und seien wir mal ehrlich: Das Trinken bis zum Rausch fühlt sich am nächsten Morgen so übel an, dass sich die Frage nach gut oder schlecht erübrigt.

Für alkoholabhängige Menschen ist eine Einschränkung sehr schwer umsetzbar. Sie müssen weit mehr Kraft aufwenden, um sich mit ihrer Sucht auseinanderzusetzen und das Trinken im besten Fall aufzugeben. Viele Beratungsstellen und Therapieangebote unterstützen Menschen mit Alkoholproblemen oder ihre Angehörigen.

Andere Drogen

Marihuana, Haschisch, Gras oder Ganja – egal in welcher Form es daherkommt, so mancher hat sich einen oder mehrere Züge von einem Joint genehmigt. Viele kennen die Warnung vor Cannabis als Einstiegsdroge und die öffentliche Diskussion um seine Legalisierung. Sein medizinischer Nutzen zur Behandlung chronischer Schmerzen, Nebenwirkungen von Krebsbehandlungen oder Schlafproblemen ist allerdings nachgewiesen.

Dass Cannabiskonsum langfristig generell negative Auswirkungen auf die kognitive Leistung, die Lungenfunktion, aber auch psychische Folgen hat, ist ausreichend belegt worden. Zu den Nachteilen für unser zentrales Nervensystem gesellen sich Giftstoffe und bei der Produktion verwendete gesundheitsschädliche Substanzen wie Lösungsmittel, die beim Rauchen eines Joints freigesetzt werden.

Heftiger wirken sich allerdings Kokain, Fentanyl oder Amphetamine (Aufputschmittel) auf unser Nervensystem aus. Speed oder Pep und Crystal Meth können den Blutdruck schlagartig erhöhen und zu Krämpfen der Gefäßwand führen.

Offen über Sucht sprechen

Scheuen Sie sich nicht, offen und ehrlich mit den behandelnden Ärztinnen und Ärzten zu sprechen, wenn Sie das Gefühl haben, dass Ihr Angehöriger den Konsum von Tabak, Alkohol oder anderen Drogen nicht mehr kontrollieren kann. Ermutigen Sie ihn oder sie, Schamgefühle zu überwinden. Denn für die Nachsorge eines Schlaganfalls ist die Information über eine bestehende Abhängigkeit entscheidend.

Bewegungsmangel

Regelmäßige Bewegung hält unsere Blutgefäße elastisch. Dagegen lässt ein täglicher Sitzmarathon am Schreibtisch die Gefäße schneller versteifen. Menschen, die ihr Leben hauptsächlich sitzend verbringen, sind also gefährdet, einen Bluthochdruck zu entwickeln.

Die Möglichkeiten, mehr Bewegung in den Alltag zu bringen, sind unendlich. Schon wenige Minuten am Tag zeigen Wirkung.

Zur Bestandsaufnahme können Sie sich folgende Fragen stellen:

- Auf welche Art bewege ich mich zurzeit?
- Wie viel bewege ich mich im täglichen Leben?
- Erkenne ich einen Bewegungsmangel?
- Wie macht sich der Bewegungsmangel in meinem Körper bemerkbar?

Auch Personen mit körperlichen Einschränkungen sollten sich so viel und intensiv bewegen, wie es ihr Körper und gesundheitlicher Zustand zulässt und solange sie sich dabei gut und sicher fühlen. Für sturzgefährdete Menschen eignen sich zusätzlich Balance- und Koordinationsübungen.

Behalten Sie im Blick, ob sich Ihr Angehöriger oder Ihre Angehörige über- oder unterfordert. Wenn Sie sich gemeinsam bewegen, können Sie die mögliche Intensität des Trainings besser abschätzen.

Fehl- und Mangelernährung

Unser Körper verarbeitet die Nahrung, die wir ihm zuführen. Was wir essen, kann unsere Zellen boosten, in ihrer Funktion unterstützen, aber auch schädigen. Hier erfahren Sie, welche Nahrungsmittel oder deren Bestandteile die Risikofaktoren für einen Schlaganfall fördern können.

Das Thema Ernährung ist ebenso vielschichtig wie spannend. Forschende aus verschiedenen Richtungen kommen zu immer neueren Erkenntnissen, welche Wirkung Nahrungsmittel auf unseren Körper haben. Natürlich können wir hier nicht annähernd alles wertvolle Wissen für Sie aufbereiten – immerhin ist dieser Leitfaden ein Gesamtwerk rund um den Schlaganfall. Daher haben wir uns auf die wichtigsten Infos zu den einzelnen Spezialgebieten konzentriert.

Lecker sein soll es, preiswert und schnell gehen. Wer jetzt sagt: »Ne, das habe ich wirklich hinter mir«, kann zum nächsten Risikofaktor blättern. Aber die Überraschung steckt im Detail von vermeintlich gesunden Lebensmitteln.

- Fertiggerichte mit Zucker und Fett treiben durch ihren verlockenden Geschmack unser Gewicht oder unseren Blutdruck in die Höhe.
- Auch die Menge unserer täglichen Salzzufuhr ist ein wichtiger Faktor für den Bluthochdruck. Durch einen hohen Verzehr verspüren wir mehr Durst. Gleichzeitig bindet Salz das Wasser im Körper. Je größer das Volumen von Flüssigkeit im Körper, desto höher der Druck auf unsere Blutgefäße.
- Die Qualität bestimmter Fettsäuren beeinflusst die Qualität der reibungslosen Funktion unseres Herz-Kreislauf-Systems.
- Unsere Nahrung enthält unterschiedliche Arten von Fetten, die gesättigten, ungesättigten und die Transfettsäuren. Der Sättigungsgrad dieser Fette wirkt sich auf unseren Cholesterinspiegel aus.

Gesättigte Fettsäuren kann unser Körper selbst (endogen) herstellen. Sie machen ein Fett fest. Je fester also ein Fett, desto mehr gesättigte Fettsäuren sind enthalten. Ihre Bezeichnung als »schlechte Fettsäuren« haben sie sich durch ihre begünstigenden Eigenschaften für erhöhte LDL-Cholesterin-Werte erarbeitet. Auch bei der Ausbildung von Entzündungen spielen gesättigte Fettsäuren eine wichtige Rolle. Damit erhöhen sie gleichzeitig die Wahrscheinlichkeit für arteriosklerotische Herz-Kreislauf-Erkrankungen. In verschiedenen Studien konnte außerdem ihr Einfluss auf die Glukosetoleranz und ein Diabetesrisiko nachgewiesen werden. Verzehren wir bestimmte tierische und pflanzliche Produkte mit einem hohen Anteil an gesättigten Fettsäuren, kann unser Essverhalten also einen Schlaganfall herbeiführen.

Zu den nachteiligen Nahrungsmitteln gehören Butter, Talg, Schmalz, Fleisch- und Wurstwaren, Milch, Käse, Schokolade und fettige Süßigkeiten, aber auch Kokosfett und Palmöl. Bei Kokosfett scheiden sich die Geister. Im Internet finden Sie Lobpreisungen zur gesundheitsfördernden Eigenschaft der exotischen Steinfrucht. Unter dem Aspekt der Schlaganfallprävention und der umweltfreundlichen Ernährung – lange Transportwege, Waldrodung für Anbaugebiete und Einsatz von Affen bei der Ernte – ist eine eher sparsame Verwendung in der Küche angezeigt.

Und wie ist das mit Zucker und seinem schlechten Ruf? Glukose (Traubenzucker) ist der wichtigste Energielieferant für unser Gehirn. Wie auch der in Früchten und Gemüse enthaltene Fruchtzucker (Fruktose) ist Glukose ein Einfachzucker (Monosaccharid). Einfachzucker sind für die Bildung von Kohlenhydraten zuständig. Da sie während der Verdauung nicht aufgespalten werden, gelangen sie direkt in unseren Blutkreislauf. Fruktosehaltige Lebensmittel wie gesüßte Getränke und Fertigprodukte oder Süßigkeiten und Süßungsmittel sind aber tückisch für unser Gewicht. Sie enthalten viele Kalorien, doch so richtig satt machen sie nicht. Zu viel Fruktose kann laut verschiedenen Studien außerdem einen Diabetes oder Fettstoffwechselstörungen begünstigen.

Eine entscheidende Rolle für ein risikoärmeres Gewicht und einen ausgeglichenen Blutzuckerspiegel in unserer Ernährung spielt die Art der Kohlenhydrate (Saccharide). Sie bestehen aus mehreren Bausteinen, die sich wiederum aus unterschiedlich langen Ketten zusammensetzen. Je länger diese Ketten sind, desto länger benötigt unser Körper, um sie aufzuspalten und Energie aus ihnen zu gewinnen. Aus diesem Grund halten uns langkettige Kohlenhydrate länger satt als kurzkettige. Wir essen also mehr oder fühlen uns öfter hungrig, wenn wir viele Lebensmittel mit der kurzkettigen Variante wie Weißmehlprodukte und weißen Reis verspeisen. Hinzu kommt, dass ihnen durch ihre Verarbeitung die meisten wichtigen Nährstoffe entzogen wurden.

Mangelernährung

Nicht nur ein Übermaß kann sich auf bestimmte körperliche Funktionen auswirken: Nehmen wir langfristig zu wenig lebenswichtige Nährstoffe auf, beschwert sich unser System. Kaliummangel kann zu einem erhöhten Blutdruck beitragen. Andere Mineralstoffe oder Spurenelemente wie Calcium, Magnesium, Jod und Eisen sollten grundlegend Bestandteil unserer Nahrung sein, da sie Basisfunktionen unseres Körpers unterstützen. Und wir brauchen Vitamine zum Überleben. Da unser Körper die nötige Menge nicht selbst herstellen kann, müssen wir für eine ausreichende Zufuhr sorgen. Vitamin C ist durch seine Beteiligung an der Blutgerinnung ein besonders wichtiges Helferlein bei der Vorbeugung von Schlaganfällen. Zu wenig davon auf dem Speiseplan stört außerdem den Stoffwechsel und schwächt unser Immunsystem.

Schlafstörungen und Schlafverhalten

Die Bedeutung der Schlafqualität für unsere körperliche und mentale Gesundheit interessiert Forschende schon seit Jahrzehnten. Neuerdings wird die Rolle unse-

Fragen zur Reflexion

Sie können diese Fragen gemeinsam oder auch nur für sich durchgehen. Fragen regen zur Selbstreflexion an und bringen manchmal Dinge ins Bewusstsein, über die wir uns sonst nie Gedanken machen.

- Warum bin ich anfällig für die beschriebenen Risikofaktoren? Ist das genetisch bedingt?
- Eigentlich weiß ich alles über einen gesundheitsfördernden Lebensstil. Verhalte ich mich auch entsprechend?
- Welche Gefühle oder Situationen versuche ich mit Alkohol, Zigaretten, anderen Drogen oder Fast Food zu bewältigen?
- Welche Verhaltensmuster kenne ich aus meiner Kindheit? Was wurde mir vorgelebt? Passt das zu den Maßnahmen, die wichtig sind, um einen Schlaganfall zu verhindern?
- Was glaube ich, hindert mich daran, mich mindestens 30 Minuten am Tag zu bewegen?
- Wodurch fühle ich mich so gestresst, dass ich körperlich und emotional immer wieder aus dem Lot gerate? Wie löse ich diesen Zustand der Anspannung auf?

res Nachtschlafs auch im Zusammenhang mit Herz-Kreislauf-Erkrankungen vermehrt untersucht. Eine Analyse von ausgewählten wissenschaftlichen, englischsprachigen Veröffentlichungen bis 2021[8] zeigte, dass weniger als 6 Stunden Schlaf bei Erwachsenen mit einem erhöhten Risiko für einen Herzinfarkt oder Schlaganfall verbunden sind. Das geringste Risiko für einen Schlaganfall schien bei 7 Stunden zu liegen. 2020 kam ein Forscherteam[9] allerdings zu dem Ergebnis, dass jede weitere geschlafene Stunde das Risiko für einen Schlaganfall erhöht. Eine im selben Jahr veröffentlichte chinesische Studie[10] mit 31 750 Teilnehmenden bekräftigte die möglichen Folgen für Langschlafende. Menschen, die mehr als 9 Stunden pro Tag schlafen, leben demnach mit einem Risikopotenzial von 23 Prozent. Schon 2015 beobachteten Forschende der University of Cambridge ähnliche Ergebnisse.[11] Sie nutzten Daten der EPIC-Norfolk-Studie (9692 Teilnehmende) und ermittelten eine Risikoerhöhung um 46 Prozent bei Personen, die mehr als 8 Stunden schliefen. Der Zusammenhang blieb selbst dann bestehen, wenn man die Daten von Patientinnen und Patienten mit Vorerkrankungen herausnahm.

Weder die Workaholic-Devise »Ich schlafe nur 4 Stunden. Irgendwer muss die Arbeit ja machen« noch die Winterschlaf-Mentalität scheinen also vielversprechend zur Vorbeugung eines (weiteren) Schlaganfalls zu sein. Der Erschöpfungszustand nach einem Schlaganfall erschwert das Einpegeln des Schlaf-Wach-Rhythmus von Betroffenen aber oft. Längere und häufigere Schlafzeiten sind dann also normal.

Bewusste Schlafgewohnheiten können die Schlafqualität positiv beeinflussen. Daher haben wir im Kapitel »Lebensgestaltung« einige Tipps zur Schlafhygiene zusammengestellt. Ein weiterer Risikofaktor für Schlaganfälle sind schwere Schlafstörungen. Dass Schlafstörungen aber auch als Folge eines

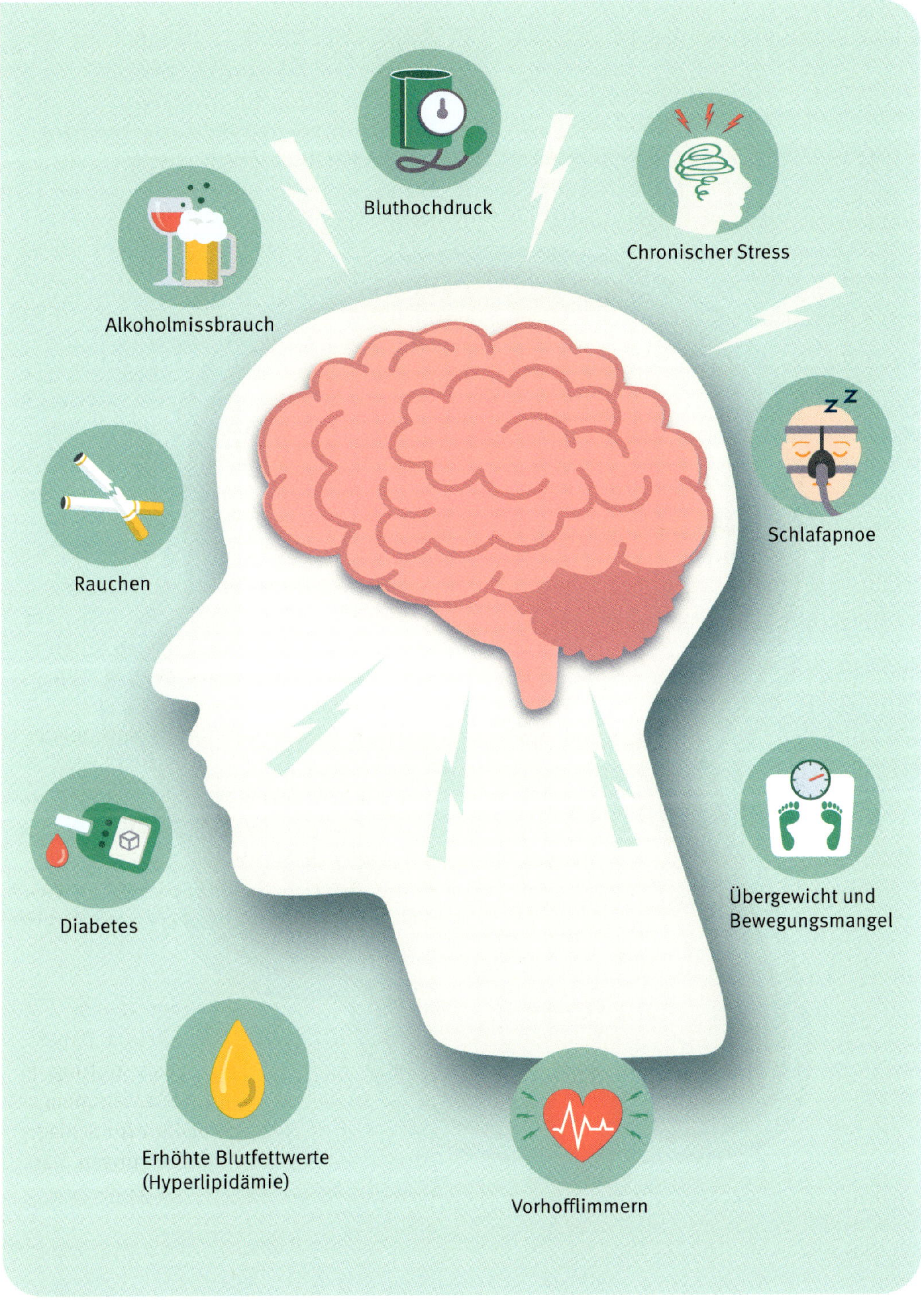
Bluthochdruck
Chronischer Stress
Alkoholmissbrauch
Schlafapnoe
Rauchen
Diabetes
Übergewicht und
Bewegungsmangel
Erhöhte Blutfettwerte
(Hyperlipidämie)
Vorhofflimmern

Schlaganfalls auftreten können, besprechen wir im Kapitel »Körperliche Einschränkungen« (Seite 51).

Laut medizinischer S3-Leitlinie »Nicht erholsamer Schlaf/Schlafstörungen«[12]definiert man Ein- und/oder Durchschlafstörungen als Insomnie, wenn Menschen mindestens 3 Monate 3 Nächte pro Woche damit zu kämpfen haben und ihre Stimmung oder Leistungsfähigkeit tagsüber darunter leiden.

Chronischer Stress und die oft damit verbundene dauerhafte Überreizung des Nervensystems können Schlafstörungen bis zur schweren Form der Insomnie fördern. In der Behandlung von Schlafstörungen kommen deshalb unterschiedliche Therapien zum Einsatz. Mit körperlichen und geistigen Entspannungstechniken lernen Betroffene Methoden, die ihnen beim Einschlafen helfen.

Manchmal sind Medikamente erforderlich. Sprechen Sie sich vor einer medikamentösen Behandlung mit einer Ärztin oder einem Arzt ab. Die Wahrscheinlichkeit von Nebenwirkungen oder einer Abhängigkeit sollte in die Entscheidung einbezogen werden. Meist kostet es Geduld, bis eine Lösung für einen gesunden Schlafrhythmus gefunden wird.

Chronischer Stress

In Befragungen von Schlaganfallbetroffenen und Gesprächen mit ihnen oder ihren Angehörigen ist eine Stressphase vor dem Ereignis immer wieder Thema.

Stress ist eine individuell sehr unterschiedliche körperliche oder seelische Reaktion auf anhaltende Anspannung, Druck oder Belastung. Dauerhaft kann er zum Risikofaktor für Herz-Kreislauf-Erkrankungen und damit auch für den Schlaganfall werden.

Leistungsdruck und andere überfordernde Situationen, belastende zwischenmenschliche Beziehungen, Diskriminierung, aber auch Ruhelosigkeit durch ständige Außenreize und negative Schlagzeilen können Menschen in Alarmbereitschaft halten. Tieferliegende Verunsicherungen durch unbearbeitete emotionale Verletzungen und gesellschaftlich verbreitete Ansichten erschweren den Umgang mit der Anspannung. Damit verbundene Ängste vor Ablehnung, Ausgrenzung, Scheitern oder möglichen Katastrophen und Gewalt machen es vielen bewusst oder unbewusst schwer, zu entspannen.

Lange Stressphasen mit wenig Erholungspausen können unseren Organismus durch hohen Blutdruck, hormonelle Veränderungen und Schlafmangel belasten. Außerdem reduzieren sich mit Stress bei vielen Menschen die Ressourcen zur Selbstfürsorge[13]. Ablenkungs- und Beruhigungsmechanismen wie Frustessen, Mahlzeiten auslassen, Alkohol, Nikotin und andere Drogen gehören zu den oft (unbewusst) gewählten Bewältigungsstrategien. Wir haben ihre nachteiligen Auswirkungen auf Gewicht, Arterien und schlaganfall-fördernde Erkrankungen schon ausführlich besprochen.

Die Widerstandsfähigkeit im Umgang damit und die Haltung zum Stress, aber auch Achtsamkeit und Selbstfürsorge sind hilfreiche Mittel zu seiner Bewältigung. In den Kapiteln »Lebensgestaltung« (Seite 164) und »Selbstfürsorge« (Seite 179) finden Sie konkrete Tipps.

Wie erkenne ich einen Schlaganfall?

Vielleicht waren Sie dabei, als sich der Schlaganfall Ihres oder Ihrer Angehörigen ereignete. Ihnen war klar, dass etwas nicht stimmt – aber möglicherweise nicht, was.

Vielen Menschen ist nicht bewusst, wie sich ein Schlaganfall zeigt und welches Handeln im Notfall unbedingt erforderlich ist. Und nicht alle Angehörigen erleben den Schlaganfall akut mit. Es kann passieren, dass Sie bei einem erneuten Ereignis wieder schnell handeln müssen. Oder Sie beobachten Warnzeichen bei einem anderen Menschen. Besser, man ist gut auf den Ernstfall vorbereitet.

Daher erklären wir in diesem Kapitel alle wichtigen Symptome und welche Möglichkeiten es gibt, diese zu testen. Außerdem erfahren Sie, wie manche Betroffene mit einem akuten Schlaganfall umgehen und dadurch eine schnelle Behandlung verzögern können.

Im Kapitel »Notfallmaßnahmen« (Seite 98) besprechen wir dann im Detail, welche Maßnahmen Sie ergreifen und wie Sie mit Ihrem Wissen Leben und Hirn retten können.

Typische Symptome

Ein Schlaganfall kann sich zu allen Tages- und Nachtzeiten und in jeder Situation ereignen. Oft treten verschiedene Symptome gleichzeitig und in unterschiedlichster Kombination auf. Die Symptome der im ersten Kapitel besprochenen TIA sind identisch mit denen eines Schlaganfalls. Sie bilden sich allerdings vollständig und meistens in kurzer Zeit zurück.

Zu den häufigsten Symptomen bei einem Schlaganfall zählen Sehstörungen, Schwindel oder Gangunsicherheit, Sprach- und Sprechstörungen, halbseitige Lähmungen und Gefühlsstörungen. Kopfschmerzen treten bevorzugt bei einer Hirnblutung und besonders stark bei einer Subarachnoidalblutung auf.

Auf den folgenden Seiten schauen wir uns die unterschiedlichen Symptome genauer an.

Lähmungen (Paresen) und Gefühlsstörungen (Sensibilitätsstörungen)

Unsere Gesichtsmuskulatur wird wie jede andere Muskulatur durch Nervenreize dazu gebracht, sich zu entspannen oder anzuspannen. Sind Nervenzellen oder -bahnen für die Gesichtsmuskulatur geschädigt, ist eine Gesichtslähmung (Fazialisparese) die Folge. Auf der einen Seite hängt der Mundwinkel dann nach unten, auf der anderen Seite lässt er sich normal bewegen.

Gleichzeitig oder unabhängig davon kann die Lähmung eines Armes oder Beines auftreten. Betroffenen fehlt die Kraft, die gelähmte Gliedmaße oder Körperseite zu bewegen. Sie können weder allein stehen noch gehen. Oft kommt es zum Sturz.

Auch Gefühlsstörungen wie Taubheit oder Kribbeln im Gesicht oder in einer anderen Körperregion können Anzeichen eines Schlaganfalls sein.

Sprach- und Sprechstörungen

Eine TIA, ein Hirninfarkt oder eine Hirnblutung können das Sprachzentrum betreffen. Zu den Symptomen gehören Wortfindungsstörungen bis zum Totalausfall der Sprache und Sprachverständnisstörungen.

Von den Sprachstörungen sind Sprechstörungen zu unterscheiden. Sie äußern sich durch ein verwaschenes, schwer verständliches Sprechen. Die Aussprache kann dann lallend oder genuschelt klingen.

Sehstörungen

Die plötzliche und schmerzlose Erblindung eines Auges (Amaurosis fugax), Doppeltsehen oder eine Gesichtsfeldeinschränkung sind typische Schlaganfallsymptome.

Kopfschmerzen

Ein Hirninfarkt macht sich im Gegensatz zur Hirnblutung meist nicht durch Kopfschmerzen bemerkbar. Das Gehirn ist im Gegensatz zu den Hirnhäuten schmerzunempfindlich.

Stärkste und ungewohnte Kopfschmerzen können auf eine Subarachnoidalblutung hinweisen. Dann begleiten oft starke Übelkeit bis zum Erbrechen, Schweißausbrüche und Herzrhythmusstörungen die Schmerzen.

Manche Betroffene leiden unter Verwirrtheit, Bewusstseinsstörungen, neurologischen Ausfällen wie Lähmungen oder Gefühlsstörungen. Wiederkehrende, starke Kopf- und/oder Nackenschmerzen können Ausdruck von schwächeren Blutungen, sogenannten Sickerblutungen, sein.

Jeder ungewohnte und sehr starke Kopf-, Nacken- oder Gesichtsschmerz sollte unverzüglich diagnostisch in einem Schlaganfallzentrum abgeklärt werden.

Schwindel und Gangunsicherheit

Plötzlich auftretende Gleichgewichtsstörungen und Unsicherheiten im Bewegungsablauf (Koordinationsstörungen) weisen auf einen Schlaganfall hin. Typische Schwindelgefühle sind Drehschwindel und Schwankschwindel. Sie treten oft zusammen mit Fallangst auf.

Der stumme Schlaganfall

Läuft ein Schlaganfall unbemerkt ab, spricht man von einem stummen Schlaganfall. Der Durchblutungsmangel betrifft dann Hirnregionen, die wenig bemerkbare oder unbewusst ablaufende Funktionen steuern. Stumme Schlaganfälle werden als Nebenbefund in vielen Fällen erst bei einer Computertomografie oder Kernspintomografie erkannt, die unabhängig vom Verdacht eines Schlaganfalls veranlasst wurde.
Es kann aber auch vorkommen, dass ein Schlaganfall durchaus Symptome zeigt, diese aber nicht bemerkt werden: Ein allein lebender Mensch im Rentenalter, der nicht sozial aktiv ist, sich überwiegend zu Hause aufhält und kaum spricht, bemerkt keine Wortfindungsstörungen oder Sprachverständnisstörungen. Und es gibt niemanden, dem diese Veränderungen auffallen können.
Tritt ein Schlaganfall im Schlaf auf, bemerken Betroffene oder Angehörige die Folgen meistens erst nach dem Aufwachen.

Ähnliche Symptome, unterschiedliche Krankheitsbilder

Es gibt Körperstörungen, die sich leicht mit einem Schlaganfall verwechseln lassen. Bitte rufen Sie aber auch im Falle der Unsicherheit notärztliche Hilfe. Dann können im Krankenhaus ein Schlaganfall ausgeschlossen und andere Auslöser der Symptome medizinisch behandelt werden.

Periphere Fazialisparese: Ein einseitig herabhängender Mundwinkel kann das Symptom einer Gesichtslähmung durch eine Erkältung oder Entzündung des Nervs sein. Weitere neurologische Ausfallserscheinungen am Körper bleiben aber aus.

Migräne mit Aura: Bei manchen Menschen kündigen sich die heftigen Kopfschmerzattacken einer Migräne über vorübergehende neurologische Symptome an. Sie werden Aura genannt. Die Aura einer Migräne kann sich über Sehstörungen wie Flimmern vor den Augen, Lähmungen oder Gefühlsstörungen, Sprach- und Bewusstseinsstörungen äußern. Fehlen die Kopfschmerzen oder dauern die Funktionsstörungen länger an, ist die Wahrscheinlichkeit eines Schlaganfalls hoch.

Dehydration: Extremer Flüssigkeitsmangel schockt unseren Organismus so, dass er mit Lethargie, Verwirrtheit und Delirium bis hin zum Koma reagieren kann. Gerade bei älteren Menschen, die kaum Wasser trinken, kann eine schleichende Austrocknung übersehen werden. In derart schweren Fällen ist ärztliche Hilfe nötig. Es handelt sich aber nicht um einen Schlaganfall.

Hirninfarkt und Herzinfarkt – Worin unterscheiden sich die Symptome?

Ein Herzinfarkt wird meist von schweren, »vernichtenden« Schmerzen oder Druck im Brustbereich und Todesangst begleitet. Hirninfarkte äußern sich durch vielfältige neurologische Störungen. Bei einer Hirnblutung und vor allem bei der Subarachnoidalblutung kommen meist gravierende Kopfschmerzen hinzu.

Mit FAST- oder BEFAST-Test einen Schlaganfall erkennen

Der FAST-Test ist ein leicht erlernbarer Schnelltest. Mit ihm können Sie herausfinden, ob jemand möglicherweise eine TIA oder einen Schlaganfall erlitten hat und medizinische Hilfe benötigt.

Sie können den FAST-Test bei anderen, aber auch bei sich selbst durchführen. Der Test besteht aus den Beurteilungskriterien Face (Gesicht), Arms (Arme), Speech (Sprache) und Time (Zeit). Als deutsche Eselsbrücke bietet sich der Spruch »Gib Gas« (Gesicht/Arm/Sprache) an. Bitte teilen Sie die Informationen zum Ablauf und die Notfallinformationen mit möglichst vielen Menschen aus Ihrem Umfeld.

Face (Gesicht): Bitten Sie die Person, den Mund breitzumachen oder zu pfeifen. Hängt ein Mundwinkel herab, kann das auf eine Gesichtslähmung oder Halbseitenlähmung hinweisen. Für den Fall, dass Betroffene allein sind und sich selbst überprüfen müssen, können sie sich im Spiegel beobachten.

Arms (Arme): Hier werden beide Arme vor dem Körper nach vorn gestreckt und die Handflächen nach oben gedreht, so, als wolle die getestete Person ein Tablett tragen. Eine Lähmung kann vorliegen, wenn ein Arm schnell wieder absinkt, sich nach innen dreht oder die Kraft nicht ausreicht, ihn nach oben zu bewegen. Auch hier kann ein Spiegel genutzt werden. Sie werden spüren, wenn Ihnen die Kraft oder Kontrolle im Arm fehlt.

Der BEFAST-Test

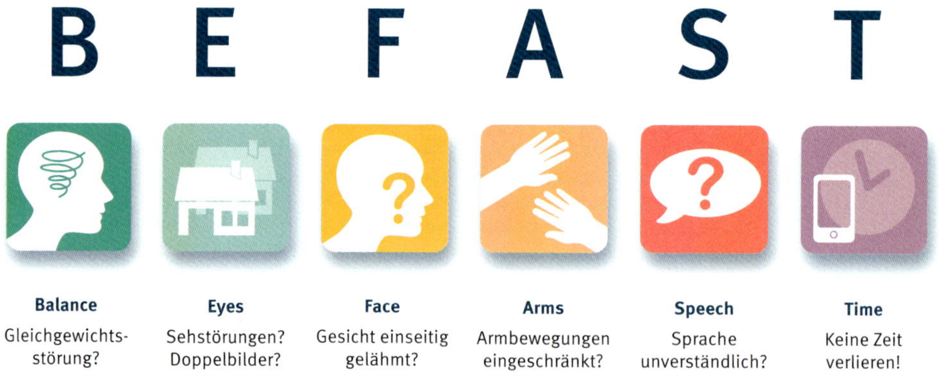

Thomas M. Grundlagen. In: Enke K, Koch S, Kuhn ke R, Köwing T, Möller A, Hrsg. retten - Rettungssanitäter. 2., überarbeitete Auflage. Stuttgart: Thieme; 2024.

Sinnvoll ist es auch, die Feinbeweglichkeit der Finger zu überprüfen. Bewegen Sie Ihre Finger und denken Sie dabei an die im Wasser schwebenden Tentakel von Seeanemonen oder an Grashalme, mit denen der Wind spielt.

Speech (Sprache): Zum Testen der Sprachfähigkeit spricht die betroffene Person Ihnen einen leichten Satz nach. Das können einfache Sätze sein wie »Das Kind lacht« oder »Die Rose ist rot«. Wird Ihr Beispiel unvollständig oder gar nicht wiederholt? Verstehen Sie das Gesprochene nicht? Klingt es ungewöhnlich? Dann lässt sich eine Sprach- oder auch Sprechstörung vermuten.

Hat jemand mit nur einer dieser Aufgaben ein Problem, kann ein Schlaganfall die Ursache sein.

Time (Zeit): Jetzt wird nicht mehr getestet. Wählen Sie sofort die 112. Je früher die Therapie eingeleitet wird, desto besser lassen sich die Folgen eines Hirninfarkts oder einer Hirnblutung eindämmen und behandeln.

Nicht alle möglichen Schlaganfall-Symptome können mit dem FAST-Test abgedeckt werden, und trotz Schlaganfall kann der Test negativ sein. Daher ergänzt der BEFAST-Test Balance (Gleichgewicht) und Eyes (Augen).

Konnten Sie mit dem FAST-Test keine Symptome feststellen, überprüfen Sie noch Folgendes:

Balance (Gleichgewicht): Fordern Sie die betroffene Person auf, ein paar Schritte normal und dann im Seiltänzergang zu gehen oder auf einem Bein zu stehen. So können Sie Gleichgewichtsprobleme und schwankendes Laufen erkennen.

Eyes (Augen): Fragen Sie nach dem Sehvermögen. Sieht die Person doppelt, verschwommen oder nur auf einem Auge?

Verdrängte Symptome

Die meisten Menschen sind sicherlich dankbar, wenn durch das umsichtige Handeln eines anderen Hilfe geholt wird, die lebensrettend sein und jemanden vor schweren gesundheitlichen Auswirkungen bewahren kann. Es kann aber vorkommen, dass Angehörige von Betroffenen davon abgehalten werden, professionelle Hilfe zu holen. Das hat verschiedene Ursachen: Unkenntnis über die Symptome und ihre Auswirkungen, Angst vor Ärzten oder dem Krankenhaus, Verharmlosung von Symptomen ohne sichtbare oder lang andauernde Folgen bis hin zur totalen Ausblendung.

Einige Menschen nehmen Schwäche und Krankheit als so bedrohlich wahr, dass sie in der eigenen Welt nicht existieren dürfen. Hinzu kommt die Scham, in der Nachbarschaft beobachtet zu werden, wenn man unter den Blicken seines Umfelds zum Krankenwagen gerollt wird.

Andere Menschen wiederum scheuen sich, bei einer flüchtigen und schmerzlosen Körperstörung den Notruf zu wählen. Möglicherweise auch, weil sie nicht wissen, dass ein Schlägle die Vorankündigung eines voll ausgereiften Schlaganfalls sein kann.

»Ich müsste es eigentlich besser wissen«

Sturheit in Gesundheitsfragen ist eine Eigenschaft, sich und anderen Menschen das Leben im wahrsten Sinne schwer zu machen.

Ein anderer Grund, die Symptome zu verdrängen, ist die Angst, andere unnötig zu belasten. Betroffene nehmen sich dann so weit zurück, dass sie damit ihr Leben in Gefahr bringen.

So ging es Laura, einer jungen Frau, mit der wir während der Entstehung unseres Buches sprechen durften. Die Intensivkrankenschwester hatte zwölf Dienste hinter sich, als sie an einem Morgen lange keine Kraft zum Aufstehen hatte, ihren rechten Arm nicht mehr spürte und die Umgebung vor ihren Augen verschwamm. Auch als die Fazialisparese einsetzte und der rechte Mundwinkel nach unten hing, schob sie es auf den Stress und eine Unterzuckerung. Bei jedem anderen hätte sie diese eindeutigen Symptome richtig interpretiert, sagt sie.

Allerdings müssen wir einen entscheidenden Faktor berücksichtigen: Laura war so verwirrt, dass sie nicht erfassen konnte, was mit ihr passiert war. So holte sie den Staubsauger, um ihren Blutdruck zu messen. Bei einem Schlaganfall hilft jede Fachkenntnis der Betroffenen nichts, wenn sie die Symptome kognitiv selbst nicht einordnen können.

Erst durch ihre Krankmeldung am nächsten Tag erfuhr jemand von Lauras Zustand. Als sie ihrer Kollegin auf Nachfrage die Symptome schilderte, sagte diese: »Du hast einen Schlaganfall und musst sofort ins Krankenhaus«. Sogar jetzt handelte Laura selbstlos. »Ich wollte keinen Rettungswagen rufen, um niemandem den Platz wegzunehmen, der ihn richtig braucht.«

Ein geschulter Blick von außen und beherztes, schnelles Handeln können Leben und Hirn retten. Menschen nach einem Schlaganfall sind auf dieses Verhalten angewiesen, wenn sie verwirrt sind oder sich zu sehr zurücknehmen.

Krank sein? Gibt's nicht (Emmas Erfahrungsbericht)

»Wie viele Gründe meinen Vater veranlasst haben, meine Mutter davon abzuhalten, einen Krankenwagen zu rufen, lässt sich nur vermuten. Die Gesprächsbereitschaft und Einsicht in die Tatsache seiner Erkrankung sind praktisch nicht vorhanden. Sollte es zu einem nächsten Mal kommen, wird meine Mutter selbst eine Entscheidung treffen. Dass Ohnmacht, eine Lähmung im Arm und Orientierungslosigkeit Symptome einer schwerwiegenden Erkrankung sind, war ihr auch bei seinem ersten Schlaganfall bewusst.«

Manchmal gehören Mut und Durchsetzungsvermögen zum Handeln im Notfall. Lassen Sie sich nicht von Vorwürfen beeindrucken, wenn Sie einen Krankenwagen gerufen haben. Sie wissen ja inzwischen, wie wichtig der Zeitfaktor für die Diagnostik und Behandlung ist. Um das Ausmaß der Folgen und Beeinträchtigungen so gering wie möglich zu halten, aber auch, um sie feststellen und einordnen zu können.

Ins Krankenhaus zwingen kann man einen Menschen aber nicht. Durch eine Unterschrift sichert sich das Notfallteam ab, wenn jemand sich trotz ärztlichen Rats gegen eine weitere Behandlung weigert.

Die richtige Wahl: Rufnummer 112

Bitte ziehen Sie bei Verdacht auf einen Schlaganfall immer die Notfallnummer 112 einem Hausarzt- oder Facharztkontakt vor. Jede Minute zählt, um Hirngewebe zu retten. Je schneller nach einem Schlaganfall die Behandlung beginnt, desto größer sind die Chancen auf Besserung und Rückbildung der Symptome. Daher sollten Sie als betroffene Person auch nicht selbst oder im Taxi ins Krankenhaus fahren.
In den ersten Stunden nach einem Schlaganfall müssen mit größtmöglichem Tempo die notwendigen Untersuchungen gemacht und Überwachungsmethoden angewandt werden. Durch moderne Behandlungsmethoden wie die Lyse-Therapie oder Thrombektomie zur Auflösung oder Entfernung eines Blutgerinnsels steigen die Chancen, einen Schlaganfall zu überleben oder mit geringerem Schaden zu überstehen.
Wie Sie sich im Notfall verhalten und auf die Symptome eines Schlaganfalls reagieren können, erfahren Sie ausführlicher im Kapitel »Notfallmaßnahmen« (Seite 98).
Die therapeutischen Möglichkeiten nach der Diagnose beschreiben wir im Kapitel zur Stroke-Unit (Seite 105), der Schlaganfallspezialstation.

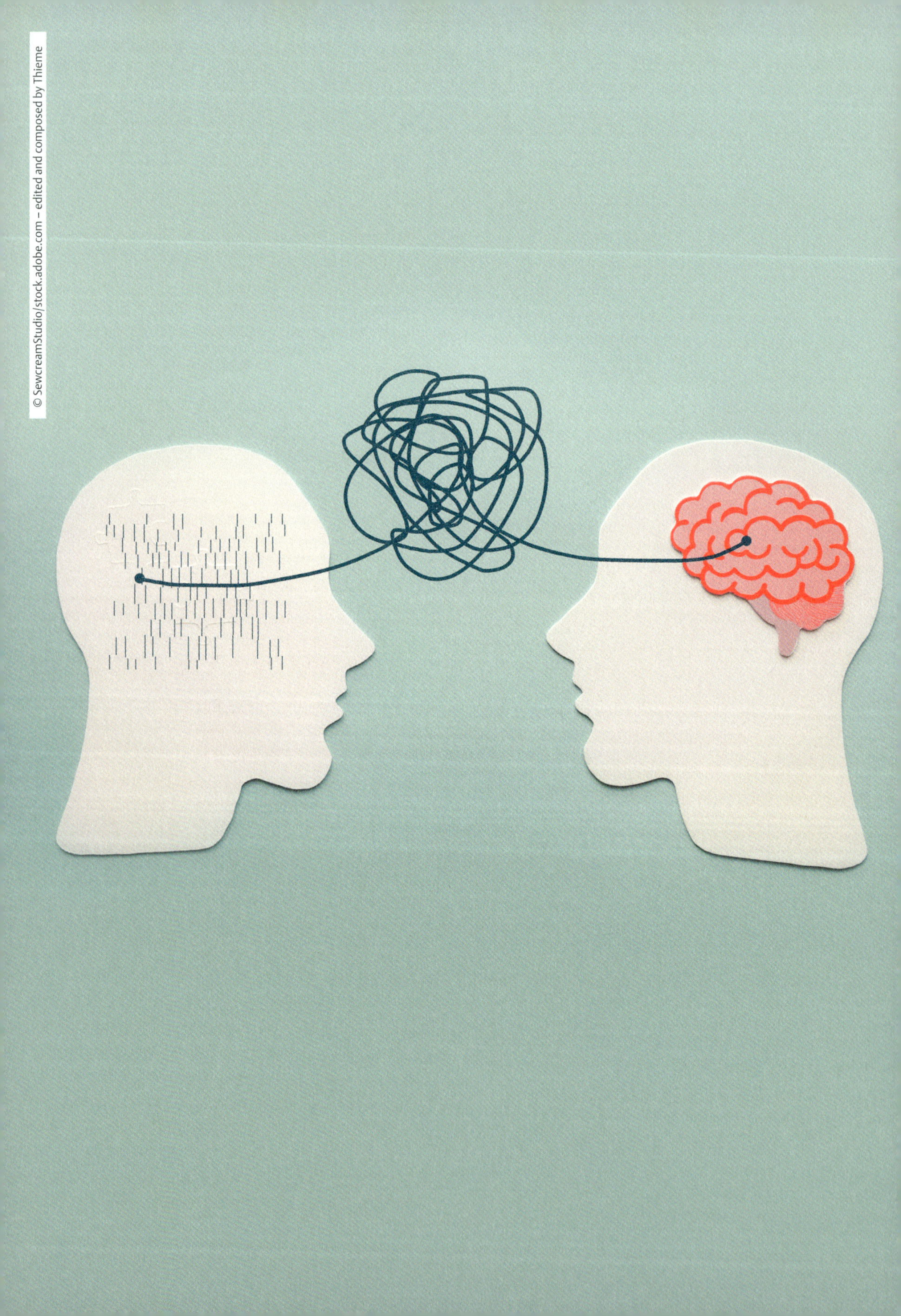

Teil II: Folgen eines Schlaganfalls

Schlaganfälle gehen mit körperlichen, seelischen und geistigen Einschränkungen einher. Betroffene und Angehörige müssen mit bleibenden Folgen zurechtkommen.

Ein Ereignis mit Folgen

Aufgrund ihrer Beeinträchtigungen sind Menschen nach einem Schlaganfall oft pflegebedürftig oder schwerbehindert und daher auf fremde Hilfe angewiesen.

Die Akutbehandlung eines Schlaganfalls hat sich in den letzten Jahren so sehr verbessert, dass mehr Menschen diese Erkrankung überleben. Das heißt jedoch nicht, dass sie folgenlos bleibt.

Beeinträchtigungen nach dem Schlaganfall

Körperliche (physische) Folgen können die Funktion der Hirnnerven, der Motorik, der Koordination und der vegetativen Regulationssysteme betreffen. Neuropsychologische Folgen äußern sich über Beeinträchtigungen des Denkvermögens, der Aufmerksamkeit, des Sprachvermögens und des Verhaltens.

Seelische (psychische) oder geistige (kognitive) Folgen werden oft unterschätzt, weil sie weniger offensichtlich sind. Dabei leiden viele Menschen nach einem Schlaganfall unter einer Depression und eine Vielzahl an Gedächtnis- und Aufmerksamkeitsstörungen.

Das Ausmaß und die Art der Beeinträchtigung können also sehr unterschiedlich sein, von stark bis schwach und von sichtbar bis nicht sichtbar.

Die Folgen eines Schlaganfalls erfordern ärztlich-medizinische und/oder therapeutische Behandlungswege wie Physio- oder Ergotherapie. Je nach Schweregrad und Verfassung der Betroffenen sind diese nur für kurze Zeit notwendig oder dauern über mehrere Jahre an.

Wie schwer die Beeinträchtigungen sind, hängt davon ab, wie sehr das Gehirn durch den Schlaganfall geschädigt wurde und in welcher Hirnregion er sich ereignet hat. Abgestorbene Gehirnzellen können sich nicht mehr erholen. Umgebende Hirnanteile können aber teilweise verloren gegangene Fähigkeiten kompensieren. Dies wird als Plastizität des Gehirns (Neuroplastizität) bezeichnet.

Ihr Angehöriger oder Ihre Angehörige werden durch die Einschränkungen nach einem Schlaganfall mit Erfahrungen konfrontiert, die überwältigend sein und das Leben oft maßgeblich verändern können.

Auch Ihre Lebensumstände ändern sich. Sie erleben das Leid, die Angst und Frustration mit und wollen helfen. Möglicherweise hat sich die Beziehung zwischen Ihnen verändert. Sie fühlen sich mit hoher Wahrscheinlichkeit selbst beeinträchtigt.

Je mehr Sie über die Folgen und ihre Ausprägungen wissen, desto besser können Sie unterstützen.

Leben mit dem Schlaganfall

Das ist eine Aufgabe mit Höhen und Tiefen. Die Sorge um das Wohl der Angehörigen kann erdrückend sein. Menschen befinden sich in sehr unterschiedlichen Situationen, aus denen heraus sie das schwere Ereignis verarbeiten müssen. Dazu gehören die körperliche Grundverfassung und die emotionale Stabilität genauso wie das soziale Umfeld und finanzielle Mittel.

Wir werden Ihnen in den folgenden Kapiteln viele Tipps geben, die sich auf die spezifischen Beeinträchtigungen beziehen. Darunter finden Sie auch Erfahrungen, Ideen und Lösungswege von anderen Betroffenen und Angehörigen, die ihnen geholfen haben, mit den Folgen umzugehen. Diese helfen Ihnen hoffentlich, mit dem betroffenen Menschen aus Ihrem Umfeld einen Weg zu finden.

Betroffene verstehen

Bevor wir detailliert in die verschiedenen Arten der Beeinträchtigung einsteigen, möchten wir die veränderten Lebensumstände aus Sicht der Betroffenen zeigen. Wir haben ihre Aussagen in Gesprächen, Umfragen und im Selbsthilfe-Forum der Website schlaganfallbegleitung.de ausgewertet, um herauszufinden, was Menschen nach einem Schlaganfall am meisten bewegt.

Ein zentrales Ergebnis war, dass es ihnen oft schwerfällt, die Beeinträchtigungen zu verstehen und auf die eigenen Bedürfnisse wie auch die des persönlichen Umfelds einzugehen. In vielen Fällen werden sie gar nicht erst offen angesprochen.

Normal gibt es nicht

Das, was Nicht-Betroffene nach einem Schlaganfall als »normal« empfinden, kann bei den betroffenen Angehörigen ganz anders aussehen. Selbst wenn Besserung eintritt, verändert ein solches Ereignis einen Menschen. Der Einschnitt kann zu drastischen Veränderungen der Lebensumstände und Beziehungen führen. Es dauert oft lange, bis Betroffene überhaupt bewusst verstehen, was passiert ist. Die Krankheit anzunehmen ist schmerzvoll.

Ein auf schlaganfallbegleitung.de aktives Forenmitglied hat es schön formuliert:

> *»Die alten, rund geformten Vorstellungen passen nicht mehr in die neue, eckige Form des Lebens. Wir müssen die andere Version unserer Person erkennen, die ihr Leben mit Sinn füllen kann«.*

Sie können diesen Wandel begleiten.

Jeder Mensch ist anders

Jeder Mensch geht anders mit der Krankheit und ihren Folgen um. Manche verleugnen sie, verzweifeln daran oder leiden heimlich. Andere erlangen nach dem Ereignis mehr Widerstandsfähigkeit und nutzen die Erfahrung positiv. Es gibt Betroffene, deren unbändiger Wille sie wieder fast oder ganz in ihren Zustand vor dem Schlaganfall zurückbringt. Es gibt aber auch diejenigen, deren Hoffnungslosigkeit sie daran hindert, das Auf und Ab zu ertragen. Oft liegt die Realität dazwischen.

Wichtig sind natürlich die Lebenserfahrung, die Persönlichkeit, die Lebensumstände, aber auch das Alter. Die Ausgangssituation ist so verschieden wie die Betroffenen selbst.

Sie können Stigmatisierung vermeiden, indem Sie in Gesprächen auf allgemeine Aussagen verzichten, die Menschen nach einem Schlaganfall einer Kategorie zuordnen. Auch Vergleiche wie »Der hat es aber geschafft«, »Die leidet jetzt auch unter Depressionen« oder »Im Gegensatz zu denen geht es dir noch gut« wirken eher entmutigend.

Am besten nehmen Sie den Menschen in seiner ganz individuellen Situation wahr. Wenn Sie hoffnungsvolle Ausblicke geben möchten, können Sie auf Erfolge durch ärztliche und therapeutische Bemühungen hinweisen oder die Möglichkeiten der Behandlung erwähnen. Bleiben Sie dabei realistisch, was auf die betroffene Person und ihre Beeinträchtigungen zutrifft.

Wunsch nach Selbstständigkeit

Die Angst vor Abhängigkeit ist eine Begleiterin, die nach einem Schlaganfall besonders drückt. Eigenständiges Handeln, Entscheiden und Bewegungsfreiheit sind menschliche Grundbedürfnisse. Oft wird das erst klar, wenn wir mit Einschränkungen konfrontiert werden.

Sie können die Unabhängigkeit unterstützen, indem Sie so wenig wie möglich in alltägliche Aktivitäten wie Anziehen, Essen, Körperpflege und Aufgaben im Haushalt eingreifen. Fördern Sie Eigeninitiative, damit der oder die Betroffene sieht und erfährt, was ohne Hilfe möglich ist und was nicht. Die Frage, wann Hilfe erwünscht ist, trägt zu mehr Entscheidungsfreiheit bei.

Alles etwas langsamer

Auffällig oft äußern Betroffene den Wunsch nach Ruhe und Entschleunigung. Kein Wunder, denn ihr Organismus ist nach dem Schlaganfall allgemein geschwächt und jede Gedankenleistung, jede Aktivität kosten mehr Energie als vorher. Daher ist es wichtig, dass Sie Ruhe vermitteln. Hektik und Stress verschlimmern den Zustand nur. Vermeiden Sie möglichst Diskussionen oder Streit, wenn es zu Unstimmigkeiten kommt.

Ihre Geduld hilft. Wenn Sie Erholungszeiten schaffen und der betroffenen Person ihr eigenes Tempo zugestehen, erhöhen sich die Chancen auf Heilung. Das muss nicht offen geplant oder ständig angesprochen werden. Es ist eine Erleichterung für viele Betroffene, wenn sie ihre Bedürfnisse nicht erklären oder einfordern müssen.

Sie können auch gemeinsam oder für sich selbst die Übungen zur Entspannung und Ausgeglichenheit im Kapitel »Lebensgestaltung« (Seite 164) ausprobieren.

Verluste verarbeiten

Krankheitsbedingte Verluste persönlicher Fähigkeiten und Fertigkeiten können eine große Bedeutung für Betroffene haben, auch wenn sie von außen betrachtet klein erscheinen. Der geliebte Beruf, Hobbies oder bestimmte Sportarten können nicht mehr ausgeübt werden. Menschen nach einem Schlaganfall können aus dem gewohnten sozialen Gefüge geraten. Und nicht immer trägt das nähere Umfeld eine Krankheit mit. Plötzlich reduziert sich der Freundeskreis.

Betroffene sollten daher Raum für Trauerarbeit bekommen, um diese Veränderungen zu verkraften. Trauern ist ein Prozess, in dem alle schwierigen Gefühle ihren Platz haben. Auch wenn Betroffene über ihre Verluste mit anderen sprechen, hilft ihnen das erfahrungsgemäß sehr. In einer psychotherapeutischen Behandlung kann das Thema Verlust mit seinen Ursachen und Folgen bearbeitet werden.

Manche Betroffene neigen dazu, die tatsächliche Situation auszublenden, oder sie stellen hohe Anforderungen an sich selbst, die über ihre körperlichen und geistigen Fähigkeiten hinausgehen. Das kann die Chancen auf Besserung verschlechtern oder schlimmstenfalls für einen weiteren Schlaganfall sorgen.

Versuchen Sie, in Erfahrung zu bringen, für welche Dinge sich der betroffene Mensch zuständig fühlt. Oft geschieht das aus der Angst, schwach zu wirken, zur Last zu fallen, oder aus falsch verstandenem Verantwortungsgefühl.

Nutzen Sie unsere Fragen zur Reflexion im Kapitel »Selbstfürsorge« (Seite 179), um diese Gründe zu identifizieren. Dann können Sie gemeinsam festlegen, welche Entlastungsmöglichkeiten und Lösungswege es gibt.

»Der oder die mit dem Schlaganfall«

Leider können Krankheiten oder Beeinträchtigungen dafür sorgen, dass manche Menschen andere in ein Schema einordnen. Sie werden abgestempelt und darauf reduziert. Diese Form der Ausgrenzung erschwert es Betroffenen, offen über ihre Krankheit oder körperliche, emotionale und geistige Grenzen zu sprechen. Aus Angst vor Isolation verschweigen sie ihre Bedürfnisse oder verstecken, wenn möglich, ihre Beeinträchtigungen. Körperliche und geistige Defizite lösen oft ein Gefühl der Scham aus.

Wichtig ist daher, dass Sie den Menschen mit seinen Einschränkungen immer ernst nehmen und als Persönlichkeit wahrnehmen, anstatt nur als Krankheits- und Problemfall.

Wunsch nach Lebensqualität und Freude über Besserung

Jeder Mensch hat seine eigenen Vorstellungen, was ein gutes Leben für ihn bedeutet und Anspruch darauf, es danach zu gestalten. Durch einen Schlaganfall können diese Wünsche herausgefordert oder unmöglich gemacht werden. Das Bedürfnis nach mehr Lebensqualität ist besonders stark ausgeprägt.

Für Sie ist es sicher schwer, einen Menschen leiden zu sehen, besonders jemanden, der Ihnen nahesteht. Die Fragen »Wird das irgendwann besser?« oder »Verschwindet die Beeinträchtigung?« treiben viele Angehörige um.

Die meisten Betroffenen warten oft selbst auf Besserung und sind ebenso verzweifelt, frustriert und unzufrieden mit ihrem Zustand. Nicht immer lassen sie sich diese Verzweiflung anmerken oder kommunizieren sie ihre Sorgen.

Jeder kleinste Schritt Richtung Besserung kann daher ein großes Fest für die betroffene Person sein. Sie können sich mitfreuen und gemeinsam feiern. Umgekehrt sollten Sie sich Ihren Frust über keine oder nur geringe Fortschritte nicht anmerken lassen.

Scham

Beeinträchtigungen können Menschen körperlich, geistig und seelisch verändern. Psychische Probleme wie Depressionen sind immer noch ein gesellschaftliches Tabu, auch wenn inzwischen viel mehr gut aufbereitetes Wissen dazu verbreitet wird. Auch eine eingeschränkte Leistungsfähigkeit wird oft eher toleriert als akzeptiert.

Das durch Lähmungen veränderte Aussehen, Verwirrtheit oder Probleme beim Sprechen sind belastend. In den Erfahrungsberichten und Umfragen mit Betroffenen erwähnen diese leider immer wieder Abwertungen durch fremde Mitmenschen. Die Folgen eines Schlaganfalls sind also oft mit Scham behaftet.

Für Angehörige können die Veränderungen schockierend sein und Mitleid erregen. Der Bruder, der immer eine Stütze war, kann sich plötzlich nur noch mit einem Rollator fortbewegen. Wenn eine Mutter, die für ihre Kämpfernatur bekannt war, jetzt verwirrt spricht und die eigenen Kinder nicht mehr erkennt, löst das tiefe Verunsicherung aus. Der Körper des Partners hat sich durch eine halbseitige Lähmung sehr verändert, was die Leichtigkeit beim Sex nimmt.

Versuchen Sie, sich das eigene Leid möglichst nicht anmerken zu lassen. Das entlastet die betroffene Person. Sie können sich Zeit dafür lassen, die neue Situation selbst anzunehmen und zu verarbeiten. Vor allem, wenn die Beeinträchtigungen schwerwiegend und lang anhaltend sind. Mitleid und die ständige Thematisierung der Einschränkung können das Schamgefühl vertiefen. Sollte Ihr Angehöriger oder Ihre Angehörige aber darüber sprechen wollen, sollten Sie offen und geduldig bleiben.

Angst vor schlechten Nachrichten

Genauso wie Sie fürchtet sich die Ihnen nahestehende Person vor Nachrichten, die eine ungünstige Prognose, eine Verschlechterung des Gesundheitszustands oder neu entdeckte Risikofaktoren enthalten. Daher können Arzttermine eine große Herausforderung für beide Seiten darstellen.

Die Zeit zwischen den Untersuchungen kann quälend lang erscheinen. Zusätzliche emotionale Belastungen verschlechtern das psychische Befinden weiter. Sorgen Sie daher möglichst für eine positive Atmosphäre und Ablenkung, die Ihnen beiden guttut. Es hilft auch, das eigene Bewusstsein dafür zu schärfen, wann eine Situation belastend oder entlastend sein kann.

Folgende Fragen können Ihnen dabei als Orientierung dienen:

- Was löst starke Ängste aus?
- Wann reagiert er oder sie aggressiv, vermeidend oder mit offenem Widerstand?
- Welche Ablenkungen helfen erfahrungsgemäß am besten?
- Was wünscht sich die betroffene Person selbst?

Gewissheit über den eigenen Gesundheitszustand bedeutet gleichzeitig die Chance, alle Möglichkeiten auszuschöpfen. Mag das Ergebnis auch ernüchternd sein, in vielen Fällen gibt es therapeutische Lösungen und Behandlungswege, um das gesundheitliche Problem anzugehen.

Körperliche (physische) Einschränkungen

Keine andere Erkrankung verursacht derart vielfältige und unterschiedliche körperliche Einschränkungen wie der Schlaganfall. Er kann jede Hirnregion mit ihren spezifischen Funktionen betreffen.

In diesem Kapitel beschreiben wir die Beschwerden in Zusammenhang mit einem Schlaganfall und seine körperlichen Symptome.

Beschwerden nach einem Schlaganfall

Beschwerden wie Schwindel, Kopfschmerzen oder ein epileptischer Anfall können Zeichen eines akuten Schlaganfalls sein, aber auch im weiteren Verlauf anhalten oder auftreten. Nicht selten sind zudem abnorme Müdigkeit oder Schlafstörungen Folgen eines Schlaganfalls.

Schwindel

Vor allem nach einem Schlaganfall im Bereich des Kleinhirns oder Hirnstamms können Betroffene unter anhaltenden oder attackenartigen Schwindelgefühlen leiden. Begleitende Gleichgewichtsprobleme und Angst vor Stürzen tragen zur Verunsicherung bei.

Schwindel kann sich als Schwankschwindel mit Gangunsicherheit äußern. Der Boden schwankt unter den Füßen. Andere Schwindelformen sind der Drehschwindel, der Liftschwindel (wie in einem Aufzug fühlen sich Betroffene, als würden sie nach oben oder unten gezogen) und der Benommen-

Schwindeltagebuch

In einem Tagebuch lassen sich mögliche Muster erfassen. Notizen zu folgenden Fragen können die Behandlung unterstützen.

- In welcher Form tritt der Schwindel auf? Als Drehschwindel, Schwankschwindel oder eher diffus als Benommenheitsschwindel?
- Wann und unter welchen Umständen macht er sich bemerkbar? Unter Stress, bei körperlicher Aktivität, in einer bestimmten Körperhaltung?
- Wie lange hält der Zustand an?

heitsschwindel. Letzterer ist allerdings kein eigentlicher Schwindel, sondern vielmehr ein Gefühl, betrunken zu sein oder »Nebel im Kopf« zu haben.

Oft bessert sich der Schwindel mit der Zeit erheblich oder verschwindet ganz. Physiotherapeutische Übungen unterstützen dabei, das Gleichgewicht zu stabilisieren.

Sehstörungen

Amaurosis fugax: Die plötzliche und meistens schnell vorübergehende Erblindung eines Auges geht als Warnzeichen nicht selten einem Hirninfarkt voraus. Verursacht wird die Störung durch ein Blutgerinnsel, das die Augenarterie verschließt und damit die Blutversorgung des Auges unterbindet. Meistens kann unser Blutgerinnungssystem das Gerinnsel wieder auflösen. Die Amaurosis fugax ist aber in jedem Fall ein Notfall und muss ärztlich beurteilt werden.

Doppeltsehen (Diplopie): Bei dieser Sehstörung sehen Betroffene Doppelbilder. Menschen oder Gegenstände werden nebeneinander, übereinander, schräg versetzt oder nur verschwommen wahrgenommen. Meist liegt die Ursache in einer Schädigung des Hirnstamms, der die Muskeln für die Augenbewegungen koordiniert. Lähmungen der Augenmuskeln und der dazugehörigen Hirnnerven können eine Diplopie erzeugen.

Gesichtsfelddefekte: Eine Einschränkung vor allem des seitlichen Gesichtsfelds wird auch als »unsichtbare Augenklappe« bezeichnet. Fällt eine Hälfte des Gesichtsfelds komplett aus, handelt es sich um eine Hemianopsie (Halbseitenblindheit). Dabei sind die Augen und der Sehnerv in ihrer Funktion nicht eingeschränkt. Ursache von Gesichtsfelddefekten ist eine Schädigung der sogenannten Sehbahn. Sie leitet das Gesehene bis zum Hinterhauptslappen des Gehirns, also zur Sehzentrale weiter.

Bei Gesichtsfelddefekten kann es zum Anrempeln kommen. Beim Lesen werden ganze Textabschnitte übersehen. Die Teilnahme am Straßenverkehr ist gefährlich. Autofahren ist wegen des Unfallrisikos nicht mehr möglich.

Sehstörungen gemeinsam meistern

Schauen Sie, wie Sie die Einschränkungen durch die Sehstörungen im Alltag für Ihre Angehörige oder Ihren Angehörigen erträglicher machen können. Mit augenärztlicher oder neuropsychologischer Unterstützung durch Augentraining und Hilfsmittel lässt sich die Situation besser bewältigen.

Müdigkeit

Die Müdigkeit nach einem Schlaganfall muss nicht unbedingt eine krankhafte Ursache haben. Sie kann sogar ein Zeichen der Genesung sein, denn das Gehirn ist damit beschäftigt, die entstandenen Schäden zu kompensieren. Dadurch verbraucht es mehr Energie und der Körper hat ein verstärktes Bedürfnis nach Ruhe und Schlaf.

Menschen, die sich von einem Schlaganfall erholen, unterstützen Sie am besten, wenn Sie für Ruhe sorgen. Achten Sie darauf, dass ausreichend geschlafen wird und Erholungsphasen in den Tag integriert werden können.

Prüfen Sie gemeinsam, wann und wie lange nach dem Schlaganfall Müdigkeit eintritt. Hält ein starker Erschöpfungszustand dauerhaft an, sollte medizinisch abgeklärt werden, ob es sich um eine Post-Stroke Fatigue, die Auswirkungen einer Schlafstörung oder eine depressive Verstimmung handelt.

Post-Stroke-Fatigue (PSF)

Nicht selten nach einem Schlaganfall klagen Betroffene über eine abnorme Müdigkeit, die sich schon kurze Zeit nach dem Aufstehen einstellt. Es ist ein sehr unangenehmes Gefühl der Erschöpfung, das körperliche und geistige Aktivitäten erschwert oder gar verhindert.

Für Angehörige ist wichtig zu wissen, dass dieses Problem auftreten und nicht willentlich überwunden werden kann. Trotz Ruhe, Erholung und ausreichendem Schlaf hält dieser Zustand an. Noch ist medizinisch nicht ausreichend geklärt, was die genaue Ursache für eine PSF ist oder wie sie sich vorbeugen oder erfolgreich behandeln lässt.

Wie umgehen mit der Müdigkeit?

Vielleicht fragen Sie sich, wie Sie auf die Müdigkeit am einfühlsamsten eingehen, wann Sie für Ruhe sorgen oder zur Aktivität motivieren sollen.

- Beobachten Sie, wann die Müdigkeit mit welcher Intensität auftritt.
- Gibt es Phasen, in denen die Erschöpfung weniger schwer wiegt?
- Unter welchen Bedingungen hat sich der Alltag in diesen Phasen abgespielt?
- Sperrt er oder sie sich gegen das Einschlafen? Vor allem Betroffene, deren Schlaganfall im Schlaf aufgetreten ist, haben Angst vor einem neuen Ereignis und somit vor dem Einschlafen. Bei besonders starkem Leidensdruck kann eine Psychotherapie helfen.
- Ergänzen Sie im Tagebuch einen Bereich für Fortschritte und andere positive Beobachtungen.

Schlafstörungen

Immer wieder klagen Menschen, die einen Schlaganfall erlitten haben, über Schlafstörungen oder Schlaflosigkeit. Sie schlafen schlecht ein, wachen ständig oder viel zu früh auf.

Die Klärung der Ursache und die Behandlung einer Schlafstörung sind nach einem Schlaganfall besonders wichtig. Im Kapitel »Was sind Risikofaktoren?« (Seite 22) haben wir schon erklärt, warum schlechter Schlaf zum Risikofaktor werden kann.

Bei Schlafstörungen nach einem Schlaganfall ist in jedem Fall medizinisch zu klären, ob eine Depression, eine schlafbezogene Atemstörung (Schlafapnoe-Syndrom) oder das Syndrom der unruhigen Beine (Restless-Legs-Syndrom) vorliegen.

Eine schwere Schlafstörung ist eine große Belastung. Im Kapitel »Lebensgestaltung« (Seite 164) bekommen Sie Tipps für einen guten Schlaf, mit denen Sie mit der betroffenen Person experimentieren können.

Inzwischen gibt es auch Meditationsapps für das Smartphone. Am besten prüfen Sie vorher, ob der Anbieter eine kostenfreie Testphase gewährt. Im Internet finden Sie die

Ursachenforschung Schlafstörung

Um vorbereitet in das ärztliche Gespräch zu gehen, kann die betroffene Person sich einen Monat Aufzeichnungen zu den folgenden Fragen machen.

Schlafqualität:
- Zu welcher Uhrzeit gehe ich schlafen und wann stehe ich wieder auf?
- Wie viel Zeit vergeht, bis ich einschlafe?
- Wird mein Schlaf durch Angstträume unterbrochen?
- Wie häufig wache ich nachts auf?
- Welche Ursache hat das Aufwachen?
- Wie lange bin ich jeweils wach und was mache ich in dieser Zeit?
- Wie hell ist mein Zimmer. Mag ich eher mehr Licht oder Dunkelheit?
- Welche Temperatur hat mein Schlafzimmer und bei welcher fühle ich mich am wohlsten?

1 bis 2 Stunden vor dem Einschlafen:
- Schaue ich TV oder streame? Welche Genres bevorzuge ich?
- Trinke ich Alkohol, Tee oder Kaffee und in welchen Mengen?
- Esse ich kurz davor?
- Rauche ich?
- Bewege ich mich?
- Lese ich im Bett? Welchen Stoff bevorzuge ich?
- Helfen mir Musik, Podcasts oder Hörspiele beim Einschlafen?

digitalen Helfer und entsprechende Testberichte. Wer auch mit englischsprachigen Angeboten gut zurechtkommt, wird besonders schnell fündig. Und viele Krankenkassen führen Listen auf ihren Websites.

Manchmal hilft allerdings erst ein individuell angepasstes Schlafmittel. Viele Menschen scheuen sich aus Angst vor Nebenwirkungen und einer möglichen Abhängigkeit vor schlaffördernden Medikamenten. Es gibt wirksame und sichere Mittel, die auch von den einschlägigen Fachgesellschaften empfohlen werden. Eine regelmäßige Einnahme sollte aber immer wieder kritisch hinterfragt werden, denn körperliche Auswirkungen einer Dauertherapie sind medizinisch nicht eindeutig geklärt.

Besprechen Sie die Möglichkeit einer medikamentösen Therapie mit einer Ärztin oder einem Arzt. Optimal beraten können Sie Fachleute aus der Schlafmedizin.

Schlaflosigkeit durch das Restless-Legs-Syndrom

Wenn Ihr Angehöriger oder Ihre Angehörige wegen unangenehmer Gefühlsstörungen in den Beinen mit Bewegungszwang nicht einschlafen kann, könnte das Syndrom der unruhigen Beine vorliegen. Meistens äußert sich das Restless-Legs-Syndrom gegen Abend. Es tritt überwiegend in Ruhe- und Entspannungssituationen auf und kann oft nur durch Bewegung gelindert oder überwunden werden.

Mit einer Checkliste aus 10 Fragen lässt sich herausfinden, ob ein Restless-Legs-Syndrom vorliegt:

1. Leide ich in Ruhe- und/oder Entspannungssituationen unter lästigen bis quälenden Missempfindungen in den Beinen oder Armen?
2. Werde ich in solchen Situationen durch einen unstillbaren Bewegungsdrang zum Aufstehen und Umhergehen gezwungen?
3. Lassen sich diese Beschwerden durch aktive Bewegungen, kalte Fußbäder oder Massagen vorübergehend lindern oder beseitigen?
4. Habe ich keine oder kaum Beschwerden, solange ich am Tag in Bewegung bin?
5. Bemerke ich eine Zunahme der Beschwerden abends oder nachts?
6. Leide ich unter Ein- und/oder Durchschlafstörungen?
7. Fühle ich mich tagsüber häufig müde, abgespannt und erschöpft?
8. Verhindern die Beschwerden in den Beinen auch tagsüber die ersehnte Ruhe und Entspannung und fühle ich mich durch die Beschwerden in meinen sozialen Aktivitäten eingeschränkt?
9. Bemerkt mein Partner oder meine Partnerin nachts häufig unwillkürliche Zuckungen meiner Beine oder Füße, während ich schlafe?
10. Gibt es jemanden in meiner Verwandtschaft, der über ähnliche Symptome klagt?

Werden mehr als zwei dieser Fragen mit »Ja« beantwortet, sollten die Beschwerden neurologisch oder in Ihrer Hausarztpraxis geklärt werden. Dabei kann dann auch die Behandlung besprochen werden.

Viele Menschen, die alternative Behandlungsmöglichkeiten zur medikamentösen Therapie ausprobierten, berichten, dass sich ihre Beschwerden mithilfe von Homöopathie, Akupunktur und Magnetfeldtherapie verbessert haben. Allerdings ist die Wirksamkeit dieser Verfahren trotz der positiven Erfahrungsberichte auf wissenschaftlicher Basis nicht nachgewiesen.

Kopfschmerzen

Plötzlich auftretende, ungewohnt starke oder stärkste Kopf- oder Nackenschmerzen sind als mögliches Symptom einer Hirn- oder Subarachnoidalblutung immer ein medizinischer Notfall. Doch auch nach einem Schlaganfall können Kopfschmerzen auftreten. Meistens sind es leichte bis mittelschwere, dumpf-drückende, nicht pulsierende Spannungskopfschmerzen. Oft verschwinden sie nach wenigen Tagen, Wochen oder Monaten.

Prinzipiell sollten Kopfschmerzen erst nach gründlicher ärztlicher Untersuchung behandelt werden.

Zur Linderung von Kopfschmerzen kann die Vermeidung auslösender Faktoren wie Stress, bestimmte Nahrungsmittel und Suchtmittel hilfreich sein. Das Einreiben von Stirn und Schläfen mit ätherischen Ölen kann Spannungskopfschmerzen erträglicher machen. Die Entlastung des Nacken- und Schulterbereichs, Massagen oder leichtes Bewegen der Halswirbelsäule wirken sich positiv aus. Manchen Menschen helfen bestimmte Entspannungsmethoden wie die progressive Muskelentspannung oder autogenes Training.

Lassen Sie sich durch Fachleute aus der Physiotherapie und Bewegungstherapie anleiten. Regelmäßige Aufenthalte an der

Ein Schmerztagebuch führen

Wie auch bei Schwindel und Müdigkeit kann ein Schmerztagebuch helfen, Muster herauszufinden. Die täglichen Aufzeichnungen enthalten Antworten auf folgende Fragen:

- Was habe ich heute gegessen, getrunken oder sonst zu mir genommen?
- Wie lange habe ich geschlafen und wie war die Schlafqualität?
- Habe ich mich heute bewegt?
- In welcher Körperhaltung habe ich heute viel Zeit verbracht?
- Welchen Stressfaktoren war ich heute ausgesetzt?
- Für Frauen: In welcher Zeit meines Zyklus befinde ich mich?

Mit ärztlicher oder therapeutischer Hilfe lassen sich dadurch individuelle Behandlungsmethoden entwickeln.

frischen Luft und täglich ausreichend Flüssigkeit sind generelle Hilfsmittel gegen Kopfschmerzen.

Chronische Kopfschmerzen können seelisch sehr belastend sein. Sie beeinflussen die Lebensumstände und die Arbeitsfähigkeit. Eine Psychotherapie kann helfen, mit den Schmerzen besser umzugehen und Faktoren zu identifizieren, die sie verstärken.

Eine häufige Frage ist, ob Kopfschmerzen eine Nebenwirkung der eingenommenen Medikamente sein können. Absolut! Ein übermäßiger Konsum von Schmerzmitteln kann chronische Kopfschmerzen provozieren. Das belegen mehrere Studien. Man spricht dann von einem medikamentös induzierten Kopfschmerz, der ärztlich festgestellt und behandelt werden sollte.

Das Thalamus-Schmerz-Syndrom

Nach einem Thalamusinfarkt kann es zu sehr belastenden und einschränkenden Folgen kommen. Das Thalamus-Schmerz-Syndrom tritt zum Teil erst Monate nach dem Schlaganfall auf und verläuft danach chronisch.

Man bezeichnet diesen Schmerz als zentralen oder zentralisierten neuropathischen Schmerz. Neuropathische Schmerzen entstehen durch die Verletzung, Entzündung oder Durchblutungsstörung von Nerven. Betroffen können der Kopf, Rumpf, die Arme und Beine (periphere Nerven) oder im Gehirn und Rückenmark liegende Nervenstrukturen sein. Charakteristisch ist ein brennender Dauerschmerz mit kribbelnden Missempfindungen und einschießenden Schmerzattacken.

Nicht schmerzhafte Reize werden von Betroffenen als schmerzhaft wahrgenommen (Allodynie). Auch die Intensität der Schmerzempfindung kann erhöht sein (Hyperalgesie). Temperaturveränderungen können Attacken auslösen. Oft wird das Syndrom von Schwindelanfällen und Gleichgewichtsstörungen begleitet. Manche Menschen klagen über starke Muskelbeschwerden nach Bewegung.

Die Behandlungsmöglichkeiten sind sehr begrenzt. Medikamentös werden starke Schmerzmittel empfohlen, auch Opiate. Es sollten daher nur erfahrene Fachärztinnen und Fachärzte für Neurologie und Schmerztherapie in die Therapie einbezogen werden.

Epileptische Anfälle bei und nach einem Schlaganfall

Ein epileptischer Anfall tritt meist einmalig im Rahmen einer akuten Hirnschädigung auf, unmittelbar bei einem Schlaganfall, in den ersten Tagen danach und seltener Monate oder Jahre später. Die Krankheitsbezeichnung Epilepsie beschreibt das wiederholte Auftreten von epileptischen Anfällen.

Der epileptische Anfall wird bei einer Hirnschädigung durch eine akute elektrische Entladung einer Vielzahl von Nervenzellen des Gehirns ausgelöst. Sie führt zu Funktionsstörungen in einer Hirnregion (fokale Anfälle) oder im gesamten Gehirn (generalisierte Anfälle).

Während eines epileptischen Anfalls ist die Kommunikation der Nervenzellen untereinander gestört. Körperliche und geistige Funktionen wie Sprache, Motorik und Bewusstsein, die mit diesen Nervenzellen zusammenhängen, können während eines Anfalls beeinträchtigt sein.

Manche Menschen erleben wenige Sekunden vor einem epileptischen Anfall ankündigende Symptome in Form einer Bewegungs-, Sinnes- oder vegetativen Störung. Dieses als Aura bezeichnete Phänomen kann als »komisches Gefühl« und Enge vom Magen zum Hals aufsteigen, bevor eine Bewusstseinsstörung oder Bewusstlosigkeit auftritt. Andere erleben einen schwer beschreibbaren Angstzustand oder ein abrupt auftretendes Glücksgefühl. Auch der Eindruck, etwas früher Erlebtes wieder zu erleben (Déjà-vu), kann der Vorbote eines epileptischen Anfalls sein.

Meistens kommt es zu einem einmaligen epileptischen Anfall bei oder nach einem Schlaganfall. Trotzdem werden zur Vorbeugung eines erneuten Anfalls über einige Wochen Medikamente verabreicht.

Menschen, bei denen sich nach dem Schlaganfall eine Epilepsie entwickelt, wird eine Dauermedikation verordnet. Meistens gelingt es, mit einem individuell angepassten Medikament oder einer Kombination mehrerer Substanzen Anfallsfreiheit ohne gravierende Nebenwirkungen zu erreichen.

Einen epileptischen Anfall erkennen

Es gibt typische Symptome eines epileptischen Anfalls.

Fokale Anfälle beginnen mit rhythmischen, unkontrollierbaren Zuckungen auf einer Körperseite. Sie können sich auf den ganzen Körper ausweiten, wenn sich der Anfall zum generalisierten Anfall entwickelt. Neben diesen motorischen Störungen erleben manche Menschen während des Anfalls oder danach Gefühlsstörungen, abnorme Geruchs- und Geschmackswahrnehmungen, Hör- und Sehstörungen oder Bewusstseinsstörungen. Auch Absencen, in denen für wenige Sekunden das Bewusstsein unterbrochen wird, sind möglich. Auf das abrupte Ende folgt eine Erinnerungslücke. Begleitet wird diese Abwesenheit meist von Verdrehen der Augen, Blinzeln oder Lidflattern und anderen leichten Muskelzuckungen. Lippen- und Kaubewegungen.

Ein großer, generalisierter Anfall (Grand-mal-Anfall) wirkt oft erschreckend auf Außenstehende. Meist beginnt er mit rhythmischen Zuckungen einer Hand. Die unkontrollierbaren Zuckungen breiten sich dann auf den ganzen Körper aus. Betroffene verlieren das Bewusstsein und gehen zu Boden. Alle Gliedmaßen zucken oder überstrecken und krampfen. Oft kommt es zum Zungenbiss. Vor dem Mund tritt Schaum auf, die Atmung

Erste Hilfe bei einem epileptischen Anfall

Rufen Sie bei einem großen epileptischen Anfall mit Bewusstlosigkeit notärztliche Hilfe unter der 112. Ein Anfall kann mehrere Minuten andauern und sich zum Status epilepticus entwickeln. Dieser Zustand ist lebensbedrohlich und muss mit Medikamenten unterbrochen werden. Dokumentieren Sie die Dauer des Anfalls.
Die Deutsche Epilepsievereinigung stellt auf ihrer Website eine Broschüre zur Ersten Hilfe bei großen Anfällen zur Verfügung.[14]

stockt und das Gesicht verfärbt sich blau. Gelegentlich geht Urin ab. Diese Form des epileptischen Anfalls dauert meist nur wenige Minuten.

Oft befindet sich die betroffene Person danach in einem vorübergehenden Dämmerzustand oder es kommt zu vorübergehenden neurologischen Ausfallserscheinungen wie eine Lähmung oder Sprachstörung.

Störungen der Hirnnerven

Als Hirnnerven werden insgesamt 12 Nerven bezeichnet, die ihren Ursprung überwiegend im Hirnstamm haben. Sie steuern alle Funktionen des Kopfes.

Der erste Hirnnerv ist der Sehnerv (Nervus opticus), andere sind für die Augenbewegungen zuständig. Der fünfte Hirnnerv ist der Nervus trigeminus, der Gefühlsnerv für das Gesicht, die Zunge und die Mundschleimhaut. Die Muskulatur des Gesichts und damit die Mimik werden vom siebten Hirnnerven, dem Nervus facialis, gesteuert.

Eine Schädigung im Bereich des Großhirns oder des Hirnstamms durch einen Schlaganfall kann die Funktion von Hirnnerven beeinträchtigen und entsprechende neurologische Symptome bewirken.

Störungen der Motorik

Unter Motorik werden in der Medizin alle willkürlichen und unwillkürlichen Bewegungen verstanden. Der Entwurf dieser Bewegungen entsteht im Gehirn und wird an die Muskulatur weitergegeben.

Lähmungen (Paresen)

Durch einen Schlaganfall kann es zu einer Muskelschwäche oder -lähmung kommen. Dann ist die motorische Zentrale oder eine Nervenbahn im Gehirn geschädigt. Die gestörte Übertragung von Signalen an die Muskulatur führt zu deren Lähmung. Ein oder mehrere Muskeln erbringen die gewohnte Leistung nur eingeschränkt oder gar nicht mehr.

Im medizinischen Sprachgebrauch wird die Muskelschwäche als Parese bezeichnet. Die totale Lähmung, also der vollständige Funktionsverlust, heißt Plegie.

Durch die Einschränkungen der Muskelkraft in den Beinen besteht erhöhte Sturz- und Verletzungsgefahr. Die Angst vor Stürzen bewirkt sogar oft, dass Betroffene körperliche Aktivitäten vermeiden. Ein Bewegungsmangel kann zu weiteren Einschränkungen wie einer Gelenkversteifung führen.

Behandlung von Lähmungen

Lähmungen sollten so früh wie möglich nach dem Schlaganfall behandelt werden. Auf den Stroke-Units gehören erste Übungen daher zum Standardprogramm. Als Behandlung werden Physiotherapie, Ergotherapie und bei Lähmungen der Gesichtsmuskulatur oder Schluckstörungen auch Logopädie angewandt. Generell sollte die betroffene Muskulatur aktiviert werden, auch zu Hause außerhalb der Therapiestunden.

- Informieren Sie sich bei den behandelnden Therapeutinnen und Therapeuten, mit welchen Methoden und wie häufig trainiert werden kann. Mit Rücksicht auf die Belastbarkeit und individuelle Situation der Betroffenen können sie Ihnen ein Programm für zu Hause zusammenstellen.
- Achten Sie bitte auf Pausen während des Trainings und danach. Unser Körper braucht Ruhe für einen nachhaltigen Kraftaufbau. Auf die Überanstrengung der Muskulatur können außerdem weitere Schädigungen folgen. Vor allem kurz nach dem Schlaganfall sind längere Erholungsphasen wichtig.
- Eine fachgerechte Anleitung berücksichtigt aber auch die Unterforderung der Muskulatur und damit den ausbleibenden Trainingseffekt.
- Intensive und konsequente Physiotherapien können noch Jahre nach dem Schlaganfall dazu beitragen, die Fähigkeiten wieder neu zu erlernen. Achten Sie also darauf, dass Ihr Angehöriger oder Ihre Angehörige motiviert bleibt.
- Wichtige Maßnahmen wie schonendes Lagern, Körperpflege und Nahrungsaufnahme tragen zum Wohlergehen der Betroffenen bei. Wenden Sie sich möglichst an medizinische und therapeutische Fachkräfte, die Erfahrung mit der Schlaganfallbehandlung haben.

Lähmung einer Körperhälfte (Hemiparese und Hemiplegie)

Eine Halbseitenlähmung betrifft gewöhnlich die Muskulatur des Gesichts, des Armes und des Beines derselben Körperseite. Es wird zwischen einer teilweisen Lähmung (Hemiparese) und einer vollständigen Lähmung (Hemiplegie) unterschieden. Bei einer Hemiparese ist noch eine Restaktivität der Muskulatur vorhanden.

Bei einer Hemiplegie ist die betroffene Körperhälfte vollständig gelähmt. Sie ist die Folge einer Schädigung der Pyramidenbahn, der längsten Nervenbahn unseres Körpers. Über sie werden Impulse vom Großhirn aus über das Rückenmark an die Skelettmuskulatur gesendet. Die Impulse lösen willkürliche Bewegungen aus und helfen uns bei der bewussten Steuerung der Muskulatur unserer Gliedmaßen.

Betrifft ein Schlaganfall die rechte Gehirnhälfte, äußert sich die Hemiparese auf der linken Körperseite und umgekehrt. Warum? Die Pyramidenbahn kreuzt schon im Gehirn auf die gegenüberliegende Seite.

Spastik (spastische Hemiparese oder Hemiplegia spastica)

Als Folge einer Schädigung der Pyramidenbahn kann es zu einer erhöhten Muskelspannung kommen, die als Spastik bezeichnet wird. Betroffene leiden dann unter schmerzhaften Verkrampfungen, die zu Gelenkversteifungen führen können. Die Symptome einer Spastik lassen sich durch konsequente und geduldige Physiotherapie wesentlich verbessern.

Hilfsmittel organisieren

Erkundigen Sie sich nach geeigneten Hilfsmitteln, die den Alltag erleichtern können. Schon die Stroke-Unit und Rehaklinik unterstützen Sie gewöhnlich dabei. Danach wissen therapeutische Fachkräfte und Sanitätshäuser, welche Hilfsmittel für die betroffene Person nötig und sinnvoll sind.
Die Beantragung der Kostenübernahme durch die Krankenkassen kann manchmal mühsam sein. Holen Sie sich hierbei Unterstützung in Ihrer Hausarzt- oder Facharztpraxis. Im Kapitel »Pflegen und Pflege begleiten« (Seite 145) informieren wir Sie außerdem über alles rund um die Hilfsmittel und deren Beantragung.
Möglicherweise können Sie einen Schwerbehindertenausweis beantragen. Bei eingeschränkter Mobilität ermöglicht er Sonderrechte wie die Nutzung öffentlicher Verkehrsmittel mit Begleitperson oder einen Parkausweis.
Sollte die betroffene Person nicht mehr ohne Hilfe im Alltag zurechtkommen, hat sie Anspruch auf Leistungen aus der Pflegekasse. Dazu erstellt der Medizinische Dienst der Krankenkassen (MDK) nach einem Antrag ein Gutachten, aus dem das Ausmaß der Pflegebedürftigkeit ersichtlich wird.

Dysphagie (Schluckstörung)

Viele Menschen leiden in den ersten Wochen nach einem Schlaganfall an einer Schluckstörung. Durch Lähmungen im Bereich der Rachen- und Kehlkopfmuskulatur kann es zu einem verzögerten Schluckreflex kommen. Erschwert werden hierdurch die Nahrungsaufnahme und das Schlucken von Speichel.

Bleiben Essensbestandteile im Rachen stecken, kann ein Erstickungsgefühl entstehen. Gefährlich wird es, wenn Flüssigkeit oder feste Nahrung in die Atemwege (Bronchien) gelangen. Denn dieser als Aspiration bezeichnete Vorgang kann eine Lungenentzündung auslösen, die sogenannte Aspirationspneumonie.

Durch die frühzeitige logopädische Behandlung kommt es in aller Regel zu einer wesentlichen Besserung der Schluckstörung.

Sprechstörungen

Beeinträchtigungen der Sprechmuskulatur durch Lähmungen oder Koordinationsstörungen von Zungen-, Rachen-, Schlund- oder Gesichtsmuskulatur verändern das Sprechen.

Menschen mit Sprechstörungen können geplante Wörter nicht frei artikulieren. Ihr Sprechen wird verwaschen, undeutlich und verlangsamt. Das normale Sprachvermögen bleibt erhalten.

Tipps zum Essen bei einer Schluckstörung

Wir haben hier einige Tipps zusammengestellt, wie Sie das Leben mit einer Schluckstörung angenehmer gestalten können.

- Je nach Ausprägung der Schluckstörung sind unterschiedliche Nahrungsmittel zu empfehlen. Ist die betroffene Person in der Lage, die Nahrung gut zu zerkauen, kann sie sich ganz normal ernähren. Wichtig ist aber, dass kleine Bissen langsam verzehrt werden, um ein Verschlucken zu verhindern.
- Starke Schluckstörungen erfordern Nahrungsmittel mit bestimmten Beschaffenheiten. Krümelige Nahrungsmittel wie Kekse oder trockener Kuchen sind nicht geeignet.
- Verzichten Sie auf Obstsorten wie Mandarinen und Weintrauben. Durch ihre feste Hülle und die beim Zerbeißen austretende Flüssigkeit können sie einen Schluckreflex auslösen und zum Verschlucken führen.
- Gut geeignete Speisen sind Kartoffeln, Gemüse mit weicher Beschaffenheit, zartes Fleisch, ein weiches Brot ohne Kruste und Streichbeläge oder auch selbstgemachte, gut pürierte Dips. Die Hauptmahlzeiten können Sie mit Soßen anrichten.
- Cremesuppen, Gemüse-, Fleisch- und Kartoffelpüree, Joghurt-, Quark- und Grießspeisen ohne Fruchtstückchen oder Eis können auch von Menschen mit Schluckstörungen in kleinen Portionen verspeist werden. Pürees und Smoothies bieten sich wunderbar als Ergänzung an.
- In sehr schweren Fällen kann eine hochkalorische Trinknahrung als Mahlzeitersatz zur Verhinderung einer Mangelernährung dienen.
- Ob Sie selbst kochen oder Essen bestellen: Motivieren Sie die betroffene Person mit einem abwechslungsreichen Speiseplan, damit sie die Lust am Essen nicht verliert. Natürlich hilft es, wenn die Mahlzeit appetitlich angerichtet ist. Kerne oder Kräuter sollten allerdings möglichst kein Teil der Dekoration sein.
- Gewohnte Abläufe bieten vielen Betroffenen Sicherheit und Stabilität. Führen Sie Rituale beim Essen ein. Nehmen Sie sich Zeit und sorgen Sie für eine ruhige Umgebung. In Gesellschaft und angenehmer Atmosphäre isst es sich leichter.
- Das gemeinsame Zubereiten von Mahlzeiten macht Freude und fördert den Appetit.
- Viele kleine ersetzen wenige große Mahlzeiten. Große Portionen können den Appetit mindern. Kleine und Zwischenmahlzeiten im Laufe des Tages wirken hingegen als Appetitanreger. Dafür eignen sich besonders gut die sogenannten Häppchen (Fingerfood).
- Aufrecht isst es sich leichter. Achten Sie beim Essen auf eine aufrechte Körperhaltung. In einer nicht aufrechten Position ist der Schluckvorgang zusätzlich erschwert.

Störungen der Sensibilität

Ein Schlaganfall kann auch Gefühlsstörungen verursachen, die als Sensibilitätsstörungen bezeichnet werden. Dies können Schmerzen sein oder ein verändertes Gefühl für Berührung oder Temperatur.

Besonders einschränkend sind Störungen des Lagesinns. Normalerweise vermittelt uns dieser Sinn beim Betasten die Beschaffenheit und das Gewicht eines Gegenstandes, auch bei geschlossenen Augen. Ist er gestört, kommt es zu einer sehr störenden Ungeschicklichkeit, vor allem, wenn die Funktion der Hand hierdurch eingeschränkt wird.

Störungen der Koordination

Unter dem Begriff Koordination werden alle geordneten, also koordinierten Bewegungsabläufe verstanden. Besonders wichtig sind die Zielbewegungen und das Gehen.

Ataxie: Störung der Bewegungskoordination

Die Ataxie ist eine neurologische Störung, die als Folge eines Schlaganfalls vorwiegend im Bereich des Kleinhirns oder Hirnstamms auftreten kann. Sie betrifft die Feinsteuerung unserer Bewegungen und die Körperhaltung. Ist sie beeinträchtigt, wirkt sich das auf die Stabilität beim Gehen und Stehen aus. Es besteht erhöhte Sturzgefahr.

Bei der Gangataxie gehen Betroffene breitbeinig oder schwankend. Ihre Bewegungen wirken unsicher.

Die Standataxie äußert sich als Schwanken beim Stehen mit der Notwendigkeit zur Stützung.

Bei der Rumpfataxie kommt es schon im Sitzen zum Schwanken des Oberkörpers.

Bei der Gliedmaßenataxie/Zielbewegungsataxie sind feine und zielgerichtete Bewegungen gestört. Dazu gehören das Zeigen in eine bestimmte Richtung, das Greifen eines Gegenstandes oder das zielgerichtete Aufsetzen des Fußes und Beines beim Gehen. Als Hemiataxie kann die Störung auf nur einer Körperseite auftreten.

Die Dysdiadochokinese ist eine andere Form der Ataxie. Es gelingt Betroffenen nicht, schnell aufeinanderfolgende gegensätzliche Bewegungen wiederholt auszuführen. Beispiel für eine solche Bewegung ist das Einschrauben einer Glühbirne.

Um eine Bradydiadochokinese handelt es sich, wenn derartige Bewegungsabläufe nur langsam stattfinden können.

Wie auch Lähmungen lassen sich Ataxien durch konsequente Physio- und Ergotherapie nach einem Schlaganfall in vielen Fällen wesentlich verbessern.

Störungen des vegetativen Nervensystems

Das vegetative Nervensystem ist der Anteil unseres Nervensystems, der die Funktion der inneren Organe und der Blutgefäße reguliert. Es steuert automatisch (autonom) ohne bewusste Einwirkung die Tätigkeit von Herz, Atmung, Niere, Magen, Darm, Blase, Genitalien, Schweiß- und Speichelproduktion, Körpertemperatur und Verdauungsdrüsen.

» Körperliche Einschränkungen als Folge von Schlaganfall

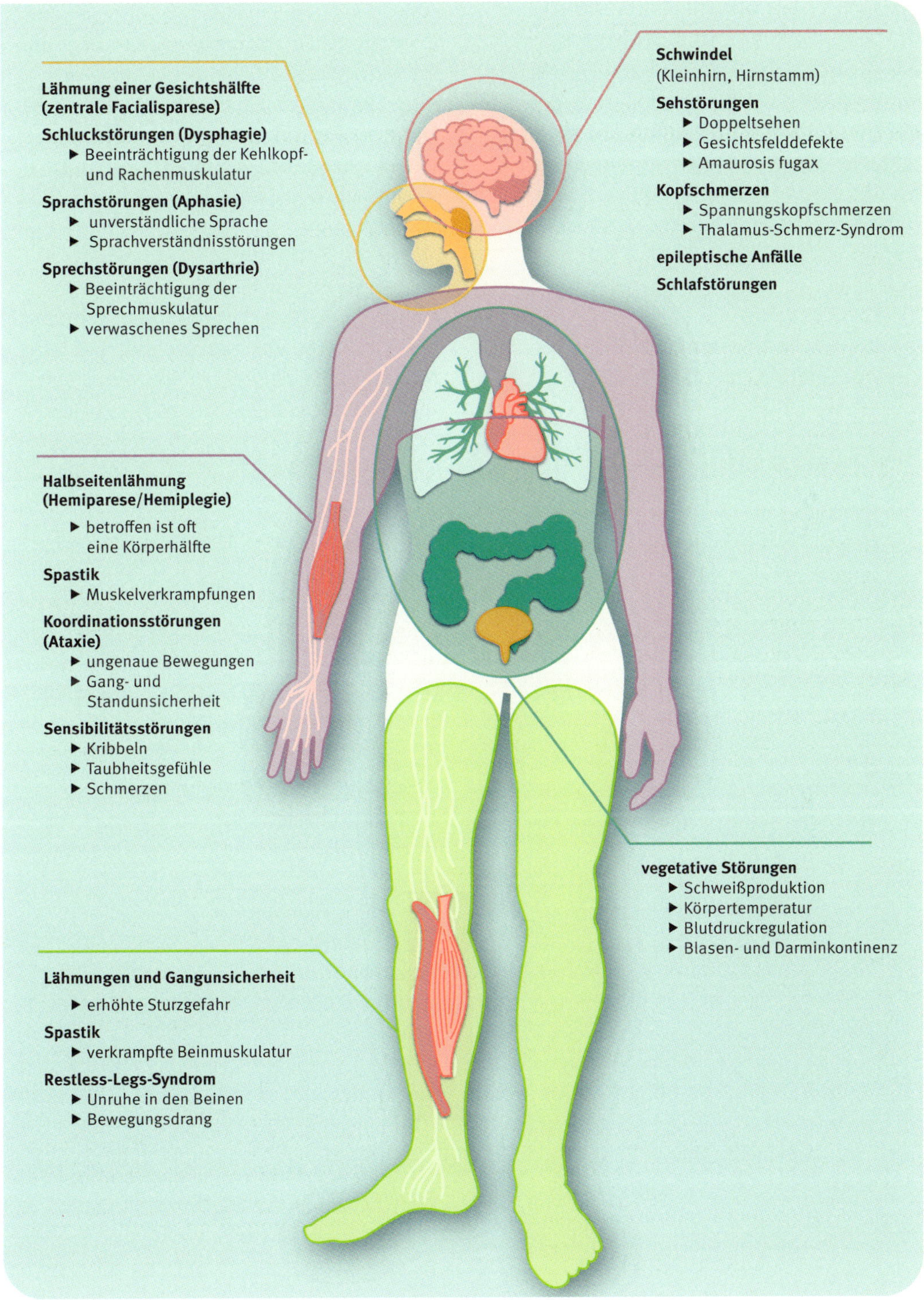

Lähmung einer Gesichtshälfte (zentrale Facialisparese)
Schluckstörungen (Dysphagie)
▶ Beeinträchtigung der Kehlkopf- und Rachenmuskulatur
Sprachstörungen (Aphasie)
▶ unverständliche Sprache
▶ Sprachverständnisstörungen
Sprechstörungen (Dysarthrie)
▶ Beeinträchtigung der Sprechmuskulatur
▶ verwaschenes Sprechen
Schwindel (Kleinhirn, Hirnstamm)
Sehstörungen
▶ Doppeltsehen
▶ Gesichtsfelddefekte
▶ Amaurosis fugax
Kopfschmerzen
▶ Spannungskopfschmerzen
▶ Thalamus-Schmerz-Syndrom
epileptische Anfälle
Schlafstörungen
Halbseitenlähmung (Hemiparese/Hemiplegie)
▶ betroffen ist oft eine Körperhälfte
Spastik
▶ Muskelverkrampfungen
Koordinationsstörungen (Ataxie)
▶ ungenaue Bewegungen
▶ Gang- und Standunsicherheit
Sensibilitätsstörungen
▶ Kribbeln
▶ Taubheitsgefühle
▶ Schmerzen
vegetative Störungen
▶ Schweißproduktion
▶ Körpertemperatur
▶ Blutdruckregulation
▶ Blasen- und Darminkontinenz
Lähmungen und Gangunsicherheit
▶ erhöhte Sturzgefahr
Spastik
▶ verkrampfte Beinmuskulatur
Restless-Legs-Syndrom
▶ Unruhe in den Beinen
▶ Bewegungsdrang

Inkontinenz: Kontrollverlust über Blasenentleerung und Stuhlgang

Wenn ein Schlaganfall einen Bereich des Gehirns schädigt, der für die Steuerung der Blasen- und Mastdarmfunktion zuständig ist, leiden Betroffene unter einem ungewollten Abgang von Urin und häufigem Drang zum Wasserlassen. Auch die Kontrolle über Stuhlgang und Darmfunktionen kann gestört sein.

Inkontinenz ist ein schambehaftetes Thema. Wenn Sie einfühlsam und diskret damit umgehen, ist das eine wertvolle Unterstützung. Informieren Sie andere Menschen über die Inkontinenz am besten nur, wenn es sein muss, und fragen Sie immer erst bei der betroffenen Person nach, ob sie oder er damit einverstanden ist. Es hilft auch, wenn Sie die Beeinträchtigung ohne jegliche Wertung behandeln.

Achten Sie darauf, eine normale und verständnisvolle Sprache zu wählen. Babysprache oder derbe Ausdrücke kommen erfahrungsgemäß nicht gut bei Betroffenen an.

Folgende Tipps können Ihnen im Alltag helfen

- Die passende Kleidung löst viele Probleme. Am besten eignen sich Kleidungsstücke, die schnell an- und auszuziehen sind. Inkontinenzhosen werden wie Unterwäsche getragen, fangen Urin auf und schließen Gerüche ein.
- Bewegung stärkt die Beckenbodenmuskulatur und verleiht ein besseres Körpergefühl. Viele Pre-Pilatesübungen sprechen bei sanfter und bewusster Ausführung die Strukturen des Beckenbodens an. Erfahrene Trainerinnen und Trainer können Sie dabei anleiten und Übungen für zu Hause empfehlen.
- Denken Sie daran, dass Kaffee, Alkohol und gesüßte Getränke harntreibend wirken.
- Urin reizt die empfindliche Haut im Intimbereich. Dagegen können Vaseline oder spezielle Cremes Abhilfe schaffen. Es ist außerdem wichtig, die Unterwäsche bei Bedarf mehrmals täglich zu wechseln.
- Durchlüften Sie häufig die Räume.
- Diskretion schafft Vertrauen. Sprechen Sie das Thema nicht an, wenn Besuch da ist, und sorgen Sie dafür, dass die Hilfsmittel möglichst nicht offen in der Wohnung herumliegen.

Ihr Zuhause lässt sich an die Bedürfnisse der betroffenen Person anpassen

- Der Weg zur Toilette sollte stolperfrei sein.
- Bei Bedarf können Sie Abstützhilfen an der Toilette anbringen.
- Spezielle Bett- und Sitzauflagen schützen den Schlafbereich und weitere Polstermöbel.

Tipps für unterwegs

Viele Betroffene vermeiden Ausflüge aus Scham und Angst vor einem Malheur. Planen Sie gemeinsam, wie das abgewendet werden kann:

- Wo bestehen Möglichkeiten für Toilettengänge?
- Welche Materialien brauchen wir für unterwegs?
- Packen Sie eine Tasche mit Waschlappen und Wechselkleidung.

Neuropsychologische Einschränkungen

Neuropsychologische Einschränkungen können besonders belastend sein durch das Gefühl, geistige Fähigkeiten eingebüßt zu haben, was mit Scham und Frust einhergeht.

Die Neuropsychologie verbindet zwei Bereiche: die Neurowissenschaften, die sich mit dem gesunden und erkrankten Gehirn und Nervensystem beschäftigen, und die Psychologie. Sie untersucht vor allem Störungen des Verhaltens, der geistigen (kognitiven) Leistungsfähigkeit und Veränderungen der Persönlichkeit.

Nach einem Schlaganfall ist die neuropsychologische Untersuchung besonders wichtig, da sie das Denkvermögen, die Aufmerksamkeit, das Sprachvermögen und das Verhalten der Betroffenen beurteilen und zur Behandlung beitragen kann.

Charakteristische Merkmale der Hirnleistungsfähigkeit können einer bestimmten Hirnregion zugeordnet werden. In diesem Kapitel besprechen wir die aphasischen Sprachstörungen, die apraktischen Störungen und den Neglect.

Unabhängig von der Ursache einer Hirnschädigung treten regelhaft Symptomkomplexe auf, die sogenannten Syndrome. Sie geben Hinweise auf den Ort der Schädigung. Diese Syndrome werden den einzelnen Regionen des Großhirns zugeordnet. Die Abbildung zeigt Syndrome der Großhirnrinde.

Aphasie (Sprachstörung)

Aphasie bedeutet Sprachlosigkeit. Bei einer aphasischen Sprachstörung handelt es sich um eine durch Krankheit oder Verletzung erworbene Einschränkung der Sprachfähigkeit. Sie betrifft die Wortfindung, die Flüssigkeit der Sprache, das Sprachverständnis, das Lesen (Alexie) und Schreiben (Agrafie).

Der Schlaganfall ist durch eine Schädigung von Sprachzentren im Gehirn die häufigste Ursache einer Aphasie. Betroffen sind meist Hirnareale in der linken Großhirnhälfte.

Die Sprache von Menschen mit einer Aphasie ist nicht flüssig und wortarm. Durch Wort- und Silbenverwechslungen, Wortwiederholungen (Perseveration) oder Wortfindungsstörungen ist sie schwer verständlich. Manche Menschen verlieren ihre Sprache vollständig. Auch Sprachverständnisstörungen können auftreten, was bedeutet, dass von anderen gesprochene Worte nur schlecht oder gar nicht verstanden werden.

Geistig sind meist noch alle Fähigkeiten vorhanden. Menschen mit Aphasie können ihr Wissen und ihre Erfahrungen abrufen. Sie erkennen Situationen und analysieren sie richtig. Und sie verstehen Zusammenhänge, nicht-sprachliche Zeichen oder Signale.

Die Aphasie als Sprachstörung ist von einer Sprechstörung (Dysarthrie) zu unterscheiden, bei der die Sprechmotorik im Mundbereich beeinträchtigt ist.

Syndrome der Großhirnrinde

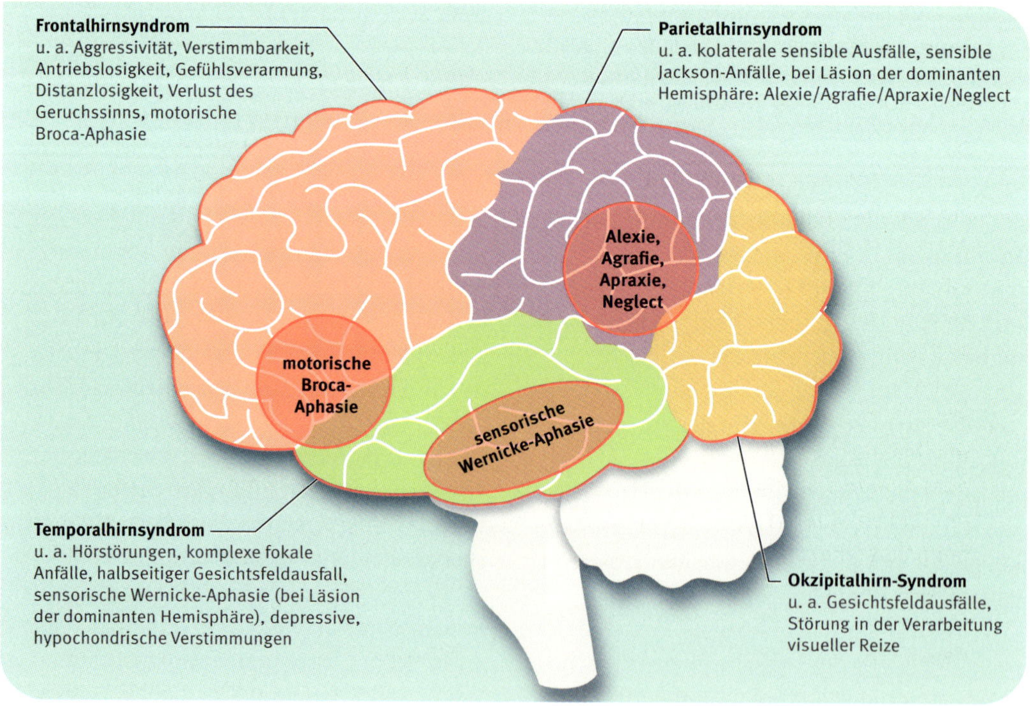

Formen der Aphasie

Bei einer Aphasie besteht in den meisten Fällen eine Kombination verschiedener Formen, wobei deren Ausprägung sehr unterschiedlich sein kann.

Globale Aphasie: Sie ist die schwerste Form einer Sprachstörung. Betroffene können Sprache nur wenig oder überhaupt nicht mehr produzieren und verstehen. Jegliche Kommunikation ist dadurch sehr eingeschränkt. Nur einzelne Wörter werden gesprochen und oft wiederholt.

Expressive Aphasie oder Broca-Aphasie: Hier ist vor allem das Formulieren gestört. Betroffene mit dieser Form verstehen andere, aber es fällt ihnen schwer, selbst mühelos und ohne Stocken zu sprechen. Es kann also sein, dass sie kurz angebunden klingen. Oft fehlt ihnen die Fähigkeit, Silben,

Aphasie mit einfühlsamer Kommunikation begegnen

Auch wenn Menschen mit einer Aphasie der Sprache nur noch eingeschränkt mächtig sind, sind sie durchaus in der Lage zu kommunizieren. Das ist ihrer Umgebung oft nicht bewusst. Für viele Betroffene ist der Leidensdruck hoch, da sie sich oft unverstanden oder bevormundet fühlen. Die Scham und Verzweiflung über sprachliche Fehler ist belastend. Im Kopf ist alles da, was gesagt werden will, aber nicht gesagt werden kann.

Sie können sich folgende Tipps beim Umgang mit Aphasiebetroffenen zu Herzen nehmen:

- Wie immer hilft Geduld. Menschen mit Aphasie benötigen Zeit.
- Benutzen Sie einfache Sätze und legen Sie Gesprächspausen ein. Es ist wichtig, deutlich und in normaler Lautstärke zu reden. Betonen Sie außerdem die wichtigsten Wörter.
- Ertappen Sie sich dabei, dass Sie Ihrem Gegenüber das Wort aus dem Mund nehmen? Aphasiker suchen oftmals lange und mit Umschreibungen nach Worten. Das Finden des richtigen Wortes ist also ein Erfolgserlebnis. Sie tragen zum Erfolg bei, wenn Sie sich als gute Zuhörerin oder guter Zuhörer erweisen.
- Erleichtern Sie die Kommunikation durch einfache Fragen, die sich mit »ja« oder »nein« beantworten lassen. Gesten und entsprechende Mimik helfen beim Verstehen.
- Versteht die betroffene Person nicht, was Sie sagen wollen? Dann benutzen Sie andere Worte, um sich auszudrücken.
- Nehmen Sie Blickkontakt auf und kommunizieren Sie durch Kopf- oder Handbewegungen. Achten Sie auf körperliche Signale, die als Hilfeersuchen zu deuten sind.
- Menschen mit einer Sprachstörung befürchten oft, beim Sprechen Fehler zu machen. Zu häufiges Korrigieren kann dazu führen, dass sie sich immer weniger oder gar nicht mehr äußern. Durch möglichst geringes Eingreifen halten Sie die Rede im Fluss.
- Betroffenen fällt es schwer, sich auf mehrere Dinge gleichzeitig zu konzentrieren. Wenn verschiedene Menschen an einem Gespräch beteiligt sind, sollten sie nicht durcheinander sprechen. Lassen Sie das Radio oder den Fernseher besser aus, und vermeiden Sie alle möglichen Störquellen.
- Zeigen Sie sich gesprächsbereit. Wenn Sie allerdings merken, dass die betroffene Person keine Lust oder Kraft hat zu reden, gönnen Sie ihr eine Pause.
- Jede Art der Bevormundung und vor allem das Für-jemanden-Sprechen signalisiert Betroffenen, dass Sie ihren Fähigkeiten nicht trauen. Zeigen Sie ihnen das Gegenteil. Gespräche mit anderen Menschen können ein Erfolgserlebnis darstellen. Sprechen Sie also besser mit ihnen als für sie.
- Angehörige können dabei helfen, anderen die Scheu zu nehmen, auf einen Menschen mit Aphasie zuzugehen. Viele sind im Umgang mit einer Sprachstörung sehr unsicher. Geben Sie die Tipps Menschen aus Ihrem nahen Umfeld weiter. Dann wissen auch sie, wie

Fortsetzung auf der nächsten Seite

sie sich am besten mit der betroffenen Person verständigen können. Das erleichtert die Kontaktaufnahme und -pflege und verhindert eine mögliche Isolation.

- Spielen macht Spaß! Memory, Kreuzworträtsel, Scrabble und andere Aktivitäten stärken das Sprachverständnis. Gemeinsam finden Sie spielerische Möglichkeiten, die beiden Freude bereiten.
- Am besten interessant oder unterhaltsam: Suchen Sie nach Texten in einfacher Sprache und ermutigen Sie die betroffene Person, laut daraus vorzulesen.
- Eine Liste mit Fragen kann Betroffenen helfen, nicht selbst nach Wörtern suchen zu müssen.
- Der Kreativität sind keine Grenzen gesetzt. Beim Singen und Tanzen können Laute und Sprachmuster ungezwungen trainiert werden.

Laute und Satzteile in der korrekten Reihenfolge anzuordnen oder Wörter richtig zu betonen.

Sensorische Aphasie oder Wernicke-Aphasie: Bei dieser Form liegt der Schwerpunkt der Störung auf dem Sprachverständnis. Gesprochene Sprache wird nur teilweise oder gar nicht verstanden. Dagegen ist die Sprachproduktion oft fließend, das Gesagte ergibt aber inhaltlich keinen Sinn. Wörter werden verwechselt. Auch die zum Teil neu erfundenen Wörter (Neologismen) oder falsch zugeordneten Begriffe erschweren das Verstehen.

Amnestische Aphasie: Hier stehen Wortfindungsstörungen im Vordergrund. Beim Sprechen und Schreiben fällt es schwer, das passende Wort zu finden und in einen sinnvollen Zusammenhang zu setzen. Das Sprachverständnis ist ungestört. Dauerhafte Wortfindungsstörungen können alltägliche Notwendigkeiten wie das Telefonieren oder Einkaufen unmöglich machen. Viele Betroffene leiden unter ihrem Unvermögen, Gefühle und Bedürfnisse zu äußern.

Diagnose und Therapie

Ob und welche Form einer Aphasie vorliegt, wird von neurologischer oder neuropsychologischer Seite beurteilt. Logopädinnen und Logopäden werden in die Behandlung einbezogen.

Bereits auf der Stroke-Unit wird nach einem Schlaganfall die Behandlung einer Aphasie eingeleitet, um die geschädigten Hirnbereiche schnellstmöglich zu reaktivieren. Dabei werden auch gesunde Bereiche angeregt, damit sie die eingeschränkten Funktionen übernehmen können.

Die Aphasie-Therapie verlangt von den Betroffenen, den Angehörigen und allen anderen Beteiligten sehr viel Geduld und Ausdauer. Dranzubleiben lohnt sich jedoch. Noch Jahre nach dem Schlaganfall können sich eingeschränkte Sprachfunktionen verbessern.

Apraxie

Menschen, die von einer Apraxie betroffen sind, haben Schwierigkeiten, bewusst zielgerichtete Bewegungen auszuführen. Ihre Motorik, Sensorik, Gedächtnisleistung, Aufmerksamkeit, ihre Sprache und das Sprachverständnis funktionieren uneingeschränkt. Das Problem ist die Planung der Bewegungsabläufe im Gehirn. Unbewusste Bewegungen wie Mimik und Gestik gelingen allerdings meist fehlerfrei.

Ursache einer Apraxie ist eine Hirnschädigung, meistens der dominanten linken Hirnhälfte durch einen Schlaganfall. Aber auch Hirntumore, eine Hirnentzündung oder eine Demenz können für eine Apraxie verantwortlich sein.

Apraxiebetroffene unterstützen

Sie können helfen, indem Sie versuchen, die fehlerhaften Bewegungsabläufe richtig zu deuten. Schauen Sie genau hin, was nicht funktioniert. Sind es Einzelbewegungen wie das Zuknöpfen und Gesten oder Handlungsfolgen wie Kaffee zubereiten? Genau diese Bewegungsabläufe können Sie nach Absprache mit der therapeutischen Fachkraft gemeinsam und in Ruhe üben.

Neuropsychologische Einschränkungen als Folge von Schlaganfall

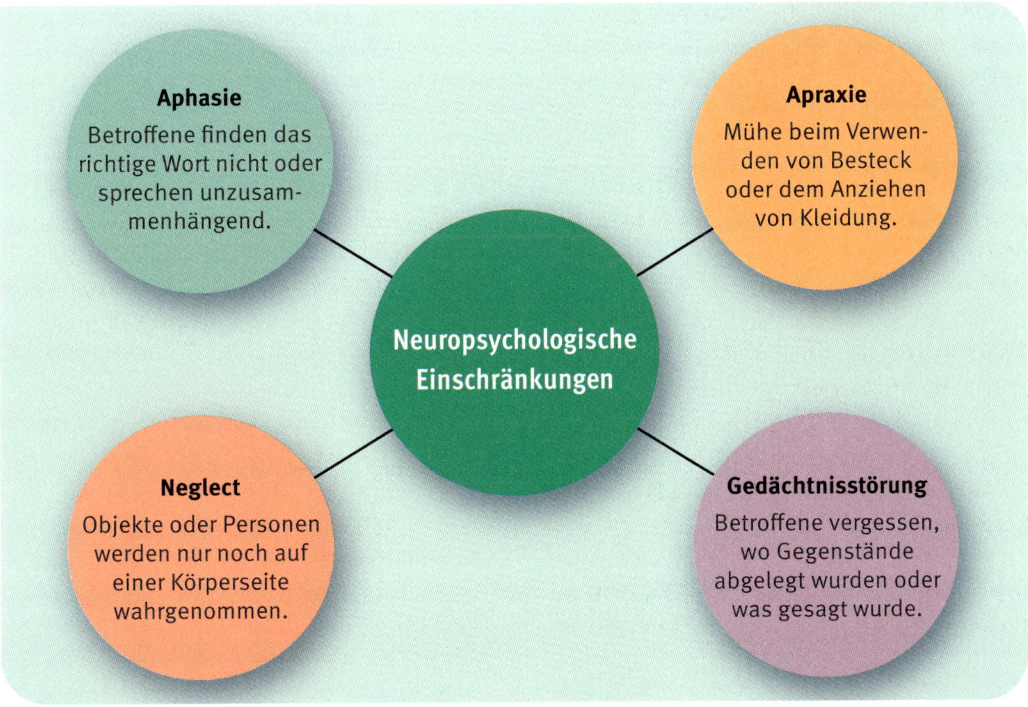

Formen der Apraxie

Ideomotorische Apraxie: Die Umsetzung eines Bewegungsplans bereitet Schwierigkeiten. Betroffene können nicht winken, grüßen, Bewegungen nachmachen oder sie in der richtigen Reihenfolge ausführen. Wenn sie versuchen, den Bewegungsablauf zu korrigieren, kann es schlimmer werden. Der medizinische Fachbegriff dafür ist Parapraxie.

Gesichts- und Gliedmaßenapraxie: Menschen mit einer Gesichtsapraxie gelingt es nicht, nach Aufforderung ihr Gesicht und ihre Lippen zu bewegen, die Stirn kraus zu ziehen oder die Zunge herauszustrecken. Bei der Gliedmaßenapraxie fehlt die Fähigkeit, zielgerichtete Bewegungen mit Fingern, Armen oder Beinen auszuführen.

Ideatorische Apraxie: Hier mangelt es an Vorstellungskraft. Komplexe Bewegungsabläufe können nicht mehr geplant und umgesetzt werden. Alltägliche Handlungen wie Wasser einschenken, eine Scheibe Brot mit Butter bestreichen oder sich die Haare zu kämmen scheitern.

Therapie

Konsequente und intensive Ergotherapie unterstützt Betroffene bei der besseren Bewältigung des Alltags. In individuellen Programmen werden die beeinträchtigten Bewegungsmuster im Detail trainiert.

Halbseitige Vernachlässigung (Neglect)

Diese neuropsychologische Störung tritt nach einer Schädigung des Großhirns im Bereich des Scheitellappens (Parietallappen) auf. Betroffene nehmen bei einem Neglect weitgehend unbewusst nur noch eine Raum- und Körperhälfte wahr. Es handelt sich also um eine Störung der Aufmerksamkeit. Die gelähmte Seite wird vernachlässigt oder als nicht mehr zu sich gehörend wahrgenommen.

Auch Sinnesfähigkeiten wie das Sehen, Hören, Riechen oder Reize durch Berührungen, Wärme und Kälte oder das Schmerzempfinden dieser Seite können eingeschränkt sein. Und das, obwohl die Sinnesorgane wie Augen, Ohren, Nase, Haut und die Nervenbahnen uneingeschränkt funktionieren. Sie senden zwar Signale an das Gehirn, werden dort aber nicht zu Sinneseindrücken verarbeitet.

Die betroffene Seite ist immer die der Hirnschädigung gegenüberliegende Seite. Nach einem Schlaganfall im Bereich der rechten Hirnhälfte wird also die linke Seite vernachlässigt und umgekehrt.

Wenn ein Schlaganfall den Neglect verursacht hat, bildet er sich meistens durch körpereigene Reparaturvorgänge zurück.

Formen des Neglects

Der visuelle Neglect ist die häufigste Ausdrucksform. Betroffene sehen nur noch die Hälfte. Beim Lesen einer Zeitschrift bleibt ein Teil weitgehend unberücksichtigt. Beim Zeichnen des Zifferblattes einer Uhr werden alle Ziffern nur einer Seite zugeordnet. Beim visuellen Neglect handelt es sich nicht um einen Gesichtsfeldausfall (Hemianopsie), sondern um eine Wahrnehmungsstörung bei erhaltenem Gesichtsfeld.

Der auditorische oder akustische Neglect äußert sich über eine nicht vorhandene Hörwahrnehmung auf der vernachlässigten Seite. Betroffene reagieren nicht, wenn sie auf dieser Seite angesprochen werden. Sie können das Gehörte keinem Ort zuordnen.

Beim somatosensiblen Neglect kommt es auf der betroffenen Körperhälfte zu keiner oder einer verzögerten Reaktion auf Berührungen oder Schmerzen. Menschen mit dieser Form des Neglects nehmen an, dass sie Schmerzen auf der gesunden Körperseite haben.

Vom motorischen Neglect betroffene Menschen nutzen die Muskeln der vernachlässigten Körperseite kaum oder gar nicht mehr. Unbewusste Bewegungen wie Blinzeln sind weiterhin möglich.

Ein olfaktorischer Neglect betrifft den Geruchssinn. In der Umgebung der Neglect-Körperseite können Betroffene nicht oder nur eingeschränkt Gerüche wahrnehmen.

Wie Sie helfen können

Viele Betroffene bemerken ihren Neglect nicht. Das Syndrom macht sich aber durch bestimmte Auffälligkeiten im Alltag bemerkbar. An folgenden Einschränkungen können Sie erkennen, ob Ihre Angehörige oder Ihr Angehöriger betroffen ist:

- Auf der Straße oder in Räumen ist die Orientierung eingeschränkt oder sie fehlt.
- Mit der vernachlässigten Körperseite werden Gegenstände und Personen nicht wahrgenommen.
- Es kommt häufig zum Anstoßen an Hindernissen.
- Nur eine Hälfte des Tellers wird leer gegessen.
- Beim Lesen werden einzelne Wörter oder die Hälfte des Textes übersehen.
- Nur eine Gesichtshälfte wird beim Rasieren oder Schminken berücksichtigt.

Sie können zur Verbesserung der Prognose beitragen, wenn Sie Ihren Verdacht auf einen Neglect den behandelnden Ärztinnen und Ärzten melden. Je früher die Therapie beginnt, desto größer sind die Chancen auf mehr Selbstständigkeit der Betroffenen im Alltag.

Ihre Unterstützung neben der Therapie kann den Heilungsprozess fördern

- Bitte achten Sie bei allen Aktivitäten zu Hause und draußen möglichst darauf, dass keine Verletzungsgefahr besteht.
- Eine wiederholte und behutsame Aufforderung, die vernachlässigte Seite zu benutzen, schult das Bewusstsein.
- Gläser, Tassen oder Teller können von der vernachlässigten Seite aus angereicht werden. Setzen Sie sich an diese Seite.
- Wenn Sie die betroffene Person ansprechen, dann von der vernachlässigten Seite.
- Sie können Räume so einrichten, dass die vernachlässigte Seite möglichst häufig benutzt werden muss, zum Beispiel, indem Sie den Nachtschrank dorthin stellen.
- Der Fernseher oder Computer sollten in Richtung der vernachlässigten Seite stehen.

Geistige (kognitive) Störungen

Unter kognitiven Störungen werden Beeinträchtigungen der Informationsverarbeitung im Gehirn und des Denkvermögens zusammengefasst.

Art und Ausmaß von kognitiven Störungen als Folge von Schlaganfällen sind abhängig vom Ort und dem Schweregrad der Hirnschädigung, dem Alter und dem vorherigen Geisteszustand. Die schwerste kognitive Einschränkung ist die Demenz.

Als »mild cognitive impairment« (ICD-10: F06.7), also leichte kognitive Einschränkung, werden kognitive Störungen bezeichnet, die über das Altersmaß und den Bildungsgrad hinausgehen, das heißt, sie sind stärker, als Alter und Bildung erwarten lassen. Meist handelt es sich dabei um Gedächtnisstörungen, Einschränkungen der Aufmerksamkeit und Konzentration.

Einschränkungen mit Konfliktpotenzial

Geistige Beeinträchtigungen können schwere Stimmungsschwankungen oder depressive Verstimmungen auslösen. Die Einschränkungen sind nicht sichtbar, oft aber spürbar.

In vielen Fällen führen kognitive Störungen zu Konflikten in der Familie oder im Beruf. Alle Beteiligten sollten so weit aufgeklärt sein, dass diese Einschränkungen verständnisvoll eingeordnet und mit entsprechender Umsicht behandelt werden können.

Typen kognitiver Störungen

Kognitive Störungen nach einem Schlaganfall können in sehr unterschiedlicher Form auftreten.

Aufmerksamkeits- und Konzentrationsstörungen

Hauptmerkmale sind die vorzeitige geistige Erschöpfung und die Einschränkung der Erinnerungsfähigkeit. Vor allem ist das Kurzzeitgedächtnis beeinträchtigt. Menschen mit diesen Störungen beklagen, dass sie immer mehr vergessen und oft nach etwas suchen müssen. Sie sind leichter ablenkbar, verlieren nicht selten den Faden und haben

Schwierigkeiten, konzentriert eine Aufgabe zu erledigen.

Einschränkung der Handlungsplanung, der Urteils- und Problemlösungsfähigkeit

Menschen mit kognitiven Beeinträchtigungen nach einem Schlaganfall berichten von Einschränkungen bei gewohnten Aktivitäten. Plötzlich werden das Kochen, das Planen und Durchführen von Einkäufen, eine Banküberweisung oder das Schreiben von E-Mails zum Problem. Auf Herausforderungen, die früher mit Leichtigkeit bewältigt wurden, werden keine Lösungen mehr gefunden.

Orientierungsstörungen

Nach einem Schlaganfall kann es vorkommen, dass sich Betroffene in ungewohnter Umgebung und sogar zu Hause nicht mehr zurechtfinden. Man spricht dann von räumlicher Orientierungsstörung. Auch die zeitliche Einordnung kann erschwert sein: Angaben zur Tageszeit, dem Monat oder Jahr sind unsicher oder falsch.

Therapie

Durch individuell angepasste und zielgerichtete Therapien lassen sich die Hirnleistungsfähigkeit und Handlungsfähigkeit wesentlich verbessern. Hier kommt vor allem die Ergotherapie zum Einsatz, oft in Zusammenarbeit mit der Physiotherapie und der neuropsychologischen Therapie.

Zusätzlich zur Therapie können Sie selbst den Heilungserfolg unterstützen und die Lebensumstände für Betroffene erträglicher machen.

Zu Hause weitermachen hilft

Auf der Stroke-Unit und vor allem während der Reha entwickeln Fachleute ein gezieltes Hirnleistungstraining, das auch zu Hause fortgesetzt werden kann. Ein einfaches Sudoku, Kreuzworträtsel oder Memory sind hilfreiche Aufgaben. Zudem gibt es viele digitale Angebote für das Training zu Hause, die sich an die individuellen Bedürfnisse und die tatsächliche Leistungsfähigkeit anpassen lassen. Wer Pausen macht, kennt die eigenen Grenzen.

Bei Aufmerksamkeits- und Konzentrationsstörungen ist die zeitliche Belastung begrenzt. Die Aufmerksamkeitsspanne liegt bei durchschnittlich 20 Minuten. Überforderung führt zu Frust. Wenn Sie also bemerken, dass die Konzentration nachlässt, kann eine Pause Raum für Erholung und Motivation geben.

Einen geregelten Schlafrhythmus pflegen

Im Schlaf werden die Geschehnisse des Tages und das Gelernte verarbeitet und gespeichert. Genügend Schlaf hilft dem Gehirn, sich zu regenerieren und zu erholen. Sie können Ihrer oder Ihrem Angehörigen dabei helfen, einen geregelten Schlafrhythmus zu finden und zu pflegen. Am einfachsten geht das, wenn Sie mit gutem Beispiel vorangehen. Im Kapitel »Lebensgestaltung« (Seite 164) finden Sie Tipps für eine bessere Schlafqualität.

Wertung von Leistung und Intelligenz vermeiden

Unsere Gesellschaft neigt dazu, Menschen nach ihrer Effektivität oder ihren geistigen Fähigkeiten zu bewerten. Hohe Leistung und Intelligenz finden Anerkennung. Mitunter wird sogar der Wert der Persönlichkeit daran festgemacht, was mit der Menschenwürde unvereinbar ist. Abwertungen von Fähigkeiten verletzen die meisten von uns. Für Betroffene von kognitiven Beeinträchtigungen, die etwas mehr Zeit brauchen, kann der Druck überwältigend sein.

Wenn Ihnen das Selbstvertrauen und die Motivation der Ihnen nahestehenden Person am Herzen liegen, verzichten Sie am besten auf Aussagen zur geistigen Leistungsfähigkeit. Auch gut gemeinte, positive Bemerkungen wie: »Jetzt bist du wieder so intelligent wie früher» oder »Auf diesem Niveau kannst du wieder gut arbeiten« können Druck und Scham auslösen.

Vaskuläre Demenz

Eine besonders schwere Beeinträchtigung der kognitiven Fähigkeiten erfahren Menschen mit einer Demenzerkrankung. Die vaskuläre Demenz ist eine Form dieser Erkrankung. Sie ist auf Durchblutungsstörungen des Gehirns zurückzuführen.

Symptome einer vaskulären Demenz

Die ersten Symptome zeigen sich schleichend und werden daher von den Betroffenen oft nicht bemerkt. Dann fällt ihnen das Denken zunehmend schwerer, sie sind antriebslos und leiden unter Stimmungsschwankungen. Das Gedächtnis ist wie auch bei anderen Demenzerkrankungen beeinträchtigt. Es kann zu Sprachstörungen kommen.

Mit der Zeit verstärken sich die Störungen bis hin zum kompletten Orientierungsverlust oder zu einer Persönlichkeitsveränderung. Die Stimmungsschwankungen können sich zu einer Depression entwickeln.

Zusätzlich zu den kognitiven Auffälligkeiten kann es zu neurologischen Symptomen wie Halbseitenlähmungen, Sehstörungen oder epileptischen Anfällen kommen. Ähnlich wie nach einem Schlaganfall leiden manche Betroffene unter Inkontinenz.

Formen der vaskulären Demenz

Die subkortikale arteriosklerotische Enzephalopathie (SAE oder Morbus Binswanger) tritt am häufigsten auf. Die Ursache einer SAE sind mehrere kleine Infarkte im Hirngewebe unterhalb der Großhirnrinde. Den Gefäßschädigungen und Infarkten geht meist ein langjähriger Bluthochdruck voraus.

Bei der Multi-Infarkt-Demenz wiederholen sich kleine Schlaganfälle, die zu vielen Durchblutungsstörungen in verschiedenen Bereichen des Gehirns führen können. Oft machen sie sich zusätzlich durch körperliche Störungen wie Taubheitsgefühle oder Lähmungserscheinungen bemerkbar.

Ursache der Amyloidangiopathie ist eine Erkrankung von Blutgefäßen in allen Bereichen des Hirnkreislaufs durch Ablagerungen des Eiweiß-Abbau-Produkts Amyloid in den Gefäßwänden. Die Folge können Hirninfarkte oder Hirnblutungen sein. Lagert sich das Amyloid im Hirngewebe ab, entsteht eine Alzheimer-Demenz.

Vorsorge treffen

Im fortgeschritteneren Stadium müssen Angehörige immer mehr Verantwortung übernehmen. Das Sprachvermögen und auch das Sprachverständnis der Betroffenen können eingeschränkt werden. Es ist ihnen dann nicht mehr möglich, Entscheidungen zu fällen und Situationen einzuschätzen. Sie sind also nicht mehr geschäfts- und einwilligungsfähig. Eine selbstständige Regelung der Lebensangelegenheiten wird damit unmöglich.
Um das Selbstbestimmungsrecht der Betroffenen zu schützen und ihre Würde zu wahren, gibt es rechtliche Möglichkeiten. Sie dienen gleichzeitig dem Schutz von Angehörigen, Pflegenden oder Ärztinnen und Ärzten.

Vorsorgevollmacht

Eine Vorsorgevollmacht kann dafür sorgen, dass in dieser Phase der Erkrankung eine Vertrauensperson nach den Vorstellungen der betroffenen Person handelt und Entscheidungen trifft. Besprechen Sie daher so früh wie möglich, wie sich Ihr Angehöriger oder Ihre Angehörige die Klärung finanzieller, administrativer oder gesundheitsbezogener Fragen vorstellt.

Betreuungsverfügung

Ist die Demenz schon fortgeschritten und keine Vorsorgevollmacht vorhanden, wird ärztlich eingeschätzt, ob er oder sie geschäftsfähig ist. Ist dies nicht der Fall, muss eine Betreuungsverfügung vom Amtsgericht erstellt werden, die die rechtliche Vertretung regelt. Vom Gericht wird dann eine Person bestellt. In Absprache mit den Angehörigen klärt diese im Sinne der betroffenen Person Fragen zu deren Vermögen oder zur Wohnsituation und anderen Angelegenheiten.

Patientenverfügung

Für spezielle medizinische Fragestellungen, wie die Entscheidung zu lebensverlängernden Maßnahmen oder zur künstlichen Ernährung, ist eine Patientenverfügung notwendig. Sie ist eine vorweggenommene Selbstbestimmung mit dem Ziel, in der letzten Phase des Lebens die medizinische Versorgung zu begrenzen, wenn eine freie Willensäußerung nicht mehr möglich ist. Eine notarielle Beglaubigung ist nicht erforderlich.
Häufig wird eine Patientenverfügung ohne vorherige ärztliche Aufklärung verfasst. Wenn die Person medizinische Zusammenhänge nicht verstanden oder zumindest erklärt bekommen hat, kann die Verfügung ungültig sein. Die pauschale Aussage »Bei Schlaganfall keine lebensverlängernde Behandlung« ist beispielsweise nicht konkret genug und damit für behandelnde Ärztinnen und Ärzte nicht verbindlich.
Eine Patientenverfügung ist immer dann von besonderem Wert, wenn die weitere Entwicklung, also die Prognose für eine Erkrankung abzusehen ist. Bei Abschluss einer Verfügung macht es Sinn, vorher ausführlich mit einer Ärztin oder einem Arzt des Vertrauens zu sprechen.

Therapie

Genau wie für andere Demenzerkrankungen gibt es für die vaskuläre Demenz keine Heilungschance, da die Hirnzellen unwiderruflich geschädigt sind. Verschiedene Therapiemaßnahmen können die Lebensqualität der Betroffenen aber lange erhalten.

In der Anfangsphase stehen die Alltagsbewältigung und das Training kognitiver Fähigkeiten im Vordergrund. Die medikamentöse Therapie und andere Therapieformen ähneln der Schlaganfallbehandlung. Um die Risikofaktoren einer Durchblutungsstörung zu kontrollieren, helfen auch hier eine ausgewogene Ernährung, Suchtmittelverzicht, ausreichend Bewegung und wenig Stress.

Die Persönlichkeit und das Krankheitsstadium entscheiden über die Art der Therapie. Eine besondere Maßnahme ist die autobiografische Arbeit. Mithilfe von Fotos und Erzählungen können Betroffene wertvolle Erinnerungen aus ihrem Leben aktivieren und damit das Langzeitgedächtnis stimulieren.

Menschen mit Demenz unterstützen

Wenn ein geliebter Mensch geistig und körperlich abbaut, ist das schwer auszuhalten. Aber gerade Angehörige werden gebraucht. Denn Menschen mit einer Demenzerkrankung sehnen sich nach Vertrautheit und Rückhalt.

- Ein fester Tagesrhythmus mit Essenszeiten, bestimmten Aktivitäten und Ruhephasen bietet Orientierung. Sie können gemeinsam, wenn das noch möglich ist, oder allein einen Ablauf festlegen, der die Gewohnheiten und Bedürfnisse Ihres Angehörigen oder Ihrer Angehörigen berücksichtigt.
- Auch die Umgebung sollte vertraut und sicher sein. Durch die eingeschränkte Wahrnehmung und Orientierung stürzen Betroffene öfter oder verletzen sich.
- Im Anfangsstadium der Erkrankung ist es wichtig, alle noch vorhandenen Fähigkeiten mit möglichster Selbstständigkeit zu fördern.
- Wenn Sie spüren oder durch Signale bemerken, dass es ihm oder ihr nicht gut geht, können Sie diesen Eindruck äußern und liebevoll auf die unangenehmen Gefühle eingehen.
- Sprechen Sie mit der betroffenen Person, auch wenn er oder sie sich selbst nicht mehr über Worte äußern kann.

Seelische (psychische) Störungen

Hier finden Sie mögliche Wege, wie Sie eine psychische Krise nach einem Schlaganfall gemeinsam bewältigen können.

Ein Schlaganfall kann neben körperlichen auch seelische (psychische) Auswirkungen haben. Betroffene und ihre Angehörigen berichten uns immer wieder, wie belastend diese Folgen für beide Seiten sind. In diesem Kapitel möchten wir Ihnen mögliche Ursachen und Symptome einer Depression oder Persönlichkeitsveränderung vorstellen. Zusätzlich zur medizinischen und psychotherapeutischen Behandlung gibt es viel, was Sie tun können.

Post-Stroke-Depression

Laut der Deutschen Schlaganfall-Gesellschaft leidet jeder dritte Mensch nach einem Schlaganfall an einer Depression.[15] Medizinisch wird auch von einer Post-Stroke-Depression gesprochen. Die Abkürzung lautet PSD.

Eine PSD liegt vor, wenn die Symptome zum ersten Mal nach einem Schlaganfall auftreten und mehr als zwei Wochen anhalten.[18]

Diese seelische Erkrankung wirkt sich negativ auf das Fühlen, Denken und Handeln eines Menschen aus. Charakteristisch sind eine dauerhafte Antriebsarmut und Freudlosigkeit. Viele leiden auch unter Schlafproblemen und können sich schlecht kon-

Test auf PSD

Mit einem einfachen Zwei-Fragen-Test können Sie eingrenzen, ob es sich bei Ihrem Angehörigen oder Ihrer Angehörigen möglicherweise um eine Depression handelt:

1. Fühlte er/sie sich im letzten Monat oft niedergeschlagen oder hoffnungslos?
2. Hatte er/sie weniger Interesse und Freude an gewohnten Aktivitäten?

Es gibt auch einen Selbsttest zur Einschätzung von Symptomen. Die Stiftung Deutsche Depressionshilfe stellt diesen Test auf ihrer Website zur Verfügung.[19]

zentrieren. Sie sind unruhig und haben oft Kopfschmerzen. Selbst einfache Freuden wie Sonnenstrahlen auf der Haut oder das Lieblingsessen fühlen sich nicht mehr gut an.

PSD kann zu unerklärlichen Schmerzen oder unangenehmen Empfindungen führen.[16] Symptome wie unregelmäßiger und schneller Herzschlag, Atemnot, Schwindel oder Nervenschmerzen verstärken das Gefühl der Hilflosigkeit.

Typisch ist auch ein dauerhafter Erschöpfungszustand. Einfache Aufgaben wie das morgendliche Aufstehen oder Duschen werden zur Belastungsprobe. Die bleierne Müdigkeit legt sich auf Körper und Geist. Selbst längere Ruhephasen und langes Schlafen helfen nicht gegen diese Energielosigkeit.

Symptome einer Post-Stroke-Depression

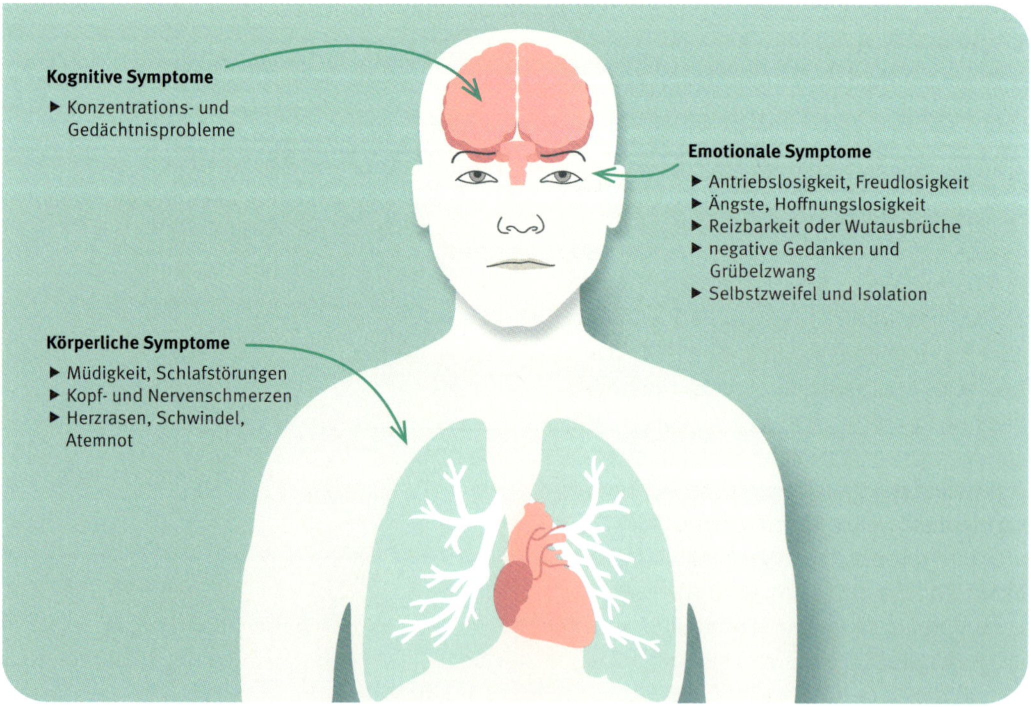

Lebensmüde Gedanken können sich einschleichen, von der Umgebung oft unbemerkt. Etwa 15 Prozent der Erkrankten mit einer schweren Depression begehen Selbstmord.[17]

Mögliche Ursachen für eine PSD

Ist die Ursache für eine Post-Stroke-Depression eine direkte Schädigung des Gehirns oder ist sie eine Reaktion auf die Krankheit selbst? Die Medizinwissenschaft hat darauf noch keine eindeutige Antwort.

Ein Schlaganfall kann je nach betroffener Hirnregion das Gefühlsleben beeinträchtigen. Die Stimmung, Persönlichkeit und das Verhalten der Betroffenen können sich verändern. Solche Veränderungen können auch zu einer Depression führen. Eine Depression kann sich aber auch als Reaktion auf plötzlich aufgetretene körperliche und geistige Einschränkungen entwickeln.

Nach einem Schlaganfall konzentriert sich die Aufmerksamkeit in den meisten Fällen zuerst auf die rein körperlichen Funktionsstörungen. Nach einiger Zeit beginnt auch die geistige Verarbeitung des Ereignisses. In der Regel zeigen sich dann erste Symptome einer depressiven Verstimmung.

Betroffene werden sich ihrer Einschränkungen bewusst und müssen sich der Frage stellen, ob die Folgen heilbar oder dauerhaft sind. Oft leiden ihr Selbstbild und ihr Selbstwertgefühl unter den körperlichen Veränderungen. Diese Umstellungen und die Sorge vor einem erneuten Schlaganfall können zusätzliche Ängste auslösen. Umgekehrt können psychische Belastungen körperliche Symptome verstärken. Alle diese Faktoren können sich auf die Entstehung und den Verlauf einer PSD auswirken.

Professionelle Hilfe

Wenn Sie bei einer nahestehenden Person frühzeitig Anzeichen einer Depression erkennen, erhöht dies die Besserungs- und Heilungschancen. Schnelles Handeln ist entscheidend. Die Art der Therapie hängt davon ab, wie ausgeprägt die depressive Verstimmung und wie bereit Ihr Angehöriger oder Ihre Angehörige zur Behandlung ist.

Depressionen können medikamentös mit Antidepressiva behandelt werden. Der Arzt oder die Ärztin schaut sich zunächst die Medikamente an, die der Patient oder die Patientin erhält. Sind vielleicht Medikamente dabei, die eine Depression verstärken könnten? Gibt es eine Alternative?

Zur Behandlung von Depressionen bei Schlaganfallbetroffenen eignen sich Präparate aus der Wirkstoffgruppe der Serotonin-Wiederaufnahmehemmer (SSRI), da ihre Verträglichkeit als gut bewertet wird. Sie sollten aber wissen, dass diese Medikamente frühestens nach 10 bis 14 Tagen wirken. Mögliche Nebenwirkungen wie innere Unruhe, Benommenheitsgefühl, Mundtrockenheit und Kopfschmerzen bilden sich meistens schnell zurück.[20] Auch eine Gesprächs- oder Psychotherapie kann die Beschwerden lindern.

Wenn eine Sprachstörung vorliegt, muss allerdings immer eine logopädische Untersuchung erfolgen. Dabei wird geklärt, ob Probleme bei der Sprachproduktion, der Wortfindung oder beim Sprachverständnis bestehen. Ist das Sprachverständnis intakt, kann eine psychotherapeutische Begleitung hilfreich sein.

Viele ärztliche und psychologische Praxen bieten regelmäßig Termine zur psychotherapeutischen Sprechstunde an[21]. In dieser Sprechstunde bewerten Fachleute, ob eine behandlungsbedürftige Depression vorliegt. Sie benötigen dafür keine Überweisung und können sich direkt an die Praxen wenden.

Ist Ihr Angehöriger oder Ihre Angehörige gesetzlich krankenversichert und erhalten Sie keinen zeitnahen Termin, können Sie sich durch die Kassenärztliche Vereinigung unterstützen lassen. Die Terminservicestelle (Tel. 116 117) vermittelt Ihnen ein erstes Gespräch mit einer Fachperson in Ihrer Nähe. Wenn bei diesem ein dringlicher Bedarf für eine Behandlung erkannt wird, bekommen Sie innerhalb von vier Wochen einen Termin für eine Psychotherapie.

Sie können sich auch an den Sozialpsychiatrischen Dienst in Ihrer Stadt oder Gemeinde wenden. Die Adressen gibt das örtliche Gesundheitsamt heraus. Eine weitere Möglichkeit ist, im Internet nach »Sozialpsychiatrischer Dienst« und Ihrem Wohnort zu suchen.

Tipps zum Umgang mit Depressionen

Sie spielen als angehörige Person eine entscheidende Rolle für den positiven Verlauf des Besserungsprozesses. Zeigen Sie dem Menschen, der Ihnen am Herzen liegt, dass Sie bereit sind, ihn voll zu unterstützen und zu begleiten.

Hilfsbereitschaft offen kommunizieren

»Ich sehe, dass es dir sehr schlecht geht und vermute, du könntest eine Depression haben. Wollen wir gemeinsam schauen, welche Lösungen es gibt?«

Sie dürfen die Frage nach einer depressiven Verstimmung stellen, um eine Behandlung einzuleiten. Stellen Sie sich darauf ein, dass Ihr Einsatz eventuell als Einmischung oder Kritik verstanden wird. Depressive Menschen können besonders empfindsam reagieren. Sie sehen vieles negativ und meiden soziale Kontakte. Das Symptom Hoffnungslosigkeit erschwert es ihnen, die Erkrankung anzunehmen.

Sagen Sie der Person, dass Sie aufrichtig helfen wollen und es Hilfe gibt. Sie können betonen, dass es gut ist, über emotionale Probleme zu sprechen. Depressionen nach einem Schlaganfall sind ernst zu nehmen.

Zweifel gegenüber einer Therapie ausräumen

»Was hält dich wirklich von einer Psychotherapie ab?«

Nur wenn sich Menschen öffnen, kann ihnen geholfen werden. Fehlt dazu die Einsicht oder die Energie, dann dürfen Sie die Wichtigkeit einer Therapie mit sanftem Nachdruck zur Sprache bringen. Dafür ist es hilfreich, die Gründe für die Verweigerung von professioneller Hilfe herauszufinden. Ist es der Widerwillen, das Innerste vor einem fremden Menschen auszuschütten? Überwiegt die Skepsis am Wert einer Psychotherapie oder die Angst vor Übergriffigkeit und Bevormundung?

Die Krankheit kann auf unterschiedliche Weisen unterschätzt oder verdrängt werden. Manche empfinden psychische Probleme als Schwäche. Für sie könnte der Bedarf einer Therapie nur eine Bestätigung dafür sein. Andere gestehen sich ihren Zustand zwar ein, wollen ihn aber aus eigener Kraft bewältigen.

Wenn Sie die eigentliche Ursache für die Zurückhaltung kennen, können Sie sich professionell beraten lassen und Argumentationshilfen sammeln. Informationen zur Bedeutung und zum Ablauf einer Psychotherapie helfen zusätzlich.

Äußere Faktoren identifizieren

»Wie können wir unseren Alltag so einrichten, dass du dich wohlfühlst?«

Oft tragen schon kleine Veränderungen zu mehr Wohlgefühl und Sicherheit bei. Der innere Zustand und die Umgebung sind dabei gleichermaßen wichtig.

Entwickelt sich eine Depression außerhalb der Klinik, sollten Sie das Zuhause überprüfen. Welche räumlichen Bedingungen könnten Einfluss auf die Stimmung haben? Fällt es dem oder der Betroffenen schwer, sich zu

Hause zu orientieren, weil es dort nicht behindertengerecht ist? Werden die notwendigen Therapien oder die Medikamenteneinnahme vernachlässigt und gehen damit bisherige Behandlungserfolge verloren? Fragen Sie sich selbst: Wirkt sich die neue Situation auch auf Sie negativ aus und lassen Sie das den anderen spüren? Reagieren Sie vielleicht manchmal ungeduldig oder aggressiv?

Sich informieren und die Krankheit verstehen

»Ich gebe mir Mühe, deine Erkrankung zu verstehen und welche Auswirkungen sie auf dich hat.«

Informieren Sie sich über das Krankheitsbild. Das REHADAT-Online-Portal und die Wissensreihe zu Depressionen bieten Informationen zu den Auswirkungen im Alltagsleben und über Unterstützungsmöglichkeiten am Arbeitsplatz.[22] Auf der Website der Deutschen Depressionshilfe[23] finden Sie viele weitere Ressourcen.

Anwesend sein

»Ich bin für dich da.«

Wenn es auch nur einen Menschen im Leben der Betroffenen gibt, der für sie erreichbar und anwesend ist, sorgt das für mehr Stabilität. Sie können auf verschiedene Arten einfach nur da sein – beim Zuhören, miteinander Sitzen oder gemeinsamen Unternehmungen. Die Krankheit oder ihre Auswirkungen müssen dabei kein Thema sein.

Natürlich wohnen Angehörige nicht immer am selben Ort oder in der Nähe. Hier hilft es, regelmäßig zu telefonieren, sich im Videocall zu treffen, schreibend im Kontakt zu sein oder Besuche zu organisieren. Ein enger Austausch mit weiteren vertrauten Angehörigen vor Ort ist optimal.

Den Menschen sehen

»Ich nehme dich als Menschen wahr und die Depression ist ein Teil von dir.«

Auch wenn Sie die Gefühle und Bedürfnisse eines depressiven Menschen nicht verstehen können, vermeiden Sie eine Bewertung. Wenden Sie sich nicht ab. Vorwürfe, warum sich die Person nicht früher bemerkbar gemacht hat oder wieso sie keine professionelle Hilfe annehmen will, verstärken die Hoffnungslosigkeit.

Für uns alle ist es wichtig, als ganze Person gehört und gesehen zu werden, nicht nur Teile von uns. Wenn Sie Eigenschaften oder Leidenschaften ansprechen, die die Persönlichkeit Ihres Angehörigen oder Ihrer Angehörigen ausmachen, signalisieren Sie aufrichtiges Interesse. Und auch ohne Worte kann man deutlich zeigen: »Ich nehme dich an, wie du bist«.

Viele Ratschläge, die Depressive zu hören bekommen, sind zwar gut gemeint, helfen ihnen aber nicht weiter. Sie fühlen sich unverstanden und nicht ernst genommen. Ratschläge wie einfach mal an die frische Luft zu gehen oder sich auszuschlafen, sind bei dieser Krankheit in den meisten Fällen keine Option. Floskeln wie »Das geht schon wieder vorbei« oder »Was dich nicht umbringt, macht dich nur stärker« vertiefen die Unsicherheit.

Gemeinschaft leben

»Es ist nicht schlimm, wenn du heute keine Kraft hast. Wir schaffen das zusammen.«

Depressiv verstimmte Menschen ziehen sich meistens zurück. Hier können Sie helfen. Schlagen Sie regelmäßig angepasste Aktivitäten oder Gespräche vor. Vermeiden Sie es jedoch, ein »Müssen« damit zu verbinden.

Manchen hilft ein Rückzug in einer psychischen Krise. Sie nutzen die Zeit allein, um sich zu reflektieren und neue Kraft zu sammeln. Das kann ein gesunder Schutzmechanismus sein. In diesem Fall nimmt es großen Druck weg, das Bedürfnis nach Zeit und Raum für sich zu respektieren. Bei einer Depression ist allerdings Vorsicht geboten. Die Balance zwischen Zurückgezogenheit und Gemeinschaft ist wichtig, um eine Verschlechterung des Zustands oder gefährliche Lebenszweifel zu vermeiden.

Ein Tapetenwechsel mit Bewegung hilft
»Ich verbringe gerne Zeit mit dir.«

Gemeinsame körperliche Aktivitäten sind ein wirksames Mittel gegen eine gereizte oder depressive Stimmung. Ein Spaziergang oder auch ein längerer Ausflug tragen zu mehr Ausgeglichenheit bei. Sie können so wirksam sein wie ein Antidepressivum.[24]

Balance zwischen Fürsorge und Selbstfürsorge schaffen
»Was kann ich für mich selbst tun?«

Sie dürfen sich um sich selbst kümmern. Nicht nur, weil Sie dadurch die notwendige Kraft bekommen, sich um die Bedürfnisse Ihres Angehörigen oder Ihrer Angehörigen zu kümmern. Ihre physische und mentale Gesundheit ist genauso bedeutend wie die des hilfsbedürftigen Menschen.

Versuchen Sie also, einen Ausgleich für sich zu schaffen. Denn auch Angehörige von Schlaganfallbetroffenen haben ein erhöhtes Risiko, an Depressionen oder Angstzuständen zu leiden. Die Grenzen der Belastbarkeit sind schnell erreicht. In Teil IV haben wir für Sie daher das Kapitel »Selbstfürsorge« (Seite 179) mit Tipps und Herangehensweisen zusammengestellt.

Außerdem hilft es, über die eigenen Sorgen und Gefühle zu sprechen. Der Bundesverband der Angehörigen psychisch erkrankter Menschen e.V. hat eine kostenlose Telefonberatung unter der Nummer 0228 71002424 ins Leben gerufen. Auf diesem Weg können Sie anonym mit Betroffenen sprechen.

Positiv denken
»Lass uns versuchen, das Beste aus der Situation zu machen und zuversichtlich zu bleiben.«

Oft ist gerade das nicht leicht. Besonders nach einem einschneidenden Ereignis wie dem Schlaganfall. Es kann allerdings helfen, wenn man versucht, alle Herausforderungen mit einer positiven Lebenseinstellung anzugehen.

Aufgezwungener Optimismus ist natürlich kontraproduktiv. Ein Glück, das alle Unebenheiten und schmerzhaften Realitäten oder ungeliebten Gefühle wie Wut und Traurigkeit ausblendet, verleugnet die Realität. So hat ein Schlaganfallbegleitung.de-Foren-Mitglied ihren eigenen Weg nach dem Schlaganfall gefunden: »Ich verurteile mich nicht, wenn etwas nicht klappen will. Ich habe gelernt, viele Rückschläge in positive Gedanken zu bringen, es zu akzeptieren und mich dann zu freuen, wenn irgendwann wieder etwas klappt oder etwas Neues hinzukommt.«

Im Kapitel »Selbstfürsorge« (Seite 179) zeigen wir Wege zu mehr innerer Sicherheit, die Sie auch anderen Menschen weitergeben können.

Selbstmordgedanken ernst nehmen
Depressiv verstimmte Menschen können Phasen durchleben, in denen sie sich so niedergeschlagen und von der Hoffnungslosigkeit überwältigt fühlen, dass sie keinen Ausweg mehr sehen. Es scheint dann nur eine Lösung für den als übermächtig empfundenen Druck zu geben: dem eigenen Leben ein Ende setzen.

Professionelle Unterstützung ist hier buchstäblich überlebenswichtig. Achten Sie daher bitte auf Zeichen, nehmen Sie Andeutungen ernst und unternehmen Sie alles, um diese Hilfe zu organisieren. Aussagen wie »Ich kann nicht mehr« oder »Ich will nicht mehr« können ein ernsthafter Hinweis sein.

Menschen mit Todeswunsch vernachlässigen oder zerstören sich oft selbst. Sie überschreiten ihre Grenzen durch exzessives Trinken, Rauchen oder Hungern, bringen sich selbst in Gefahrensituationen oder zeigen andere selbstverletzende Verhaltensweisen. Auch weniger extreme Zeichen wie ausbleibende Körperpflege und emotionale Gleichgültigkeit können auf Lebensmüdigkeit hinweisen.

Bei der ärztlichen oder psychotherapeutischen Untersuchung wird die gefährdete Person gezielt gefragt: Wie konkret sind die Vorstellungen zum Selbstmord? Gab es schon Versuche, sich das Leben zu nehmen? Wenn deutlich wird, dass Suizidgefahr besteht, ist eine stationäre Behandlung unumgänglich. Im Notfall kann die Einweisung in eine psychiatrische Klinik gegen den Willen der betroffenen Person erfolgen. Selbstverständlich gibt es dafür Leitlinien-Empfehlungen und gesetzliche Vorgaben.[25]

Persönlichkeitsveränderung

»Ich musste mich nach jedem weiteren Schlaganfall meines Mannes auf einen anderen Menschen einstellen.« [Ein Mitglied im Forum der schlaganfallbegleitung.de][26]

Einzigartig komplex

In der neuropsychologischen Definition wird das, was wir als Charakter oder Natur des Menschen bezeichnen, folgendermaßen definiert: »Die Persönlichkeit eines Menschen ist die Summe aller seiner psychischen Eigenschaften und Verhaltensmuster, die ihm eine individuelle, wesenseigene Identität verleihen. Die Persönlichkeit umfasst das Gefühlsleben ebenso wie die Wahrnehmung, das Denken und die Beziehung zu anderen Personen. Persönlichkeitszüge unterscheiden Menschen voneinander.«[27]

Jeder Mensch ist somit einzigartig und unterscheidet sich von anderen durch seine ganz eigene Persönlichkeit, die durch sein Geschlecht, seine Erbanlagen, sein kulturelles Umfeld, seine Erziehung, Bildung, Erfahrung und Lebensumstände geprägt wird.

Persönlichkeitsveränderungen nach einem Schlaganfall sind für Angehörige besonders belastend. Die nahestehende Person ist in ihrem Wesen verändert, in ihrem Verhalten nicht wiederzuerkennen.

War der Vater früher immer die Ruhe selbst, bringt ihn jetzt jede Kleinigkeit aus der Fassung. Die beste Freundin, die immer aktiv und für alles zu haben war, zieht sich auf einmal zurück und will niemanden mehr sehen oder sprechen. Seit dem Schlaganfall ist der Lebenspartner aggressiv und macht tief verletzende Aussagen.

Mögliche Ursachen für eine Persönlichkeitsveränderung

Vieles deutet darauf hin, dass Persönlichkeitsmerkmale vorwiegend im Frontalhirn verankert sind. Es liegt direkt hinter der Stirn. Wird dieser Bereich durch einen Schlaganfall geschädigt, kann die Persönlichkeit beeinträchtigt werden. Man spricht dann von einem Frontalhirnsyndrom mit unterschiedlichsten Persönlichkeitsveränderungen als Folge.[28]

Es ist für Angehörige nicht leicht zu verstehen, dass sich der ihnen nahestehende Mensch ohne Absicht ungewohnt oder unangemessen verhält. Neben den organischen Ursachen sind es seelische Belastungen, die eine Wesensveränderung bewirken können. Hierzu gehört auch eine depressive Verstimmung.

Im Fall einer Persönlichkeits- oder Wesensänderung ist die Frage nach Besserung besonders drängend. Es ist sicherlich eine gute Nachricht, dass sich Persönlichkeitsänderungen nach einem Schlaganfall in den meisten Fällen nach und nach zurückbilden.[29]

Anzeichen der Veränderung

Je nach Ort der Schädigung und der Persönlichkeit vor der Erkrankung (Primärpersönlichkeit) unterscheiden sich die Symptome. Zu den häufigsten Veränderungen gehören depressive Verstimmungen, Distanzlosigkeit, Zurückgezogenheit und Reizbarkeit.[30] Manche Betroffene haben Probleme, einen angemessenen Abstand zu ihren Mitmenschen zu halten. Das kann allerdings auch an ihrem Problem liegen, räumliche Distanzen abzuschätzen.[31]

Andere wirken nach dem Schlaganfall zurückgezogener als vorher. Sie scheinen sich für nichts und niemanden mehr zu interessieren. Diese Teilnahmslosigkeit wird als Apathie bezeichnet. Es gibt aber auch Menschen, die nach dem Schlaganfall leicht reizbar oder aggressiv sind. Plötzliche Wutausbrüche können für das Umfeld beängstigend sein. Hier das nötige Verständnis aufzubringen, ist nicht immer einfach.

Im Gegensatz dazu neigen manche zur sogenannten Witzelsucht. Sie sind grundlos gut gelaunt und machen sich sogar über ernste Themen lustig.

Auch das Durchhaltevermögen und die Frustrationstoleranz können sinken. Lange Telefonate sind anstrengend. Oder es fällt schwer, zu akzeptieren, dass man nur zu festgelegten Zeiten das Zimmer verlassen soll. Das Gefühl der Überforderung und die Abhängigkeit können eine Verhaltensänderung bewirken.

Im Selbsthilfe-Forum der Schlaganfallbegleitung.de teilen Menschen ihre Traurigkeit und Verzweiflung über die ungewohnte Emotions- und Empathielosigkeit ihrer Angehörigen mit. Einigen Betroffenen gelingt es nicht mehr, die Bedürfnisse ihrer Mitmenschen wahrzunehmen und darauf einzugehen. Das schmerzt besonders dann, wenn die nahestehende Person vorher einfühlsam und fürsorglich war.

Ein weiteres Zeichen sind auffällige Verhaltensweisen wie gieriges Essen, die Vernachlässigung der Körperpflege oder übergriffige sexuelle Annäherungsversuche.

Der Schlaganfall kann auch die Wahrnehmung und das Denken beeinflussen. Starkes Misstrauen ist keine Seltenheit. Manche werfen ihren Angehörigen vor, ihnen zur

Reha geraten zu haben, um sie loszuwerden. Wenn Sie sich die größte Mühe geben, den betroffenen Menschen so gut wie möglich zu unterstützen, kann das sehr verletzend sein.

Manche Menschen beschäftigen sich nach dem Schlaganfall exzessiv mit einem Thema oder hängen einem bestimmten Gedanken nach. Dies wird als Perseveration bezeichnet. Dann ist plötzlich ein politisches Ereignis Dauerthema, das vor der Krankheit völlig uninteressant war. Oder Gedanken werden immer wieder aufgegriffen, obwohl sie gar nicht zum Inhalt eines Gesprächs passen.

Unsicherheiten und seelische Wunden werden oft über Jahre oder Jahrzehnte verdrängt. Ein erschütterndes, lebensbedrohliches Ereignis wie der Schlaganfall kann diese Wunden öffnen. Nach einer schweren körperlichen Beeinträchtigung fehlt oft die innere Kraft, alte emotionale oder physische Verletzungen weiterhin auszublenden. Sie kommen im Bewusstsein an.

Der Umgang damit kann verschieden sein: von der Zurückweisung bis zum vermehrten Bedürfnis nach Nähe und extremer Anhänglichkeit.

Tipps zum Umgang mit Persönlichkeitsstörungen

Sie sehen, wie unterschiedlich und vielfältig die Veränderungen sein können. Und vielleicht finden Sie den Menschen, der Ihnen nahesteht, in unseren Beschreibungen wieder.

Angehörige einer vom Schlaganfall betroffenen Person mit Persönlichkeitsstörungen sind besonders großen Belastungen ausgesetzt. Wenn Menschen in einer Lebenspartnerschaft oder Freundschaft, Eltern oder Geschwister plötzlich nicht mehr als liebevoll und unterstützend wahrgenommen werden, kann schnell Verzweiflung und Mutlosigkeit aufkommen. Widersprüchliche Gefühle wie Einsamkeit oder Verlustangst und gleichzeitig Scham oder Schuld, diese Gedanken seien egoistisch und undankbar, sind oft schwer zu ertragen.

So beschreibt ein Mitglied des Schlaganfallbegleitung.de-Forums ihre Situation: »Ich vermisse meinen Mann. Die guten Gespräche, die wir hatten und die unsere Beziehung für mich auch so wertvoll gemacht haben. Ich fühle mich so schuldig und egoistisch, das zu schreiben. Ich habe das Gefühl, dass ich dankbarer sein sollte für das, was er seitdem erreicht hat und dass er überhaupt noch am Leben ist.«[32]

Eine körperliche Krankheit
Es ist wichtig für Sie zu verstehen, dass eine körperliche Erkrankung die Persönlichkeitsveränderung verursacht: der Schlaganfall mit einer Schädigung des Gehirns.

Bemerken die Betroffenen selbst ihre Wesens- oder Persönlichkeitsveränderung?
In einer Studie wurden 214 Schlaganfallpatientinnen und -patienten und 195 ihrer Angehörigen zum Verhalten der betroffenen Person befragt. Die Angehörigen bemerkten, dass die Betroffenen nicht mehr richtig auf die Gefühle anderer eingingen. Sie dächten auch mehr an sich selbst als früher.

Die Betroffenen selbst sahen das jedoch nicht so. Viele glaubten zudem, sie könnten gefährliche Situationen richtig beurteilen. Ihre Angehörigen waren anderer Meinung.[33]

Betroffene nehmen also die Veränderungen in ihrem Verhalten nicht oder in nur geringem Umfang wahr. Sie denken, sie seien immer noch der gleiche Mensch wie vor dem Schlaganfall.

Ein offenes Gespräch hilft

Auch wenn die Hemmschwelle, ein schwieriges Gespräch zu führen, für die meisten von uns hoch ist: Bei Wesensänderungen nach einem Schlaganfall kann es sehr hilfreich sein, sich mit den Betroffenen auszutauschen.

Kommunizieren Sie Ihre Bedürfnisse und Wünsche klar. Fassen Sie Mut, auch wenn Sie befürchten, den Ihnen nahestehenden Menschen zu verletzen, weil er besonders leicht kränkbar ist. Dabei ist es wichtig, dass dieser Kontakt in einer ruhigen, entspannten Atmosphäre stattfindet und sich beide in einer unaufgeregten Stimmungslage befinden. Sie können lernen, die Ausgangssituation für anstrengende oder emotional belastende Gespräche einzuschätzen, indem Sie fragen: »Wie ist gerade mein Stresslevel?« und »Wie geht es meinem Gesprächspartner?«.

Vorwürfe sind fehl am Platz, auch wenn Sie zum Ausdruck bringen, welche Verhaltensweisen sich negativ verändert haben. Hier helfen Ich-Botschaften: »Ich habe beobachtet, dass …« oder »Ich fühle mich x, wenn du y tust.« Bringen Sie Ihre Gefühle als Ihre eigenen zur Sprache.

Es ist sinnvoll, zunächst zu reflektieren, wie Ihr Mitmensch seinen Zustand selbst beurteilt und wie er sich fühlt. Zeigen Sie, dass Sie sehr wohl wahrnehmen, dass die Person unter der Situation leidet. Dann können Sie zusammen und geduldig über Veränderungen nachdenken und sprechen.

Eine Betroffene macht im Schlaganfallbegleitung.de-Forum deutlich, wie wichtig ihr Offenheit ist: »Für mich als Betroffene ist es besser, alles direkt und ohne Schönreden zu hören. Auch wenn ich danach ein bisschen mehr Zeit als früher brauche, um über das Thema nachzudenken«.[34]

Kognitive Verhaltenstherapie

Ist Ihr Angehöriger oder Ihre Angehörige nach dem Schlaganfall geistig nicht wesentlich beeinträchtigt und zeigt sich bereit, kann die kognitive Verhaltenstherapie eine hilfreiche Option sein. Im Gespräch mit der Therapeutin oder dem Therapeuten wird herausgearbeitet, wo das Problem liegt und wie mit diesem Problem umgegangen werden kann.

Beispiel: Seit dem Schlaganfall hat jemand immer wieder unkontrollierbare Wutausbrüche. Danach tut der Person ihr Verhalten regelmäßig leid. Sie wünscht sich, dass die Wutausbrüche aufhören. Im Gespräch mit der Therapeutin finden sie heraus, dass diese Ausbrüche immer in sehr lauter Umgebung auftreten. Die betroffene Person erinnert sich, dass sie vor den Ausbrüchen manchmal Herzrasen und Unruhe gespürt hat. Nun lernt sie in der Therapie, die körperlichen Signale vor einem Wutanfall zu erkennen, um sich rechtzeitig vor dem Gefühlsausbruch der Situation zu entziehen.

Alte oder neue Persönlichkeit?

In manchen Fällen zeigte die betroffene Person schon vor dem Schlaganfall Verhaltensweisen, mit denen Sie sich als nahestehender Mensch unwohl oder sehr schlecht fühlten. Kontrolle, Wut, Abwertung und der Unwille zur Selbstreflexion können durch den Schlaganfall verstärkt werden, was es für Angehörige sehr hart macht.

Da kann Unsicherheit aufkommen. Sind das die Folgen einer Hirnfunktionsstörung und die Reaktion auf die neue Situation oder kommt das gewohnte Muster gerade verstärkt zum Vorschein? Sie können davon ausgehen, dass alles der Fall sein kann.

Die Zerrissenheit zwischen den Gefühlen der Verletzung durch die Person und dem Gefühl der Verantwortung für sie ist eine Herausforderung. Besonders schwierig wird es, wenn die Krankheit instrumentalisiert und das negative Verhalten damit entschuldigt wird.

Scheuen Sie sich nicht, hier Grenzen zu setzen. Wie jeder Mensch haben Sie eine respekt- und liebevolle Behandlung verdient. Auch ein kranker Mensch, der sein Verhalten bewusst steuern kann, hat nicht das Recht, andere abzuwerten.

Affektinkontinenz

Nach einem Schlaganfall leiden manche Menschen unter plötzlichen, unkontrollierbaren Gefühlsausbrüchen. Diese eingeschränkte Steuerungsfähigkeit von Gefühlsäußerungen nennt man Affektinkontinenz.

Auf Außenstehende wirken diese Ausbrüche irritierend, denn sie passen nicht zur Stimmung und geschehen ohne erkennbaren Grund. Es wird geweint, ohne traurig zu sein. Ein Lachen oder Aggressionen brechen aus, obwohl es keinen Anlass zur Belustigung oder Wut gibt. Über das Ausmaß der Ausbrüche haben Betroffene kaum Kontrolle.

Am Prozess von der Entstehung bis zum Ausleben eines Affekts oder einer Emotion sind viele unterschiedliche Hirnbereiche beteiligt. Es wird angenommen, dass durch einen Schlaganfall Verbindungen zwischen diesen Bereichen beschädigt werden.

Das Großhirn repräsentiert unser Bewusstsein. In den meisten Fällen können wir bewusst entscheiden, welche Gefühle wir zeigen wollen und welche wir besser unterdrücken. Das Großhirn hat also das letzte Wort. Ist die Verbindung zwischen Klein- und Großhirn aber gestört, kann es sein, dass Befehle des Großhirns nicht mehr ankommen und das Kleinhirn zufällige Affekte und Emotionen freisetzt.

Für das persönliche Umfeld können diese Ausbrüche zunächst sehr irritierend und auch verletzend sein. Bei einer Affektinkontinenz handelt es sich aber um eine krankheitsbedingte Störung. Mit Ihnen, dem Charakter oder der wirklichen Stimmung haben die Wutausbrüche nichts zu tun. Das zu verstehen und zu akzeptieren ist ein wichtiger Schritt im Umgang mit der Beeinträchtigung.

Was Sie noch tun können:
Gemeinsam formulierte Absprachen schaffen Erleichterung für beide Seiten. In einer ruhigen Minute können Sie besprechen, wie Sie sich während und nach den Gefühlsausbrüchen verhalten. Möchte die Person lieber allein sein oder etwas mit anderen unternehmen?

Ein entscheidendes Signal ist zu zeigen, dass er oder sie sich vor Ihnen nicht zu schämen oder schuldig zu fühlen braucht. Auch wenn es schwerfällt, ist es wichtig, möglichst ruhig zu reagieren und nichts zu erwidern.

Um den Leidensdruck zu senken und Missverständnisse auszuschließen, ist es hilfreich, wenn auch das erweiterte Umfeld von Betroffenen informiert ist. Überlegen Sie gemeinsam, ob und wer aus dem Berufs- und sozialen Alltag ins Vertrauen gezogen werden darf.

Das Schweigen brechen und gemeinsam Lösungen finden

Offene Kommunikation kann nach einem Schlaganfall schwerfallen, ist aber entscheidend. Verständnis, Geduld und sanftes Nachfragen helfen, Ängste zu lindern.

Manchmal ist die Überwindung zu einem Gespräch für Menschen nach einem Schlaganfall unvorstellbar. Das kann aus der Annahme heraus entstehen, nicht verstanden zu werden, sich nicht ausdrücken zu können oder Schwäche zu zeigen. Aus Angst vor Verletzung ersticken die Gedanken im Schweigen.

Leider sind die Bedürfnisse, über die Betroffene sich nicht austauschen wollen oder können, oft ihr größtes Problem. Sie treibt um, ob sie mit einem erneuten Schlaganfall rechnen müssen, wann sie wieder arbeiten können oder ob ihre körperliche Leistungsfähigkeit zurückkehrt.

Ein Betroffener, mit dem wir gesprochen haben, äußert verschiedene Dinge, die ihn belasten:

> *»Es fällt mir schwer, die vielen Untersuchungen, Behandlungen und Gespräche zu ertragen. Ich kann mich schlecht motivieren, aktiv am Reha-Programm teilzunehmen. Ich bin irgendwie verändert, abhängig und hilflos. Ich schäme mich, weil ich so undeutlich spreche und von einer jungen Frau über den Gang geführt werden muss. Ich schwanke wie ein Alkoholiker. Die Ärzte und Therapeuten geben sich alle Mühe, aber ich verstehe vieles nicht. Meine Frau kann mir nicht richtig helfen, wahrscheinlich ist sie überfordert. Ich will sie nicht belasten. Es ist eben alles neu. Für uns beide.«*

Dabei ist es gerade wichtig, auszusprechen, was uns bewegt. Es gibt uns nicht nur die Chance, andere zu verstehen und auf andere eingehen zu können, sondern auch Probleme anzugehen und gemeinsam Lösungen wie eine Therapie oder Veränderungen innerhalb einer Beziehung zu schaffen. Unser Gegenüber kann nur raten oder interpretieren, warum wir uns auf eine bestimmte Weise verhalten. Wir können anderen Klarheit verschaffen, wenn wir unsere Gefühle und Wünsche offen aussprechen.

Im Fall unseres Interviewpartners überfordern ihn die Gespräche, Untersuchungen und Therapien. Er braucht Ruhe und Zurückgezogenheit, um sich zu erholen und findet Schutz im

Schweigen. Viele Betroffene berichten davon, dass sie soziale Interaktionen überfordern.

Daher handeln Sie als Angehörige immer richtig, wenn Sie wiederholt Gesprächsbereitschaft und Offenheit signalisieren und sanft nachfragen, was in Ihrem Angehörigen oder Ihrer Angehörigen vorgeht und was ihn oder sie bewegt. Gerade für Menschen, die Traurigkeit oder Angst mit Schwäche verbinden, kann es wichtig sein, die Frage nach dem Gefühlszustand neutral zu formulieren: »Was geht in dir vor?« oder »Was denkst du?«.

Aus Gedanken werden auch Gefühle ersichtlich, die hinter diesen Gedanken stehen. Die Sorgen unseres Interviewpartners zeigen, dass er Angst hat. Er fühlt sich oft unverstanden und geht generell davon aus, nicht verstanden zu werden. Daher würde es ihm helfen, wenn er mit allem, was ihn innerlich umtreibt, gehört und möglichst nicht beurteilt wird. Dann, nachdem er sich geöffnet hat und der Eindruck besteht, dass er Erleichterung fühlt, können gemeinsam Ideen entwickelt werden, wie man Antworten auf seine Fragen findet. Wie kann ein weiterer Schlaganfall vermieden, durch welche Therapie sein körperlicher Zustand verbessert und Lösungen für seine berufliche Zukunft gefunden werden?

Hinzu kommt, dass er sich über das Sprechen nicht richtig verständlich machen kann und sich für seine Sprachqualität schämt. Wenn Schreiben möglich ist, wäre hier die schriftliche Kommunikation eine Alternative.

Befinden Sie sich in einer ähnlichen Situation? Schreiben Sie Ihrem oder Ihrer Angehörigen. Legen Sie Ihre Gefühle dar. Offenheit und Verwundbarkeit vorzuleben, motiviert andere Menschen oft, es gleichzutun.

Stellen Sie Ihre Fragen einfach schriftlich. Selbst wenn Menschen sprechen können oder keine Einschränkungen im Verstehen von Inhalten haben, fällt es manchen leichter, sich schriftlich zu äußern und schriftliche Nachrichten aufzunehmen.

Die Zeit ist ein wichtiger Faktor. Auf Dauer kann es leichter fallen, vom Geschriebenen in den Austausch von Angesicht zu Angesicht zu kommen.

Distanz kann aber auch ungewollt sein. Anna erlitt mit 38 Jahren einen Schlaganfall. Nicht nur ihr Mann Leon, sondern sie selbst nimmt seit dem Schlaganfall eine starke Veränderung wahr. Weinen und negative Gedanken belasten sie. Anna gibt zu, dass sie sich abweisend und mürrisch verhält und auf nichts Lust hat. Sie empfindet die Veränderung als seltsam und versteht, dass ihr Mann und ihr Sohn irritiert sind. Unter der Situation leidet sie, auch, weil ihre Familie es dadurch schwer hat.

> *»Werde ich wieder so wie früher? Wie komme ich wieder zu mir?«*

Ihre Verzweiflung ist unüberhörbar.

Leon hat seinen eigenen Weg gefunden, Anna zu unterstützen, aber auch loszulassen:

> *»Im Moment kann sie sich nur selbst helfen. Wir brauchen viel Geduld. (…) Gespräche mit Ärzten und Therapeuten haben sehr geholfen, Anna zu verstehen. (…) Ich rede ihr gut zu, auch wenn sie sich oft noch wegdreht.«*

Medikamente können bei großer Belastung durch die Affektinkontinenz Linderung verschaffen. Lassen Sie sich ärztlich beraten, welche medikamentöse Behandlung zur betroffenen Person passt.

Ein guter Mix aus Loslassen und Anwesenheit

Manche Menschen lehnen von sich aus jede Hilfe ab. Ein Grund dafür kann die Verweigerung der Realität sein. In der Wahrnehmung der Betroffenen hat der Schlaganfall zwar stattgefunden, aber es besteht keine Gefahr mehr.

Das kann insbesondere dann passieren, wenn die Folgen nicht so schwer oder nicht sichtbar ausfallen. In den Fällen der Realitätsverweigerung besteht aus Sicht der Betroffenen kein Grund zur Hilfe, aber auch nicht zur Selbstfürsorge. Vor allem Menschen, die ungern Schwäche zeigen, sind tief verunsichert über ein Ereignis, das ihre Vorstellung von Perfektion und Unverwundbarkeit infrage stellt.

Niemand kann einen anderen Menschen zwingen, Hilfe anzunehmen oder für sich selbst Sorge zu tragen. Es ist für Angehörige teilweise schwer erträglich, die Auswirkungen der Vernachlässigung zu erleben. Versuchen Sie, möglichst keinen Druck auszuüben, auch wenn Sie besorgniserregende Anzeichen bemerken. Signalisieren Sie aber, dass Sie grundsätzlich da sind, um zu helfen.

Lebenssinn und Sterblichkeit: Chance für den Wandel

Nach einschneidenden krankheitsbedingten Ereignissen wie einem Schlaganfall ist die persönliche Identität mit ihren sozialen Bezügen in all den Rollen im Leben bei vielen Menschen existenziell erschüttert.

Es passiert häufig, dass Schlaganfallbetroffene sich mit Fragen zum Lebenssinn und ihrem eigenen Dasein für den Rest des Lebens auseinandersetzen. Sie werden sich ihrer Sterblichkeit und Vergänglichkeit bewusst. Das kann mit großer Angst und dem Gefühl der Ohnmacht einhergehen und einen emotional gelähmten, verunsicherten Menschen hinterlassen. Aber auch mit neuem Lebensmut und einem Wandel. Die Persönlichkeitsveränderung liegt dann in der bewussten Entscheidung der Betroffenen. Sie ändern ihre Lebensumstände, beenden belastende Beziehungen, orientieren sich beruflich neu, werden mutiger und suchen nach Freude.

Das muss für Angehörige nicht immer angenehm sein, da der Abstand auch zu Ihnen hergestellt werden kann oder Sie neue Interessen nicht teilen. Versuchen Sie möglichst loszulassen und die Entscheidungen nicht persönlich zu nehmen.

Menschen brauchen oft eine Warnung ihres Körpers, um das Leben ernst zu nehmen. Vielleicht haben Sie auch schon Erfahrungen gemacht, die Ihnen sagen: »Das fühlt sich nicht gut an. Bin das ich? Warum habe ich Schmerzen und fühle mich erschöpft?«

Überlegen Sie, wie Sie die Ihnen nahestehende Person in ihrer neuen Lebensgestaltung unterstützen können. Positive Gedanken tragen zur Heilung bei. Und wenn das neue Leben gesünder geführt wird, auch zur Vorbeugung eines erneuten Schlaganfalls. Lassen Sie sich doch einfach anstecken und nehmen Sie die Gelegenheit wahr, über Ihr Leben nachzudenken, wenn Sie es nicht schon getan haben. Oft löst auch der Unfall oder eine schlimme Krankheit von Angehörigen die Frage aus: »Was ist mir eigentlich wichtig?« Es kann so schnell vorbei sein, das Leben oder das Leben ohne gesundheitliche Einschränkungen.

So können Sie anderen allgemein in einer psychischen Krise begegnen

Geduld

Betroffene warten selbst auf Besserung. Sie sind verzweifelt, frustriert und unzufrieden mit ihrem Zustand. Ruhe und Entschleunigung helfen, dem Stress und dem Druck, der sie emotional und physisch belastet, entgegenzuwirken.

Gezielter Austausch

Überlegen Sie, mit wem Sie sich austauschen. Viele Menschen sind mit Krankheit und emotionalen Themen überfordert und verstehen die Hintergründe nicht, weil sie es selbst nie erfahren haben. Das muss aber nicht immer sein.

Sprechen Sie mit Menschen, die Ihnen das Gefühl geben, Sie in Ihrer Sorge ernst zu nehmen und die Ihnen zuhören. Fragen Sie sich, zu wem Sie im Umfeld das meiste Vertrauen haben und auf wen Sie sich verlassen können. Bei wem fühlen Sie sich aufgehoben? Wer hat Ihnen auch in schwierigen Situationen zur Seite gestanden?

Wenn Sie sehr verwundbar sind oder schwerwiegende Themen wie widersprüchliche Gefühle ansprechen möchten, sollten Sie sich nur Menschen öffnen, die damit sensibel und respektvoll umgehen können und die aufrichtig an Ihrem Wohl interessiert sind. Wenn Sie unbedachte und gemeine Bemerkungen oder Unverständnis gut wegstecken können, können Sie mutiger werden.

Ein Schlaganfall.de-Forenmitglied erzählt anderen Betroffenen von einer enttäuschenden Äußerung: »Neulich meinte jemand, ich könnte ja wieder Fahrrad fahren, dann könnte ich ja auch wieder arbeiten«.[35]

Professionelle Stellen sind eine gute Wahl, wenn sie auf das Thema Schlaganfall und seelisches Leid spezialisiert sind und dabei nicht nur professionell, sondern auch menschlich helfen, mit einer Situation klarzukommen. Ansonsten kann es passieren, dass sich Angehörige gerade mit widersprüchlichen Gefühlen noch schlechter und schuldiger fühlen und aus Scham verstummen. Und nicht nur Angehörige, sondern die Betroffenen selbst. In einer labilen Situation kann das sogar den Lebensmut erschüttern.

Sich unangemessene Reaktionen nicht zu Herzen nehmen, ist leicht daher gesagt. Und eigentlich ist es auch nicht korrekt. Wir wollen den unsensiblen Umgang untereinander nicht fördern und entschuldigen, auch wenn es Erklärungen dafür gibt. Ein guter Weg, diese Probleme zu bewältigen, ist die Stärkung unseres Selbstvertrauens und der Aufbau eines klaren Ich-Bewusstseins. Mit dem Wissen, woher die Reaktion eines Menschen kommt und warum sie für uns kränkend sein kann, ist eine schwere Situation leichter zu bewältigen. Dazu widmen wir uns ausführlicher im Kapitel »Selbstfürsorge« (Seite 179).

Bewusstseinsstörungen

Störungen des Bewusstseins können vorübergehend oder anhaltend sein. Die Belastung für Angehörige ist immer hoch.

Auch wenn nur wenige Menschen nach einem Schlaganfall von einer gravierenden Bewusstseinsstörung betroffen sind, möchten wir Sie darüber in diesem Kapitel zumindest grundlegend informieren.

Delir nach einem Schlaganfall (Post-Stroke-Delir)

Das Post-Stroke-Delir beginnt plötzlich und verläuft sehr wechselhaft. Es äußert sich als Störung der Aufmerksamkeit, Wahrnehmung und des Bewusstseins. Betroffene leiden auch an kognitiven Beeinträchtigungen und Schlafstörungen. Meist kommt es nachts zu einer Verstärkung der Symptome.

Wesentliche Symptome sind Störungen der zeitlichen, räumlichen und persönlichen Orientierung, motorische Unruhe und Halluzinationen oder wahnhafte Vorstellungen. Aggressivität und Bettflucht sind nicht selten.

Mehrere Faktoren begünstigen ein Delir nach einem akuten Schlaganfall. Zum einen ist der unvorhergesehene Krankenhausaufenthalt stark verunsichernd. Die ungewohnte Umgebung, die fremden und dauernd wechselnden Betreuungspersonen können die Orientierung negativ beeinflussen. Auch eine Demenz kann ein Risikofaktor für die Entstehung eines Delirs sein.

Erfreulicherweise klingt ein PSD nach wenigen Tagen weitgehend ab.

Formen eines schlaganfallbedingten Delirs

Beim hypermotorischen Delir sind die Betroffenen unruhig und zeigen ein gereiztes bis aggressives Verhalten. Hauptmerkmal ist die stark ausgeprägte motorische Unruhe.

Beim hypomotorischen Delir fällt die emotionale Teilnahmslosigkeit (Apathie) und Antriebslosigkeit der Betroffenen auf.

Behandlungsmöglichkeiten und Prognose

Erfahrungsgemäß lässt sich die Wahrscheinlichkeit des Auftretens eines Post-Stroke-Delir senken, wenn während des Krankenhausaufenthalts Maßnahmen für mehr Ruhe und bessere Erholung beachtet werden. Dazu gehören weniger Lärm, gute Lichtverhältnisse, aber auch eine entsprechende Schmerz- und Bewegungstherapie.

> **Was Sie tun können**
>
> Sie können das behandelnde Team auf der Intensivstation bei der Vorbeugung und Diagnostik unterstützen, denn Ihnen fallen Wesens- und Verhaltensänderungen am frühesten auf. Mithilfe Ihrer Beobachtungen kann das Behandlungsteam therapeutische Maßnahmen einleiten.
> Es gibt sogar einen speziell entwickelten Fragebogen für Angehörige: Die Family Confusion Assessment Method (FAM-CAM) erfasst Veränderungen in Bezug auf das Denken, die Konzentration, Aufmerksamkeit und Orientierung. Berücksichtigt werden auch eine zunehmende Schläfrigkeit oder besonders auffällige Verhaltensweisen.

Wachkoma (Apallisches Syndrom)

In gravierenden Fällen fallen Menschen nach einem Schlaganfall mit schwerer Schädigung des Großhirns in ein Koma, das in ein sogenanntes Wachkoma übergehen kann. Der Hirnstamm bleibt weitgehend funktionsfähig.

Dadurch, dass Betroffene ihre Augen zeitweise über Stunden öffnen, entsteht der Eindruck, sie seien wach. Sie zeigen aber keine oder nur minimale Reaktionen auf Umweltreize. Kommunizieren können sie nicht.

Menschen im Wachkoma fehlt die bewusste Wahrnehmungsfähigkeit der eigenen Person und der Umwelt. Sie sind weder sprach- noch handlungsfähig. Auf Sinnesreize wie Berührung, Schmerz, Geräusche oder Seheindrücke zeigen sie keine willkürlichen Reaktionen.

Ihre Augen bewegen sich teilweise suchend oder der Blick richtet sich starr ins Leere. Es kann zu spontanen, sehr langsamen Bewegungen der Arme und Beine und des Mundes kommen. Die Körpertemperatur ist erhöht, die Frequenz des Herzschlags schneller, die Speichelproduktion verstärkt. Der Schlaf-Wach-Rhythmus bleibt weitgehend erhalten. Meistens atmen Menschen im Wachkoma selbstständig. Die Kontrolle über das Wasserlassen und den Stuhlgang ist aufgehoben.

Was bedeutet die Diagnose für Angehörige?

Das Wachkoma stellt sehr hohe Anforderungen an die medizinische Diagnostik, Behandlung und Ethik. Die ärztliche Diagnose Apallisches Syndrom kann erst dann gestellt werden, wenn die Symptome unabhängig von der Ursache über einen Zeitraum von mindestens vier Wochen nach dem akuten Ereignis fortbestehen. Beobachtungen von Pflegekräften, therapeutischen Fachkräften und Angehörigen können die Diagnose bekräftigen.

Das Wachkoma entwickelt sich meist aus dem Koma, der schwersten Form einer Bewusstseinsstörung. Im Koma sind die Augen geschlossen, Wahrnehmung und Wachheit sind aufgehoben. Der Zustand kann vorübergehend, aber auch irreversibel (unumkehrbar) sein.

Das persistierende Wachkoma dauert mindestens einen Monat nach der Hirnschädigung an. Es gibt aber die Möglichkeit einer Verbesserung. Die nächste Stufe ist der minimalbewusste Zustand, in dem die Betroffenen vor allem gegenüber Angehörigen emotionale Reaktionen zeigen. Das kann ein Lächeln beim Hören bekannter Stimmen sein.

Das permanente Wachkoma bedeutet, dass auch sechs Monate nach der Hirnschädigung keine oder kaum Veränderungen des Bewusstseins feststellbar sind.

Der Zeitpunkt, ab wann das Wiedererlangen des Bewusstseins immer unwahrscheinlicher wird, lässt sich nicht pauschal vorhersagen. Die durchschnittliche Überlebenszeit beträgt 2 bis 5 Jahre.

Herausforderungen und ethische Probleme

Menschen im Wachkoma sind bewegungs- und willenlos. Ihren Leidenszustand erleben sie mit höchster Wahrscheinlichkeit nicht bewusst. Das ist Angehörigen oft nur schwer zu vermitteln, da die Betroffenen zum Teil anwesend wirken oder unwillkürliche Bewegungen auftreten, auch nach Berührungen.

Die schwerste Belastung ergibt sich sicherlich beim irreversiblen Wachkoma aus einer Frage: »Soll die Behandlung beendet werden?«

Intensivmedizinische Maßnahmen werden im vollen Umfang immer dann durchgeführt, wenn bei sorgfältiger medizinischer Bewertung mehrerer Faktoren eine Besserung mit hinnehmbarer Lebensqualität zu erwarten ist. Die Beurteilung der Lebensqualität eines bewusstseinsgestörten oder behinderten Menschen ist allerdings auch für Angehörige nicht möglich. Daraus entsteht ein schwerer Konflikt.

Sieht die Prognose ungünstig aus, können in aufklärenden Gesprächen mit den behandelnden Ärztinnen und Ärzten Vereinbarungen zur Therapiebegrenzung getroffen werden.

Existiert eine Patientenverfügung, die Wünsche der betroffenen Person zur Begrenzung der Therapie dokumentieren, muss diese berücksichtigt werden. Auf eine künstliche Beatmung, Wiederbelebung (Reanimation), Nierenwäsche (Dialyse) oder eine antibiotische Therapie würde verzichtet. Die Behandlung beschränkt sich dann auf die Pflege und ausreichende Zufuhr von Flüssigkeit und Nahrung. Diese Versorgung ist in Deutschland aus juristischer Sicht eine zwingende Vorschrift. Auch eine Patientenverfügung mit Wunsch auf Einstellung aller lebenserhaltenden Maßnahmen darf nicht berücksichtigt werden.

Die ethischen Probleme im Umgang mit Menschen im Wachkoma werden sehr emotional und kontrovers diskutiert. Allerdings besteht Einigkeit darüber, dass apallische Patienten und Patientinnen lebende Menschen sind und als solche behandelt werden müssen.

Abgrenzung zum Locked-in-Syndrom (LiS)

Das Locked-in-Syndrom (LiS) ist im Gegensatz zum apallischen Syndrom keine Bewusstseinsstörung. Während beim apallischen Syndrom das Großhirn schwer geschädigt ist und Hirnstamm-Funktionen erhalten sind, ist es beim LiS genau umgekehrt. Hier liegt eine schwere Schädigung des Hirnstamms bei erhaltener Funktion des Großhirns vor.

Die Betroffenen sind, bildhaft gesprochen, bei vollem Bewusstsein in ihrem Körper eingesperrt (englisch: locked in). Sie sind wach, aber nicht in der Lage, sich zu bewegen. Allein Augenbewegungen nach oben und unten sind möglich. Da Menschen mit LiS nicht schlucken und damit auch nicht essen oder Medikamente einnehmen können, werden sie über eine Magensonde künstlich ernährt.

Ihr Sprachverständnis und Hörvermögen bleiben erhalten und ermöglichen die Kommunikation. Die Möglichkeit, ihre Gedanken, Gefühle und Bedürfnisse zum Ausdruck zu bringen, ist für viele Betroffene einer der wichtigsten Faktoren ihrer Lebensqualität. Durch bestimmte Augensignale oder eine Buchstabentafel kann Kontakt aufgenommen werden. Besonders hilfreich sind speziell programmierte Computer mit Augensteuerung. Dabei wird das über die Augen Geschriebene durch den Computer vorgelesen.

Die meisten Betroffenen brauchen jahrelang Hilfe und Unterstützung.

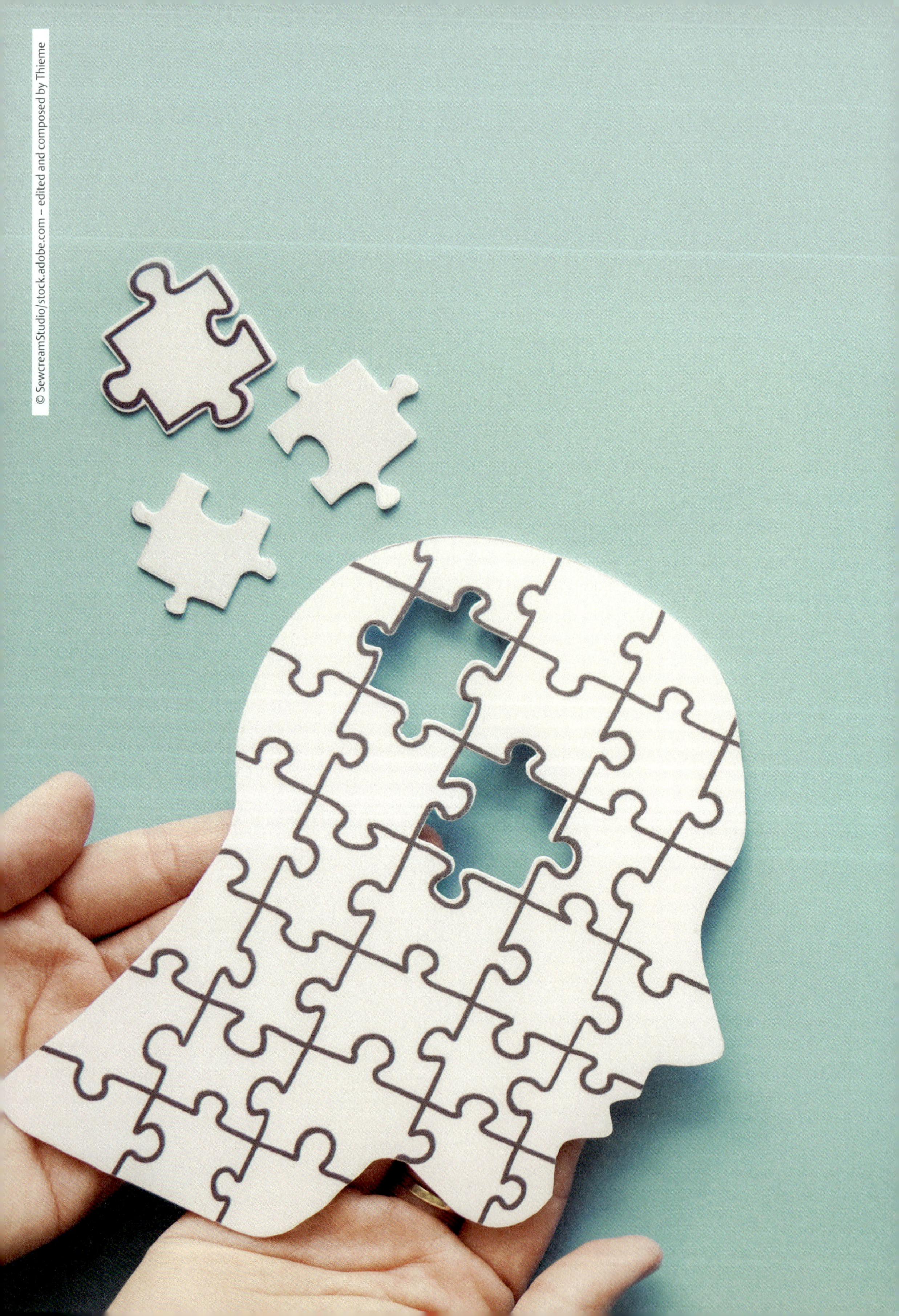

Teil III: Behandlungsverlauf nach dem Schlaganfall

Das Wissen um den Behandlungsverlauf und die mögliche Hilfe von Angehörigen sind Grundvoraussetzungen für die positive Bewältigung dieser Erkrankung.

Notfallmaßnahmen

Ein Schlaganfall ist ein akuter Notfall und richtiges und gezieltes Handeln ist zentral für den Verlauf. »Zeit ist Hirn« lautet ein griffiger Slogan.

Nicht alle Angehörigen erleben den Schlaganfall mit. Er kann sich zu allen Tages- oder Nachtzeiten ereignen, an der Arbeitsstelle, beim Joggen oder allein zu Hause. Diejenigen, die im Akutfall dabei waren, wussten zu diesem Zeitpunkt vielleicht nicht, wie sie die Symptome deuten oder richtig darauf reagieren sollten.

Es kann sein, dass Sie bei einem erneuten Schlaganfall dabei sind oder den Schlaganfall einer anderen Person beobachten. Dann können Sie das Wissen aus diesem Kapitel nutzen, um Leben zu retten.

Wie und mit welchen Methoden Sie einen Schlaganfall erkennen, haben wir in Teil I beschrieben. Hier erfahren Sie, wie Sie die Arbeit des notärztlichen Teams unterstützen können, wenn der Verdacht auf einen Schlaganfall besteht.

Wenn Sie das Kapitel »Wie erkenne ich einen Schlaganfall?« (Seite 37) schon gelesen haben, wissen Sie, wie wichtig der Zeitfaktor bei einem Schlaganfall ist. Je schneller nach dem Auftreten der Symptome mit der Behandlung begonnen wird, desto größer sind die Chancen auf Besserung. Zwischen dem Auftreten des Schlaganfalls und dem Eintreffen in der Klinik sollten idealerweise nicht mehr als 30 Minuten verstreichen.

Notruf 112

Wählen Sie immer die Notrufnummer 112.

Schildern Sie der zuständigen Person am Telefon folgende Informationen:

- Äußern Sie den Verdacht auf einen Schlaganfall.
- Welche Anzeichen beobachten Sie genau? Hat die Person Sprach- oder Sprechstörungen? Ist ein Arm gelähmt? Was fällt Ihnen auf?
- Was beschreibt die betroffene Person, wenn sie sprechen kann?
- Geben Sie die wichtigsten Daten zur Person weiter. Wichtig ist vor allem das Al-

ter, aber auch, ob er oder sie schon einen Schlaganfall oder einen Herzinfarkt hatte.
- Wo befinden Sie sich? Nennen Sie Straße, Hausnummer und Ort.
- Seit wann treten die Symptome auf? Diese Information ist nicht immer exakt möglich. Oft lässt sich aber sagen, ob es einige Minuten her ist oder nach dem Aufwachen am Morgen bemerkt wurde.

Je genauer die Angaben sind, desto besser ist die Notärztin oder der Notarzt vorbereitet.

Bevor Sie auflegen, sollten Sie auf Rückfragen und das Ende des Gesprächs warten. Bei aller Aufregung können Sie Informationen vergessen oder undeutlich kommuniziert haben. In der Regel informiert Sie die Person in der Rettungsleitstelle auch über das weitere Vorgehen.

Zeit zwischen Notruf und Ankunft des Notarzt-Teams

Nach dem Anruf braucht die betroffene Person Ihre Anwesenheit, bis der notärztliche Dienst eintrifft. Je nach Situation gibt es verschiedene Wege, wie Sie nach einem Schlaganfall helfen und die spätere Behandlung unterstützen können.

Erste Maßnahmen

Ist die Person ansprechbar, hilft es ihr, mit einer möglichst ruhigen Stimme Mut zu machen. Das ist in so einer Situation natürlich nicht leicht. Aber Aussagen wie »Hab keine Angst. Der Notarzt kommt in ein paar Minuten und wird dir helfen« können die Zeit bis zu seinem Eintreffen erleichtern. Ihre Ruhe überträgt sich positiv auf den Menschen, der gerade eine völlig verunsichernde Erfahrung macht.
- Achten Sie darauf, dass die Atemwege frei sind und die betroffene Person nichts im Mund oder Rachenraum hat.

Digitale Hilfe für Menschen mit Hör- und Sprechbeeinträchtigung

Nicht alle Menschen können in einer Notsituation sprechend kommunizieren, wichtige Informationen weitergeben oder Gesprochenes verstehen. Bei einem Schlaganfall kann die Sprache versagen oder das Gesagte ist für die Person am anderen Ende der Leitung nicht mehr verständlich. Viele Menschen sind dauerhaft beim Hören und Sprechen beeinträchtigt. Dann sind sie nicht in der Lage, ohne fremde Hilfe einen Notdienst für sich oder andere zu rufen.
Für diese Situation wurden spezielle Apps entwickelt. Die digitalen Anwendungen nutzen die Standort-Funktion des Smartphones, um den genauen Standort an die zuständige Einsatzleitstelle zu übermitteln. Der Notruf wird in jedem Fall aktiviert, auch wenn die Person Fragen schriftlich nicht beantworten kann. Vorbeugend können alle wichtigen und hilfreichen Informationen, ähnlich wie in der Notfallbox, eingetragen werden.
Da die Anwendungen oft in einfacher Sprache und als englische Version verfügbar sind, können sie auch Menschen mit nicht so guten Deutschkenntnissen helfen.

- Lockern Sie enge Kleidung. Schals sollten abgenommen und Knöpfe im Brust- und Halsbereich gelöst werden.
- Die Person darf jetzt nichts essen oder trinken, denn sie könnte sich verschlucken oder ersticken.
- Für die folgenden Entscheidungen über die Behandlung ist es wichtig zu wissen, welche Medikamente eingenommen werden. Halten Sie also den Medikamentenplan oder alle Schachteln der Medikamente bereit.
- Bei unübersichtlichen Zufahrten hilft es, wenn jemand auf der Straße wartet und den Rettungsdienst empfängt. Bei Dunkelheit sollten alle Außenlichter angeschaltet werden.

Erste Hilfe bei Bewusstlosigkeit

Ein Symptom des Schlaganfalls kann Bewusstlosigkeit sein. Für jemanden, der nicht sicher weiß, wie man mit dieser Situation umgeht, kann das ein Schockmoment sein. Viele sind sich unsicher darüber, was sie tun und besser lassen sollten.

Dieses wichtige Wissen wollen wir Ihnen daher mitgeben. Denn die Überlebenschancen sind immer höher und mögliche schwerwiegende Folgen geringer, wenn Erste Hilfe vor der professionellen Versorgung geleistet wird. Generell gilt: lieber nicht perfekt als gar nicht.

Theorie und Praxis lassen sich leicht verbinden, indem Sie den Ernstfall proben. Je öfter Sie die einzelnen Maßnahmen mit anderen üben, desto sicherer können Sie sich im tatsächlichen Notfall verhalten. Ist der letzte Erste-Hilfe-Kurs ewig her oder haben Sie noch nie an einem teilgenommen? Dann sollte eine Anmeldung auf Ihrer To-Do-Liste stehen. Denn nicht nur bei einem weiteren Schlaganfall des Ihnen nahestehenden Menschen könnte Ihr Wissen und Handeln lebensrettend sein. Notfälle können sich jederzeit und überall ereignen.

Bewusstseins- und Atemkontrolle

Zur Beurteilung, ob Sie Maßnahmen der Wiederbelebung einleiten müssen, prüfen Sie zunächst, ob die betroffene Person bei Bewusstsein ist und atmet. Dazu muss sie auf dem Rücken liegen.

- Sprechen Sie ihn oder sie laut an. Erhalten Sie keine Reaktion, greifen Sie sanft eine Schulter und rütteln ganz vorsichtig. Wenn keine Reaktion kommt, ist die Person bewusstlos.
- Jetzt überprüfen Sie die Atmung. Legen Sie eine Hand auf die Stirn und die andere an das Kinn. Ihre Hände bleiben in dieser Position, bis die Kontrolle beendet ist.
- Beugen Sie den Kopf der Person in den Nacken und ziehen Sie das Kinn nach vorne.
- Wenn Sie dann Ihre Wange oder Ihr Ohr über den Mund-Nasenbereich legen, können Sie Atemgeräusche hören und Atemzüge auf der Haut spüren. Achten Sie auch auf sichtbare Bewegungen des Brustkorbes. Die Atemkontrolle sollte bis zu 10 Sekunden dauern. Den Mundraum müssen Sie nur untersuchen, wenn Sie dort oder im Rachen einen Fremdkörper vermuten.
- Atmet die Person normal, wenden Sie die stabile Seitenlage an. In diesem Fall müssen Sie keine Wiederbelebungsmaßnahmen durchführen. Falls keine Atmung festzustellen ist, ist eine Herz-Lungen-Wiederbelebung notwendig. Im Optimalfall können Sie anwesende Menschen bitten, den Notruf zu tätigen und zu helfen.

Stabile Seitenlage
Mit dieser Körperposition stellen Sie sicher, dass ein bewusstloser Mensch kein Blut, Speichel, Erbrochenes oder Fremdkörper einatmet. Da im Zustand der Bewusstlosigkeit normale Reflexe wie Husten oder Würgen nicht mehr funktionieren, besteht Erstickungsgefahr.

Kam es zuvor zu einem Unfall oder Sturz, sollte die Person besonders behutsam und langsam auf die Seite gedreht werden, um bestehende Verletzungen nicht zu verschlimmern.

Schwangere sollten auf die linke Seite gedreht werden, denn rechtsseitig drückt das Ungeborene mit seinem Gewicht auf die Hohlvene der Mutter. Dadurch kann es zu einer Durchblutungsstörung kommen.

- Knien Sie sich seitlich neben die bewusstlose Person und sorgen Sie dafür, dass die Beine ausgestreckt sind. Der Arm, der auf Ihrer Seite ist, sollte angewinkelt nach oben gelegt werden. Auch die Handinnenfläche zeigt dabei nach oben.
- Fassen Sie dann den anderen Arm am Handgelenk und legen Sie ihn quer über den Brustkorb. Der Handrücken kommt auf die Wange und muss dort festgehalten werden.
- Im nächsten Schritt fassen Sie den Oberschenkel des oben liegenden Beines und beugen es. Ziehen Sie die bewusstlose Person zu sich heran. Bei schweren Menschen ist es hilfreich, das Knie zu nutzen. Stützen Sie während des Ziehens mit Ihrer

Die stabile Seitenlage verhindert ein Ersticken.

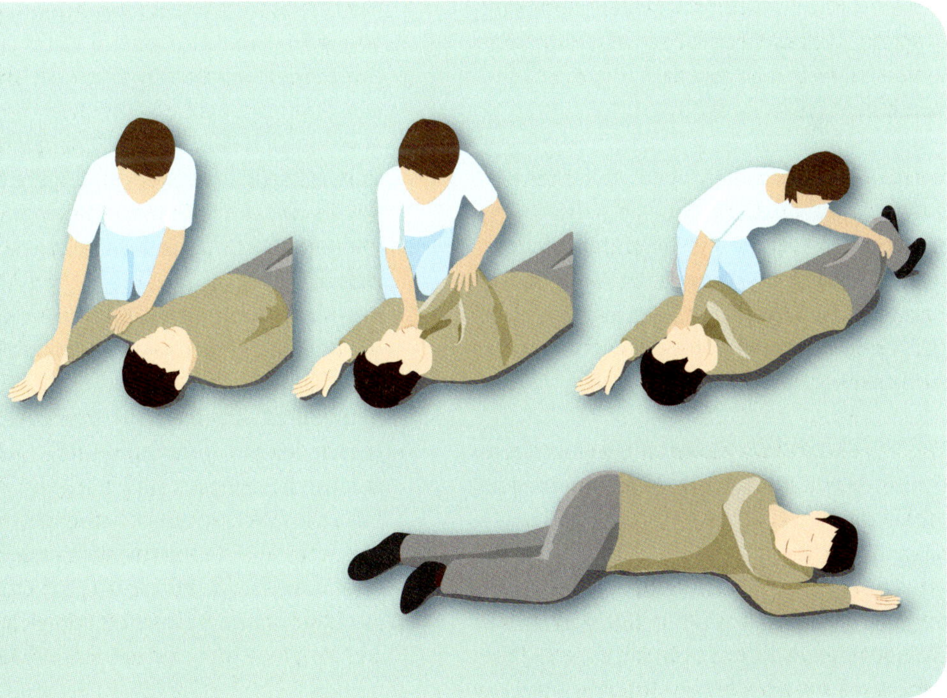

Kirschnick O. Methode 2. In: Kirschnick O, Hrsg. Pflegetechniken von A bis Z. 6., überarbeitete Auflage. Stuttgart: Thieme; 2024

Hand den Kopf, damit die Halswirbelsäule nicht verdreht wird.

- Das nach oben gezogene Bein wird dann so ausgerichtet, dass der Oberschenkel im rechten Winkel zur Hüfte liegt. Achten Sie dabei bitte darauf, dass der Fuß nicht vom Boden abhebt.
- Anschließend müssen Sie den Kopf nach hinten strecken, um das Freihalten der Atemwege sicherzustellen. Die an der Wange liegende Hand der bewusstlosen Person muss so positioniert werden, dass der Hals überstreckt bleibt.
- Kontrollieren Sie Bewusstsein und Atmung bis zum Eintreffen der Rettungskräfte.

Herzdruckmassage und Herz-Lungen-Wiederbelebung

Wenn Sie bei der Atemkontrolle keine selbstständige Atmung erkennen, beginnen Sie sofort mit der Herzdruckmassage. Mit dieser Methode können Sie bei einem Herz-Kreislauf-Stillstand dafür sorgen, dass alle lebenswichtigen Organe mit Blut versorgt werden.

Sie sollten die Maßnahmen erst dann beenden, wenn die betroffene Person wieder selbstständig atmet und Sie andere sichere Lebenszeichen wie Bewegungen, Husten und Schlucken feststellen. Andernfalls sollte so lange weitergemacht werden, bis professionelle Hilfe eingetroffen ist.

Die Wiederbelebung kann allein durchgeführt werden. Leichter ist es aber, wenn sich mehrere Menschen beteiligen und abwechseln, denn die Maßnahme ist sehr anstrengend.

Auf jeden Fall sollte die Herzdruckmassage auf einer festen Unterlage durchgeführt werden. Von unten muss ein Widerstand dem Druck standhalten, wenn Sie das Brustbein in Richtung Wirbelsäule drücken. Optimal sind der Fußboden, Asphalt oder eine Rasenfläche.

Machen Sie möglichst den Oberkörper der bewusstlosen Person frei. Das erleichtert es Ihnen, den richtigen Druckpunkt zu finden. Dieser Punkt befindet sich auf dem unteren Drittel des Brustbeins und damit in der Mitte des Brustkorbes. Wenn der Druckpunkt zu tief liegt, kann es zu einer Schädigung verschiedener Organe wie der Milz oder Leber kommen. Setzen Sie den Druckpunkt seitlich des Brustbeins, sind Rippenbrüche möglich.

So läuft die Herzdruckmassage optimal:

- Knien Sie sich neben die betroffene Person in Höhe des Brustkorbs.
- Platzieren Sie den Ballen einer Hand auf dem unteren Drittel des Brustbeins.
- Legen Sie dann Ihre andere Hand auf die erste Hand und verschränken Sie die Finger.
- Wichtig ist dabei, dass Ihre Arme immer gestreckt bleiben. Die senkrechte Druckbewegung von oben findet also nicht im Ellenbogen statt, sondern geht von Ihrem Oberkörper aus.
- Der Rhythmus zwischen Drücken und wieder Nachlassen sollte gleichmäßig sein. Die Bewegung ist dadurch schwingend, nicht abgehackt.
- Versuchen Sie, mindestens 100-mal pro Minute zu drücken. Das machen Sie so lange, bis der Rettungsdienst eintrifft oder die betroffene Person wieder atmet.

Beatmen müssen Sie nicht zusätzlich. Da der Sauerstoff im Blut mindestens acht Minuten reicht, um die Organe zu versorgen, ist es wichtiger, die Herzdruckmassage korrekt durchzuführen.

Trauen Sie sich eine Beatmung aber zu, gehen Sie folgendermaßen vor:

- Prüfen Sie, ob die Atemwege frei sind und entfernen Sie mögliche Fremdkörper im Mund und Rachenbereich.
- Ziehen Sie das Kinn der betroffenen Person nach oben. So stellen Sie sicher, dass die Atemwege auch frei bleiben. Außerdem muss der Kopf bei der Durchführung der Atemspende im Genick überstreckt sein. Sonst fällt es schwer, die Luft in die Lunge zu blasen.

Es gibt zwei Möglichkeiten: die Mund-zu-Mund-Beatmung und die Mund-zu-Nase-Beatmung.

1. Die Mund-zu-Mund-Beatmung: Legen Sie Ihren Mund auf den der betroffenen Person und halten Sie deren Nase zu. Blasen Sie Luft ein. Führen Sie dann die Herzdruckmassage durch. Beatmet wird zweimal. Den Brustkorb drücken Sie 30 Mal.

2. Mund-zu-Nase-Beatmung: Fassen Sie mit einer Hand an die Stirn, mit der anderen an den Kiefer und bewegen Sie den Kopf der betroffenen Person in den Nacken. Setzen Sie Ihren Mund fest auf die Nase und blasen Sie die Luft eine Sekunde lang langsam ein. Der Brustkorb sollte sich dadurch heben. Achten Sie darauf, dass der Mund geschlossen bleibt. So kann die eingeblasene Luft nicht wieder entweichen. Heben Sie den eigenen Mund nach jeder Beatmung, damit die Person die Möglichkeit hat, auszuatmen. Wenn Sie bemerken, dass sich der Brustkorb hebt und senkt, war Ihre Atemspende erfolgreich.

Folgeschäden einer zu späten Wiederbelebung

Sie brauchen keine Angst vor den Folgen einer Wiederbelebung zu haben. Verschlimmern können Sie den Zustand nicht, denn ein Herzstillstand ist schon der größte anzunehmende Unfall. Leitet man aber die Maßnahmen nicht oder zu spät ein, kann ein Mensch mit Herz-Kreislauf-Stillstand durch den Sauerstoffmangel im Gehirn dauerhafte Schäden erleiden oder sterben.
Während einer Reanimation kommt es oft vor, dass Rippen brechen, was in den meisten Fällen nicht schlimm ist. Schlimmer wäre es, die Herzdruckmassage nicht durchzuführen, weil man Angst vor den Risiken hat. Auch Blutungen sind im Vergleich zum Versterben eines Menschen das geringere Übel. Wenn Sie sich nicht sicher sind, ob eine Atmung vorhanden ist oder Sie die Person nicht beatmen möchten, müssen Sie das nicht tun. Konzentrieren Sie sich darauf, die Herzdruckmassage richtig und ununterbrochen durchzuführen.

Vorbeugende Maßnahmen

Als Angehöriger oder Angehörige eines Menschen mit einem Schlaganfall kennen Sie vielleicht schon die beschriebene Notsituation. Auch wenn daran keiner denken möchte: Es kann passieren, dass Sie bei einem erneuten Ereignis wieder schnell handeln müssen.

Sie können sich auf einen möglichst reibungslosen Ablauf vorbereiten und so für mehr Sicherheit und Struktur in der Aufregung sorgen.

- Speichern Sie die Notrufnummer 112 in Ihr Telefon ein. Pinnen Sie einen Zettel mit der Nummer an eine Wand oder den Kühlschrank.
- Ein aktueller Medikamenteneinnahmeplan sollte an einem schnell zugänglichen Ort aufbewahrt werden. Sie können sich selbst einen erstellen, wenn Sie noch keinen in der Hausarztpraxis bekommen haben.
- Mit einem Notfallausweis im Geldbeutel neben dem Personalausweis haben Außenstehende Zugang zu wichtigen Daten für einen Notfall außerhalb der gewohnten Umgebung. Dieser Ausweis sollte den Namen, die Adresse und die Telefonnummern der nächsten Angehörigen enthalten. Angaben zu Medikamenten, Allergien, Operationen und lebensbedrohlichen Vorerkrankungen helfen vor allem den professionellen Erstversorgern bei der bestmöglichen Behandlung.
- Die gleichen Daten befinden sich auf einem Merkblatt in der Notfalldose zu Hause. Diesen kleinen Behälter erhalten Sie bei Rettungsdienstorganisationen, in Apotheken und in manchen Gemeinden auch im Bürgerbüro. Der Rettungsdienst empfiehlt, die Notfalldose im Kühlschrank aufzubewahren, wo sie für die Rettungskräfte leicht zu finden ist. Arbeiten Sie mit kleinen Hinweisaufklebern an der Kühlschrank- oder der Eingangstür.

Medizinische Erstversorgung nach Auslösen des Notrufes

Wenn das Notarztteam eintrifft, berichten Sie möglichst ruhig und klar, was passiert ist und wie sich die Beschwerden entwickelt haben.

Wie schon am Telefon während des Notrufs ist es beim Verdacht auf einen Schlaganfall besonders wichtig, den Zeitpunkt zu erfahren. Wann hat die Symptomatik begonnen? Wenn Sie den Symptombeginn nicht kennen, sagen Sie, wann Sie die betroffene Person zuletzt ohne Schlaganfallsymptome und in gutem Zustand gesehen haben. Für die weitere Therapieentscheidung in der Klinik sind diese Angaben entscheidend.

Je präziser Sie Auskunft geben können, umso besser kann das Notfallteam seine Behandlung anpassen.

Nach der Beurteilung durch den Rettungsdienst erfolgt schnellstmöglich der Transport in ein geeignetes Krankenhaus. Spätestens im Krankenwagen sammelt die Notärztin oder der Notarzt Informationen über die betroffene Person: Welche Medikamente nimmt sie oder er ein? Gibt es Vorerkrankungen wie Bluthochdruck oder Diabetes mellitus?

Erste Untersuchungen dienen der Überprüfung der Vitalparameter Atmung, Blutdruck, Herzfrequenz und Körpertemperatur.

Geben Sie dem Rettungsdienst immer eine Telefonnummer mit, unter der Sie die nächsten Stunden zuverlässig erreichbar sind, am besten also Ihre Handynummer. Fahren Sie dem Rettungsdienst möglichst nicht hinterher. Warten Sie besser, bis sich die Klinik bei Ihnen gemeldet hat. Manchmal erfahren Sie nicht sofort, welches Krankenhaus die betroffene Person aufgenommen hat. Sie sollten auf jeden Fall erreichbar und nicht selbst unterwegs sein, um nach der Einweisung dringende Fragen beantworten zu können.

Stroke-Unit: Behandlung im Akutstadium

In diesem Kapitel können Sie sich über den Standardablauf auf der Station informieren. Wir beschreiben die Untersuchungsmethoden und Aufgaben der behandelnden Spezialistinnen und Spezialisten.

Die Akutbehandlung des Notfalls Schlaganfall wird in Deutschland, Österreich und der Schweiz nach den ersten Untersuchungen im Krankenhaus zunehmend und flächendeckend auf einer Intensivüberwachungsstation durchgeführt. Bei der sogenannten Stroke-Unit handelt es sich um eine Schlaganfall-Spezialstation, auf der die Patientinnen und Patienten wenige Tage behandelt werden.

Es konnte vielfach nachgewiesen werden, dass die Behandlung auf einer Stroke-Unit Leben rettet und die Folgen eines Schlaganfalls reduziert. Die Einrichtung dieser Stationen ist ein entscheidender Fortschritt zur Verbesserung der Akutbehandlung eines Schlaganfalls.

Während der belastenden Situation im Akutfall konnten Sie möglicherweise nur schwer einen klaren Gedanken fassen. Vielleicht erinnern Sie sich noch an Ihre eigenen Erfahrungen und haben im Nachhinein viele offene Fragen. Oder Sie konnten den Ihnen nahestehenden Menschen aus verschiedenen Gründen dort nicht besuchen. Zudem haben nicht alle Schlaganfallbetroffenen das Glück, auf einer Stroke-Unit behandelt zu werden.

Jetzt können Sie sich in Ruhe mit den Informationen auseinandersetzen. Sollten Sie noch einmal oder zum ersten Mal in diese Lage kommen, beschreiben wir Möglichkeiten, wie Sie Ihren Angehörigen oder Ihre Angehörige auf der Intensivüberwachungsstation unterstützen können.

Bevor wir aber ins Thema Stroke-Unit einsteigen, bieten wir Ihnen zunächst einen Überblick über die sechs möglichen Behandlungsstationen des Rehabilitationsmodells und seine Versorgungspfade nach einem Schlaganfall. Sie werden Ihnen in den folgenden Kapiteln, den verschiedenen Stationen des Behandlungsverlaufs, begegnen.

Das Phasenmodell der neurologischen Rehabilitation

Jeder Versorgungspfad ist in der Behandlungsweise und seiner zeitlichen Abfolge individuell auf die Patientin oder den Patienten abgestimmt. Der Verlauf der Behandlung hängt davon ab, wie es ihr oder ihm nach der Akutphase im Krankenhaus oder auf einer Stroke-Unit geht, genauer gesagt, welche Folgen sie oder er in welchem Ausmaß (Schädigung im Gehirn) davongetragen hat.

In den letzten Jahren konnten große Fortschritte in der Akutversorgung und Rehabilitation erzielt werden. Dennoch fehlt in der deutschen Regelversorgung eine umfassende Versorgungsstruktur. Eine multidisziplinäre, interprofessionelle und sektorenübergreifende Nachsorgebehandlung existiert bisher nicht flächendeckend.

Die Zusammenarbeit und Vernetzung reichen also noch nicht aus, um eine einheitlich gute Versorgungsqualität im chronischen Krankheitsverlauf sicherstellen zu können.

Bei den sechs Rehabilitationsphasen und den Stufen des klassischen Versorgungspfades handelt es sich folglich um Modelle, die nicht zwangsläufig auf alle Schlaganfallbetroffenen zutreffen.

Untersuchungen auf der Stroke-Unit

Auf der Stroke-Unit befinden wir uns im Rehabilitationsmodell in Phase A.

Falls möglich, kündigt der Rettungsdienst die Ankunft eines Menschen mit Verdacht auf Schlaganfall der Klinik an. Das hilft dem Behandlungsteam vor Ort, sich organisatorisch vorzubereiten. Das Grundprinzip ist, Zeit zu gewinnen, um schnellstmöglich die Therapie einleiten zu können.

Um die Frage zu klären, ob überhaupt ein Schlaganfall vorliegt und, wenn ja, wie ausgeprägt er ist, durchlaufen die Betroffenen in der Regel folgende Untersuchungen.

Das Phasenmodell

- Phase A des Modells ist die Stroke-Unit, also die Akutphase. Hier werden erste rehabilitative Schritte vorgenommen.
- Die neurologische Frührehabilitation erfolgt in Phase B. Sie umfasst die Behandlung im Krankenhaus unter Überwachung.
- Die weiterführende Behandlung und Rehabilitation erfolgt im Rahmen der Stabilisierungsphase C.
- Phase D beinhaltet die Anschlussheilbehandlung. Hier steht das Erreichen der Alltagskompetenz und der selbstständigen Lebensführung im Vordergrund.
- Phase E, die medizinisch-berufliche Rehabilitation und die Betreuungs- und Erhaltungsphase F mit dauerhaft unterstützenden Leistungen oder Langzeitpflege können parallel zueinander ablaufen.

Neurologische Untersuchung

In der Notaufnahme wird nach Erhebung der Vorgeschichte zunächst durch die körperliche Untersuchung geprüft, ob und welche neurologischen Störungen vorliegen. Dabei wird auch der Blutdruck gemessen und Blut für die notwendigen Laboruntersuchungen abgenommen.

Besteht der Verdacht auf einen Schlaganfall, wird ohne Zeitverlust als erste apparative Untersuchung eine Computertomografie des Schädels durchgeführt. Mit ihr kann die wichtigste Frage geklärt werden: Handelt es sich um einen Schlaganfall durch Blutmangel, also einen Hirninfarkt, oder um eine Hirnblutung?

Computertomografie (CT) und Kernspintomografie (MRT) mit Angiografie

Die Computertomografie (CT) verwendet Röntgenstrahlen. Sie ist eines der aussagekräftigsten Bildgebungsverfahren, um Organe, Blutgefäße und Knochen darzustellen. Durch Schichtaufnahmen des Schädels oder anderer Körperregionen können Schnittbilder angefertigt und als Röntgenbilder dargestellt werden. Die Untersuchung wird in einer offenen Röhre durchgeführt und dauert 10–20 Minuten. Sie ist die erste bildgebende Untersuchung nach einem Schlaganfall.

Die Kernspintomografie (Magnetresonanztomografie, MRT) ist ein vergleichbares Bildgebungsverfahren, das aber nicht mit Röntgenstrahlen, sondern mit einem Magnetfeld arbeitet. In der Diagnostik des Schlaganfalls ist die Kernspintomografie der Computertomografie in der Darstellung des Hirngewebes überlegen.

Eine MRT-Untersuchung dauert je nach Fragestellung 20–60 Minuten. Sie ist gefahrlos. Da eine MRT meistens in einer am Kopfende geschlossenen Röhre stattfindet, können Patientinnen und Patienten mit Platzangst auf Wunsch vor der Untersuchung ein Beruhigungsmedikament erhalten.

Im Rahmen einer CT oder MRT ist es möglich, durch das Verfahren der Angiografie auch die Blutgefäße im Halsbereich oder innerhalb des Schädels darzustellen und zu beurteilen. Die Hirngefäße werden mithilfe eines Kontrastmittels sichtbar gemacht, das in eine Vene am Arm gespritzt wird. Hierdurch kann eine Einengung (Stenose) oder ein Verschluss einer hirnversorgenden Arterie oder einer blutableitenden Vene erkannt werden.

Das Ärzteteam entscheidet dann, ob sie ein mögliches Blutgerinnsel medikamentös auflösen oder es mit einem speziellen Katheter entfernen. Wir beschreiben die als Thrombolyse oder Thrombektomie bezeichneten Verfahren im weiteren Verlauf (Seite 108).

Ultraschalldiagnostik (Dopplersonografie, Duplexsonografie)

Auf der Stroke-Unit werden Ultraschalluntersuchungen der hirnversorgenden Arterien durchgeführt. Mit der Dopplersonografie und Duplexsonografie lässt sich das Ausmaß einer Arteriosklerose an den Halsarterien darstellen, mit der transkraniellen Doppler- und Duplexsonografie abschnittsweise auch an den Hirnarterien. Mit diesen Verfahren kann die Geschwindigkeit der Blutströmung bestimmt werden.

Liegt eine Gefäßeinengung (Stenose) vor, kann sie operativ beseitigt oder durch eine

Gefäßstütze (Stent) behoben werden. Der Stent aus Metall oder Kunststoff hält dann das Gefäß offen.

Wesentliche Vorteile der Doppler- und Duplexsonografie sind, dass sie, wie keine andere Methode, zur Beurteilung der Blutströmung ungefährlich, schmerzlos und damit beliebig oft wiederholbar sind. Sie eignen sich daher besonders für Vorsorgeuntersuchungen zur Feststellung von Stenosen und Verschlüssen der hirnversorgenden Arterien, auch zu Verlaufsuntersuchungen zum Beispiel nach einer Gefäßoperation.

Herzuntersuchung

Eine weitere Frage muss geklärt werden: Schlägt das Herz unregelmäßig? Ist das der Fall, liegt eine Herzrhythmusstörung vor. Als Ursache haben wir das Vorhofflimmern im Kapitel »Was sind Risikofaktoren?« (Seite 22) schon vorgestellt.

Um herauszubekommen, ob die betroffene Person an solch einer Herzrhythmusstörung leidet, wird sie auf der Stroke-Unit dauerhaft an einen Monitor angeschlossen. Dieser misst den Blutdruck und den Puls. Außerdem kann so die Herzstromkurve, das Elektrokardiogramm (EKG), aufgezeichnet und eine Herzrhythmusstörung nachgewiesen werden.

Am wichtigsten ist zu klären, ob Vorhofflimmern mit der Gefahr der Abschwemmung von Blutgerinnseln in den Hirnkreislauf auftritt. Oft hält Vorhofflimmern allerdings nur über Minuten oder wenige Stunden an, wodurch der Nachweis erschwert wird. Dann sind wiederholte Langzeit-EKG-Untersuchungen oder der Einsatz eines Event-Recorders notwendig.

Blutuntersuchung

Zusätzlich werden nach einem Schlaganfall die wichtigsten Blutwerte bestimmt. So lässt sich feststellen, ob eine Stoffwechselstörung wie Diabetes mellitus, eine Erhöhung des Cholesterins, eine Blutgerinnungsstörung oder eine entzündliche Erkrankung vorliegen.

Mögliche Eingriffe nach der Ursachenfindung

Bestätigt sich der Verdacht eines Durchblutungsmangels durch eine Gefäßverstopfung, muss die Ursache beseitigt werden. Es gibt zwei erfolgreiche Verfahren in der aktuellen Schlaganfallbehandlung: die Lysetherapie und die Thrombektomie. Beide sind allerdings nur innerhalb kurzer Zeit nach dem Eintreten eines Schlaganfalls durchführbar. Auch das ist ein Grund, warum Ihr schnelles Handeln bei den ersten Anzeichen so wichtig ist.

Thrombolyse (Intravenöse Thrombolyse, Lysetherapie)

Ist eine Hirnarterie durch ein Blutgerinnsel verstopft, kann versucht werden, dieses durch ein Medikament aufzulösen. Das sogenannte Thrombolytikum wird in eine Vene gespritzt. Das Verfahren ist allerdings nur innerhalb der nächsten 4,5 Stunden nach Eintreten des Schlaganfalls möglich.

Thrombektomie

Diese neuroradiologische Methode ist inzwischen die wirksamste zur Behandlung von Hirninfarkten durch ein Blutgerinnsel. Sie kann bis zu 24 Stunden nach Auftreten des Schlaganfalls vorgenommen werden.

Bei der Thrombektomie wird das Blutgerinnsel mit einem speziellen Katheter aus der Hirnarterie entfernt. Unter Röntgensicht wird der Katheter, ausgehend von der Leistenarterie, durch das Blutgerinnsel in die verschlossene Hirnarterie geschoben. Das Blutgerinnsel wird herausgezogen. So kann das Blut wieder ungehindert in die zuvor nicht durchblutete Hirnregion fließen.

Die Stroke-Unit

Viele Krankenhäuser in Deutschland, Österreich und der Schweiz verfügen über eine Schlaganfallspezialstation. Auf der Stroke-Unit werden nach der Notfallversorgung überwiegend Schlaganfallpatienten und -patientinnen von einem spezialisierten Team neurologisch-intensivmedizinisch behandelt.

Durch die gezielte Behandlung und Betreuung sind die Überlebenschancen und die Chancen, mit geringeren Folgeschäden zu leben, deutlich gestiegen. Denn Komplikationen und das Auftreten weiterer Schlaganfälle (Rezidive) können so erkannt und nach Möglichkeit vermieden werden.

Behandlung auf der Schlaganfallspezialstation

Während der Akutbehandlung werden wiederholt neurologische Untersuchungen durchgeführt und die Vitalparameter Atmung, Herztätigkeit, Bewusstsein und Körpertemperatur überwacht. Liegen alle Ergebnisse vor, kann auch die medikamentöse Therapie beginnen oder fortgesetzt werden.

Frühzeitige Maßnahmen wie Physio- und Ergotherapie wirken den körperlichen Beeinträchtigungen der Betroffenen durch aktive und passive Bewegung entgegen. Fachkräfte der Logopädie arbeiten an möglichen Sprach- und Sprechstörungen oder Schluckstörungen.

Die meisten Patientinnen und Patienten bleiben drei bis sieben Tage auf der Stroke-Unit, danach erfolgt die Verlegung auf eine Allgemeinstation. Dort wird ihr Zustand weiterhin überwacht und die Folgen des Schlaganfalls behandelt. Einige Betroffene werden auch direkt in die Rehaklinik oder nach Hause entlassen.

Nach der Akutversorgung gibt es keinen einheitlichen Behandlungspfad. Wie es weitergeht, hängt von der Schwere der Hirnschädigung und den Folgen ab.

Wie können Angehörige die Betroffenen auf der Stroke-Unit begleiten?

Der Alltag auf dieser Intensiv-Überwachungsstation ist oft sehr unruhig und hektisch. Ihr Angehöriger oder Ihre Angehörige wird häufig untersucht und ist an Geräte und Infusionsschläuche angeschlossen. Diese Umgebung wirkt stark verunsichernd.

Alle diese Maßnahmen müssen ergriffen werden, um Betroffene bestmöglich behandeln zu können. Das ist für Sie wichtig zu wissen und besonders für die betroffene Person. Teilen Sie diese Tatsache mit ihm oder ihr.

Auch der ständige Wechsel von Zimmernachbarinnen und -nachbarn kann belastend sein. Neben Menschen mit einer TIA, die keine Beschwerden mehr haben, liegen oft schwer Betroffene mit Bewusstseinsstörungen und Unruhezuständen.

Der Anblick eines schwer kranken Menschen kann deprimierend sein. Es hilft daher, wenn Sie bei Ihrem Besuch beruhigend wirken. Ihre Anwesenheit kann Ihrem Angehörigen oder Ihrer Angehörigen helfen, sich wohler und sicherer zu fühlen. Bitte sprechen Sie mit dem Pflegepersonal ab, inwieweit und wie lange diese erwünscht ist. Mit guten Aussichten auf Besserung und Entlassung aus dem Krankenhaus können Sie nach Absprache mit dem Behandlungsteam Trost spenden.

Auf einer Intensivstation wie der Stroke-Unit sind Ärztinnen und Ärzte durch die Überwachung und Behandlung voll beansprucht. Leider bleibt kaum Zeit für Patientengespräche. Trotzdem plant das Team die weiteren Schritte der Behandlung und Nachsorge gemeinsam mit den Betroffenen und Angehörigen. Für ein ausführliches Gespräch steht Ihnen auf manchen Stationen eine Stroke-Nurse oder ein Schlaganfall-Lotse zur Verfügung. Diese speziell ausgebildeten Fachkräfte beantworten alle Fragen. So auch der Sozialdienst oder eine Infostelle am Krankenhaus.

Ein wichtiger Punkt in diesem Zusammenhang ist die Zumutbarkeit von Informationen und Gesprächen. Manche Menschen müssen erst den Schock des Schlaganfalls überwinden, bevor sie über die nächsten Schritte in ihrem Leben nachdenken können und wollen. Der emotionale und körperliche Zustand ist zum Teil sehr labil.

Sie können herausfinden, wozu die betroffene Person bereit ist. Ihre reine Anwesenheit auf der Intensivstation kann Angst lindern und Stabilität geben.

Spezialisierte Rehakliniken

Schwer betroffene Schlaganfallpatientinnen und -patienten haben direkt nach der Akutbehandlung einen hohen Bedarf an medizinisch-therapeutischen Maßnahmen und Intensivpflege. Zum Teil müssen sie beatmet werden. Wenn Sie sich noch nicht über die möglichen Auswirkungen eines Schlaganfalls auf das Bewusstsein informiert haben, können Sie das im Kapitel »Bewusstseinsstörungen« (Seite 92) nachholen.

Diese Patientinnen und Patienten gehen direkt nach der Akutbehandlung in die Phase B über. In einer spezialisierten Rehaklinik beginnt die neurologische Frührehabilitation mit intensiver Überwachung, medizinischer, physio- und ergotherapeutischer und logopädischer Behandlung.

Lebenswichtige, motorische, kognitive und psychische Funktionen werden therapiert. Falls nötig, steht die Wiederherstellung des Bewusstseins und kommunikativer Fähigkeiten im Vordergrund.

Wenn Ihr Angehöriger oder Ihre Angehörige sich nicht mehr mitteilen kann, bewusstseinsgestört oder aphasisch ist, braucht das Behandlungsteam eine stellvertretende Person. Sie kann den medizinischen Fachkräften und Pflegenden den mutmaßlichen Willen vermitteln.

Teams zur Behandlung von Schlaganfallbetroffenen

Die Tätigkeitsbereiche einiger Spezialistinnen und Spezialisten im Akutstadium haben Sie schon kennengelernt. Jetzt folgen ein paar weitere Informationen zum Berufsbild der Menschen, die im Krankenhaus für Ihren Angehörigen oder Ihre Angehörige sorgen.

Neurologie

Die Neurologie (altgriechisch neũron = Nerv) ist die Wissenschaft und Lehre von körperlich bedingten Erkrankungen des Nervensystems. In der Neurologie werden alle Erkrankungen und Verletzungen behandelt, die unser Gehirn, das Rückenmark und die Nerven betreffen. Fachärztinnen und Fachärzte für Neurologie haben in Deutschland auch eine Ausbildung in Psychiatrie. Das Spezialgebiet vaskuläre Neurologie behandelt Durchblutungsstörungen des Gehirns und Rückenmarks.

Im Krankenhaus sind sie neben den Untersuchungen auf der Stroke-Unit für neurologisch-psychiatrische Fragen zuständig und die Kontaktpersonen zur Aufklärung.

Neurochirurgie

Die sogenannte vaskuläre Neurochirurgie befasst sich mit Krankheiten der Hirngefäße und deren Behandlung. Dazu gehören Gefäßmissbildungen wie Aneurysmen und Angiome. Bei einer großen oder lebensbedrohlichen Hirnblutung wird die Schädeldecke geöffnet, um die Blutung zu entfernen.

Auch große Hirninfarkte können die teilweise Entfernung eines Schädelknochens erfordern, wenn durch eine Hirnschwellung (Ödem) der Druck im Schädel steigt. So können weitere lebensbedrohliche Schädigungen des Gehirngewebes verhindert werden. Oder es wird durch die Ventrikeldrainage (EVD) über ein spezielles Schlauchsystem Nervenwasser und/oder Blut nach außen abgeleitet, um den Druck zu senken.

Neuroradiologie

Die Neuroradiologie ist ein Spezialgebiet der Röntgendiagnostik (Radiologie). Das Arbeitsfeld der Fachleute in diesem Gebiet umfasst die Diagnostik und Therapie von Erkrankungen des Gehirns, des Rückenmarks und der Wirbelsäule.

Zu ihren Hauptaufgaben gehören die Röntgendiagnostik des Schädels und der Wirbelsäule sowie die Computertomografie (CT). Sie führen die Kernspintomografie des Schädels und der Wirbelsäule und die Gefäßdarstellung (Angiografie) durch.

Die sogenannte Interventionelle Neuroradiologie ist für Eingriffe wie die Thrombektomie zuständig. Ein wichtiger Therapiebereich ist zudem das sogenannte Ausstopfen (Coiling) von Aneurysmen. Hierdurch wird die Gefahr einer Subarachnoidalblutung reduziert.

Kardiologie

Fachärztinnen und Fachärzte für Kardiologie befassen sich mit der Diagnostik und Therapie von Erkrankungen des Herz-Kreislauf-Systems.

Für die Diagnostik und Therapie des Schlaganfalls ist die Kardiologie ein wichtiger Partner der Neurologie. Der häufige Zusammenhang zwischen Herzerkrankungen und Hirndurchblutungsstörungen erfordert oft die Mitbehandlung durch einen Herzspezialisten oder eine Herzspezialistin. Ein weiterer Grund sind die weitgehend identischen Risikofaktoren für Herz- und Hirninfarkte.

Kardiologen und Kardiologinnen erheben die Vorgeschichte der Betroffenen und untersuchen den aktuellen Zustand des Herz-

Kreislauf-Systems über Methoden wie das EKG oder einen Herzkatheter. Blutuntersuchungen sind eine weitere Maßnahme als Grundlage für eine Diagnose.

Gefäßchirurgie

Als Teilgebiet der Chirurgie legt sie ihren Schwerpunkt auf die Diagnose und Therapie von Erkrankungen des Gefäßsystems. Die Behandlungsfelder reichen von Aneurysmen bis hin zu arteriellen Blockaden, tiefen Venenthrombosen und venöser Insuffizienz.

Die Behandlung in der Gefäßchirurgie zielt darauf ab, die Durchblutung wiederherzustellen und die Funktion der betroffenen Gefäße zu verbessern. Fachärztinnen und Fachärzte der Gefäßchirurgie führen Behandlungsverfahren wie die Angioplastie, Stent- oder Bypassoperationen durch.

Unterstützungsangebote im Krankenhaus

Wie geht es nach dem Krankenhaus weiter? Diese Frage hören und lesen wir oft. Schon während des Aufenthalts Ihres Angehörigen oder Ihrer Angehörigen im Krankenhaus können Sie sich vom Sozialdienst unterstützen lassen. Ihre Kontaktperson hilft Ihnen dabei, die Entlassung zu planen und die weitere Versorgung zu organisieren. Sie erhalten Beratung in sozialen Fragen und zu anschließenden Rehabilitationsmaßnahmen.
Die Stroke-Nurse oder der Schlaganfall-Lotse helfen Betroffenen, mit den Folgen des Schlaganfalls umzugehen. Und sie zeigen ihnen, was im Alltag getan werden kann, um einen weiteren Schlaganfall zu verhindern.

Scheuen Sie sich nicht, das Entlassungsmanagement in Anspruch zu nehmen. Das ärztliche, das therapeutische Team und die Pflegekräfte können realistisch einschätzen, wie hoch der Pflegeaufwand nach der Entlassung aussehen wird. Sie dürfen Aufklärung zu Befunden und Erklärungen einfordern, auf denen die Einschätzungen der Ärztinnen und Ärzte beruhen. Fragen Sie auch nach, welche Hilfsmittel benötigt werden.
Auf dieser Basis können Sie sich überlegen, wie viel Unterstützung Sie bei der Pflege und Betreuung Ihrer oder Ihres Angehörigen leisten können.

Neurologische Reha

Nicht alle Schlaganfallbetroffenen können aus der Klinik direkt nach Hause entlassen werden. Viele Menschen brauchen nach der Akutversorgung eine Rehabilitation.

Die umgangssprachlich auch als Reha bekannte Maßnahme unterstützt Menschen dabei, eingeschränkte Funktionen und Fähigkeiten wiederherzustellen oder zu verbessern. Zur Bewältigung ihres Alltags und größtmöglicher Selbstständigkeit mit langfristiger Belastungs- und Leistungsfähigkeit werden verschiedene Therapien angewandt.

Generell soll durch die medizinische Reha der ursprüngliche Gesundheitszustand so gut wie möglich wieder hergestellt werden. Das individuelle Ziel ist natürlich immer abhängig von den Einschränkungen nach dem Schlaganfall und wie fit die betroffene Person vorher war.

Wie erfolgreich eine Reha verläuft, hängt außerdem sehr von der Motivation und Willenskraft eines Menschen ab. Solange Rehapotenzial besteht, lohnt es sich immer, die natürlichen Regenerationsprozesse des Gehirns professionell zu unterstützen und zu fördern. Nur so kann eines der Hauptziele der Rehamaßnahmen erreicht werden: Folgezustände, Verschlimmerungen und Behinderungen abwenden, beseitigen, mindern oder ausgleichen.

Eine Reha soll außerdem die Pflegebedürftigkeit eines Menschen verhindern und seinen Wiedereinstieg ins Berufsleben erleichtern. Auch aus wirtschaftlicher Sicht gelten die Grundsätze »Reha vor Pflege« und »Reha vor Rente«.

Eine neurologische Reha gehört zur Phase C des Versorgungspfads. Ist die betroffene Person selbstständig genug und kann sie sich mit Hilfsmitteln bewegen, geht sie in die Anschlussheilbehandlung der Phase D über.

Sie können Ihre Angehörige oder Ihren Angehörigen in dieser Phase auf viele Arten unterstützen. In diesem Kapitel erhalten Sie Informationen, die Ihnen bei der Auswahl der Rehaklinik und der Vorbereitung auf die Rehazeit helfen.

Wie lange dauert eine Reha?

Der Zeitrahmen, aber auch die Form einer Rehamaßnahme nach dem Schlaganfall hängen von vielen Fragen ab.

- Welche Hirnregion ist geschädigt?
- Wie schwer sind die Symptome?
- Hat die betroffene Person neben dem Schlaganfall weitere Erkrankungen und Risikofaktoren?
- Wie alt ist sie?
- Wie verlief die Akutbehandlung?
- Ist die oder der Betroffene motiviert und arbeitet mit dem Behandlungsteam der Einrichtung zusammen?

An einen Aufenthalt in der Rehaklinik kann sich eine längere ambulante Phase mit Behandlungen am Wohnort anschließen. Die Dauer der Reha kann zwischen zwei Wochen und mehreren Monaten liegen.

Organisation des Reha-Aufenthalts

Die Reha muss von ärztlicher Seite nach Abschluss der Krankenhausbehandlung vor der Verlegung aus dem Akutkrankenhaus beantragt werden. Mithilfe von Bewertungsbögen (Assessments), wie dem Frühreha-Barthel-Index, erfolgt eine medizinische Einschätzung, ob die Reha notwendig ist und dann eine Einordnung zur entsprechenden Phase B, C oder D. Die Einordnung orientiert sich unter anderem an folgenden Faktoren.

- Wie schwer sind die körperlichen, geistigen und seelischen Beeinträchtigungen?
- Wie beweglich ist die betroffene Person?
- Kann sie sich selbst versorgen?
- In welcher Lebenssituation befindet sie sich?
- Hat die Person ein höheres Alter und muss geriatrisch behandelt und betreut werden?

Die richtige Rehaklinik aussuchen

Jetzt gilt es, eine geeignete Klinik oder eine andere Einrichtung auszuwählen.

Um der betroffenen Person bestmögliche Heilungschancen zu gewähren, berücksichtigen die Ärztinnen und Ärzte, aber auch die Mitarbeitenden des Sozialdienstes, bestimmte Kriterien.

- Passt die fachliche Ausrichtung der Klinik?
- Wie viele medizinische und therapeutische Spezialgebiete arbeiten dort zusammen?
- Werden bestimmte Leistungen und Therapieformen angeboten, die die betroffene Person braucht?
- In welcher Klinik ist überhaupt für diese Patientin oder diesen Patienten zeitnah ein Therapieplatz verfügbar?

Legen Sie großen Wert darauf, dass sich die Einrichtung in der Nähe zum Wohnort befindet oder für Angehörige erreichbar ist? Haben Sie vielleicht schon Erfahrungen mit einer Klinik oder einem Behandlungskonzept gemacht?

In Deutschland ansässige Schlaganfallbetroffene können ihre Wunschklinik angeben, falls der Kostenträger die Deutsche Rentenversicherung ist. Das Onlineportal Meine Rehabilitation[36] listet alle Reha-Einrichtungen, die von der Deutschen Rentenversicherung betrieben werden oder mit ihr zusammenarbeiten.

Wenn Sie die Reha so reibungslos wie möglich beantragen und vorbereiten möchten, erhalten Sie wertvolle Unterstützung durch den Sozialdienst des Krankenhauses, die behandelnden Ärztinnen und Ärzte und externe Stellen wie die Krankenversicherung. Bei der Beratung erfahren Sie auch, welche Unterlagen für die Beantragung benötigt werden oder welche Wartezeit Sie möglicherweise bis zum Antritt der Reha überbrücken müssen.

Stationäre oder ambulante Reha?

Falls Ihre Angehörige oder Ihr Angehöriger durch die Folgen eines Schlaganfalls stark eingeschränkt ist, eignet sich eine stationäre Rehabilitation am besten, denn in einer Klinik wird sie oder er rund um die Uhr betreut und versorgt. Grundlegende Funktionen wie Blutdruck, Atmung und Blutwerte können so überwacht werden und Verhaltens- oder Orientierungsstörungen fallen durch die engmaschige Beobachtung schneller auf. Noch hilfebedürftige Patientinnen und Patienten werden durch Pflegefachpersonal betreut. Menschen, die nach dem Schlaganfall psychisch sehr labil sind oder Anzeichen einer Depression zeigen, werden durch eine Rund-um-Betreuung besser aufgefangen. Es kann durchaus sein, dass das nahe soziale Umfeld oder die Umgebung für Betroffene eine Belastung ist. In diesen Fällen sind die Genesungschancen im geschützten Raum der Klinik deutlich besser.

Die teilstationäre Reha wird in Einrichtungen in der Nähe zum Wohnort der Betroffenen ganztags durchgeführt. Die Nächte und Wochenenden verbringen sie zu Hause. Eine teilstationäre Reha bietet sich an, wenn keine intensive Pflege mehr notwendig ist. Voraussetzung ist, dass alltägliche Aufgaben wie Körperpflege, An- und Ausziehen, Essen und Trinken selbstständig erledigt werden können. Auf dem Weg in die Einrichtung lassen sich Transportdienste in Anspruch nehmen.

Erholt sich ein Mensch nach einem Schlaganfall schnell und ist er nur leicht beeinträchtigt, kommt eine ambulante Reha infrage. Für die Zeit der Behandlung wird die Einrichtung dann von zu Hause aus aufgesucht.

Kostenübernahme

Wie für die Akutbehandlung eines Schlaganfalls übernimmt die Krankenversicherung in Deutschland, Österreich und der Schweiz in der Regel auch die Kosten für weiterführende Rehabilitationsleistungen.

Die gesetzliche Krankenversicherung (GKV) ist in Deutschland dann zuständig, wenn das Hauptziel der Reha die Verbesserung des Gesundheitszustandes ist. Eine Behinderung mit Pflegebedürftigkeit soll vermieden oder eingeschränkt werden. Es kann sein, dass ein Beitrag selbst gezahlt werden muss.

Ob mit dem Krankenwagen, einem öffentlichen Verkehrsmittel oder dem eigenen Auto: Die Kosten für die An- und Abreise zu und von der Rehaklinik werden erstattet.

Geht es um den Erhalt und die Wiederherstellung der Erwerbsfähigkeit, finanziert in Deutschland die gesetzliche Rentenversicherung (GRV) eine Reha. Tritt ein Schlaganfall als Folge einer beruflich bedingten Erkrankung oder eines Arbeitsunfalls auf, übernimmt die gesetzliche Unfallversicherung (GUV) die Kosten.

Bei privat Versicherten hängt es vom Vertrag ab, in welchem Umfang die Kosten für Rehabilitationsleistungen von der Versicherung übernommen werden.

Informieren Sie sich bei den behandelnden Ärztinnen und Ärzten oder dem Sozialdienst über die gesetzlichen Bestimmungen in Ihrem Land.

Beantragung

Eine weiterführende Neuroreha ab Phase C muss beim Kostenträger vorab schriftlich beantragt werden. Schon während des Aufenthalts in der Akutklinik wird von den behandelnden Ärztinnen oder Ärzten gemeinsam mit dem Sozialdienst der Antrag gestellt. Sobald das Ende der Akutbehandlung oder der Frühreha absehbar ist, wird das Verfahren eingeleitet. Die Bearbeitungszeit der Krankenkasse kann ein paar Werktage dauern.

Sollte die Beantragung aus unterschiedlichen Gründen von zu Hause aus nötig sein, unterstützt Sie dabei die Hausarzt- oder Facharztpraxis.

Manchmal zeigen sich erst im Krankheitsverlauf Beeinträchtigungen wie kognitive Defizite oder Depressionen, die vor allem das Berufsleben erschweren. Durch Arbeitsunfähigkeit mangels Belastbarkeit kann es zu einer erneuten Krankschreibung kommen. Um die Erwerbsfähigkeit zu erhalten, kann eine weitere Reha sehr sinnvoll sein. Die Antragsstellung bei der zuständigen Rentenversicherung unterstützt der betriebsärztliche Dienst.

Die Abgrenzung der Zuständigkeiten von Kostenträgern kann im Einzelfall schwierig sein. Wenn Sie und die betroffene Person sich nicht sicher sind, ist das gar nicht schlimm. Der Reha-Antrag kann immer bei der Krankenkasse gestellt werden. Jeder Kostenträger ist gesetzlich verpflichtet, ihn zu prüfen und innerhalb von zwei Wochen an die zuständige Stelle weiterzuleiten.

Die Notwendigkeit der Reha wird vom medizinischen Dienst der Krankenkassen oder von betreuenden Ärztinnen und Ärzten begutachtet.

Je nach Leistung gibt es unterschiedliche Anforderungen und Formulare. Sie erhalten diese über die regionalen Beratungs- und Servicestellen der Kostenträger vor Ort oder können sie auf deren Webseiten herunterladen. Neben den Angaben der Kontaktdaten und der eigenen Beschreibung der Krankheitsfolgen gehört ein aktueller ärztlicher Befundbericht zu den Unterlagen.

Es kann vorkommen, dass die Genehmigung von Reha-Anträgen nicht reibungslos verläuft. Gründe für die Ablehnung ärztlich verordneter Rehamaßnahmen durch die Krankenkassen sind oft auf Sparmaßnahmen zurückzuführen. Betrifft das Ihren Angehörigen oder Ihre Angehörige, sollten Sie sich nicht scheuen, möglichst sofort einen Widerspruch bei der Kasse einzureichen.

Denn die langfristigen Behandlungskosten, die entstehen, wenn Betroffene nicht zeitgerecht behandelt werden, übertreffen die Kosten einer Rehabilitation.

Bewusste Vorbereitung auf die Reha

Nach den ersten Untersuchungen vor Beginn der Maßnahmen wird Ihr Angehöriger oder Ihre Angehörige mit dem Behandlungsteam alle persönlichen Ziele besprechen.

Um mit möglichst klaren Vorstellungen das Beste aus der Reha rausholen zu können, lohnt es sich, gemeinsam über die Ziele nachzudenken. Was soll sich konkret verbessern? In welchen Bereichen wünsche ich mir Veränderung?

Da Fortschritte während der Reha regelmäßig dokumentiert und die Therapiepläne angepasst werden, gibt es immer wieder Gelegenheiten, die Entwicklung neu zu re-

Fragen rund um die Reha

Was ist mein wichtigstes Ziel in der Reha?

Um diese Frage einzugrenzen, hilft es, wenn Sie Ihre Angehörige oder Ihren Angehörigen unterstützen, eine Bestandsaufnahme der aktuellen Situation zu machen.

- Wo sehe ich derzeit die größten Beeinträchtigungen?
- Was ist für mich die größte Hürde?
- Wie wirkt sich das im Alltag aus?
- Welche Lebensbereiche bedeuten mir am meisten?
- Was erhoffe ich mir in diesem Zusammenhang von der Reha?
- Was möchte ich konkret erreichen und wie?
- Wie sollte es nach der Reha sein?
- Wie kann ich das im eigenen Tempo und im Rahmen meiner Möglichkeiten schaffen?

Zusätzlich zu den Antworten können auch damit verbundene Gedanken, Gefühle und Ideen zusammengetragen werden. Wie wird es sein und sich anfühlen, wenn man es geschafft hat?

Durch das Aufschreiben prägen sich die Ziele noch intensiver ein. Ist das Schreiben durch Bewegungseinschränkung nicht möglich, kann auch die Diktierfunktion des Smartphones genutzt werden, oder Sie bieten sich als Schreibhilfe an.

Es hilft, die eigenen Ziele mit jemandem im vertrauten Umfeld zu teilen. Andere können einen daran erinnern oder bestärken. Selbsteinschätzung kann schon ohne einen Schlaganfall eine Herausforderung sein. Aber alle können sie lernen, um bewusste Entscheidungen zu treffen, die auch mit den persönlichen Vorstellungen und der Lebensrealität übereinstimmen. In Krisen hilft dieses Wissen, diese besser zu meistern.

Was möchte ich in der Reha lernen?

Meistens schaffen es Schlaganfallbetroffene erst in der Reha, sich wirklich mit ihrer Erkrankung auseinanderzusetzen. Noch sind viele Fragen zu den Folgen und Therapien ungeklärt. In dieser Phase ist unsicher, wie die Krankheit im Einzelfall verläuft.

In der Reha bekommt Ihr Angehöriger oder Ihre Angehörige Gelegenheit, offene Fragen zu klären und den eigenen Heilungsprozess wahrzunehmen. Hier bieten weitere Fragen Orientierung, die den behandelnden Profis in der Reha gestellt werden können.

- Wie sieht mein Gesundheitszustand aus und was bedeuten die Befunde?
- Welche Hilfsmittel gibt es, die meinen Alltag erleichtern?

flektieren. Nach der Entlassungsuntersuchung wird ein Abschlussbericht mit Empfehlungen für weitere Therapien erstellt.

Natürlich ist es für viele Betroffene nach einem Schlaganfall kaum möglich, sich über die Zukunft Gedanken zu machen. Zu groß ist das Chaos im Kopf, zu umfangreich sind die Informationen und Ereignisse, die von außen einwirken. Dazu kommen die Erschöpfung und die Sorgen, mit Beeinträchtigungen leben zu müssen.

Daher ist es zunächst wichtig, über alle administrativen und finanziellen Bedingungen rund um die Rehabilitation gut beraten zu sein. Wenn das Formale geklärt ist, können Sie in Ruhe und in kleinen Schritten eine Liste von Fragen beantworten. Das erstrebte Ziel sollte möglichst genau beschrieben werden, sodass man es sich gut vorstellen und einprägen kann.

Was tun bei langen Wartezeiten auf den Reha-Platz?

Der Prozess von Antragstellung, Bewilligung und Zuweisung eines Reha-Platzes kann sich über Wochen oder sogar Monate hinziehen. Dabei ist es gerade wichtig, so schnell wie möglich mit den Maßnahmen zu beginnen, um die Chancen auf Genesung zu erhöhen.

Die Wartezeit kann für Betroffene und ihr Umfeld frustrierend sein. Falls sich Ihr Angehöriger oder Ihre Angehörige in dieser Situation befindet, können Sie auf folgende Arten aktiv werden:

Bei der Beantragung schnell sein und konsequent bleiben: Der Antrag für die Rehaklinik sollte schnellstmöglich eingereicht werden. Verzögert sich die Antwort um mehrere Wochen, ist es ratsam, bei der zuständigen Stelle nachzuhaken.

Auf alternative Therapieangebote zurückgreifen: Manchmal sind die Wartezeiten von örtlichen Therapiezentren oder niedergelassenen Therapeutinnen und Therapeuten kürzer. Außerdem erhalten Betroffene bereits dort einen individuell auf sie zugeschnittenen Therapieplan. Sie können Ihre Angehörige oder Ihren Angehörigen bei der Recherche und Kontaktaufnahme unterstützen.

Eigenständig trainieren: Auch hier können Sie helfen. In der Wartezeit genauso wie nach der Reha. Einfache Übungen aus der Zeit im Krankenhaus lassen sich auch zu Hause täglich trainieren. Wie Ihre Unterstützung im Detail aussehen kann, erfahren Sie im Kapitel »Nach der stationären Behandlung« (Seite 120).

Digitale Lösungen begleitend nutzen: Mithilfe von digitalen Angeboten wie der myReha-App können diese Übungen und andere therapeutische Maßnahmen bedarfsgerecht und medizinwissenschaftlich gesichert in Eigenverantwortung durchgeführt werden. Achten Sie bei digitalen Lösungen auch aus Gründen der Datensicherheit darauf, dass diese ein CE-zertifiziertes Medizinprodukt sind.

Fachbereiche der Rehabilitation

Neurorehabilitation ist immer Teamwork. Das Team, mit dem Neurologinnen und Neurologen zusammenarbeiten, besteht aus Fachleuten aus den Gebieten Psychologie, Physio- und Ergotherapie, Logopädie und Ernährungsberatung. Krankenpflegekräfte und Sozialarbeitende leisten zusätzlich einen wertvollen Beitrag. Alle Teammitglieder befinden sich im ständigen Austausch miteinander.

Wir stellen Ihnen hier in alphabetischer Reihenfolge die wichtigsten Qualifikationen der beteiligten Berufsgruppen vor. Alle Beratungs- und Therapieformen können auch nach der Reha weitergeführt werden.

Ergotherapie

Nach einem Schlaganfall kann die Teilnahme am Alltag durch die verschiedenen

Beeinträchtigungen eingeschränkt oder unmöglich sein. Mithilfe ergotherapeutischer Maßnahmen wird die Selbstständigkeit wiederhergestellt oder verbessert. Feinmotorik, Wahrnehmung und Sensibilität werden trainiert und komplexe Störungen wie der Neglect oder eine Apraxie behandelt.

Rehapatientinnen und -patienten erhalten Anleitung und Hilfe bei der Selbstversorgung. Dazu gehören Körperpflege, Ankleiden und Essen, aber auch das Erledigen von Aufgaben im Haushalt wie Kochen und Putzen. Ausgerichtet auf den Beruf der Betroffenen werden bestimmte Fähigkeiten wie das Schreiben am Computer, Zeichnen oder das Bedienen von Maschinen geübt.

Ernährungsberatung

Zur Verhinderung eines erneuten Schlaganfalls steht die Behandlung von Risikofaktoren im Mittelpunkt. Dazu gehört auch die Umstellung auf eine gesunde Ernährungsweise und bei übergewichtigen Betroffenen eine Gewichtsreduktion.

Hier helfen Fachleute aus der Ernährungswissenschaft. Sie erfassen Ernährungsgewohnheiten und erstellen individuelle Ernährungspläne. Eine Diätassistenz passt die Beratung individuell an die Bedürfnisse an.

Logopädie

Schluckstörungen und Beeinträchtigungen der Sprache sind häufige und belastende Folgen eines Schlaganfalls. Die Logopädie beschäftigt sich mit der Diagnostik und Therapie dieser Störungen. Mithilfe spezieller Tests wird der Zustand der betroffenen Person geprüft. Darauf baut dann die Anleitung von Sprach-, Sprech- und Schluckübungen auf.

Physiotherapie

Durch gezieltes und konsequentes Üben nach einem Schlaganfall bessert sich die Beweglichkeit auch bei schwereren motorischen Störungen oft erheblich. Die Physiotherapie hat daran einen hohen Anteil. Sie dient der Behandlung von Bewegungsstörungen. Physiotherapeuten und -therapeutinnen behandeln Lähmungen und Koordinationsstörungen. Sie leiten Übungen an, um krankhaften Bewegungs- und Haltungsmustern oder einer Spastik vorzubeugen. Massagen und verschiedene Therapieformen wie Elektro-, Kälte-, Wärme- und Gangtherapie kommen zum Einsatz. Auch bei der Beschaffung von Hilfsmitteln sind sie kompetente Ansprechpersonen.

Die Rolle der Angehörigen

Egal, wo die Reha stattfindet. Als nahestehende Person sind Sie äußerst wichtig für die Betroffenen, den Verlauf und den Erfolg der Reha. Sie unterstützen emotional und moralisch, können Motivationsanreize schaffen, schneller Hürden und Bedürfnisse erkennen und Veränderungen feststellen. Für das professionelle Reha-Team sind Sie daher eine wichtige Kontaktadresse in der Informationsvermittlung.
Durch Ihre Vertrautheit mit den Betroffenen und die Teilhabe an Ihrem Alltag helfen Sie Behandelnden beispielsweise beim Finden der passenden Versorgung und geeigneter Hilfsmittel für die Zeit nach der Entlassung. Im Austausch mit den Therapeutinnen und Therapeuten erfahren Sie, welche Übungen auch für zu Hause geeignet sind und welche nach der Therapie unbedingt fortgeführt werden sollten.

Nach der stationären Behandlung

In der Rehabilitationsphase E geht es um die weitere Verbesserung oder Stabilisierung des Gesundheitszustands, der Selbstständigkeit und Lebensqualität.

Die Entlassung Ihres Angehörigen oder Ihrer Angehörigen aus der Klinik ist gut verlaufen. Möglicherweise hat er oder sie schon einen Reha-Aufenthalt hinter sich und ist durch die erfolgreiche Behandlung wieder in der Lage, in den Alltag zurückzukehren. An dieser Stelle ergeben sich viele Fragen für Betroffene und Angehörige. Denn der Übergang von der geregelten Unterstützung in der Akutphase oder der Rehabilitation nach Hause muss weitgehend selbst organisiert werden.

Manche Menschen kehren in dieser Phase in den Alltag und ins Berufsleben zurück. Für andere steht eine berufliche Reha oder eine stufenweise Wiedereingliederung in den Beruf an.

Die Auswirkungen des Schlaganfalls auf den Alltag können sehr unterschiedlich sein und viele Bereiche des Lebens betreffen. Wer und was Ihnen dann hilft, die Anforderungen zu bewältigen und den möglichst lückenlosen Übergang der Therapien zu sichern, ist nicht immer klar.

In diesem Kapitel sprechen wir Themen und Fragen an, die Angehörige erfahrungsgemäß bei der Nachsorge umtreiben. Wir zeigen Ihnen praktische und organisatorische Möglichkeiten zur Selbsthilfe, aber auch externe Unterstützungsangebote.

Gut organisiert in die Nachsorge

Die ersten Tage können für Sie herausfordernd sein. Wahrscheinlich kommen viele Fragen bei Ihnen auf, an die Sie im Vorhinein nicht gedacht haben. Da hilft eine gute Vorbereitung, noch während Ihr Angehöriger oder Ihre Angehörige sich im Krankenhaus oder in der Reha befindet.

Notfallplan für die ersten Tage zu Hause

Die Angst vor einem weiteren Schlaganfall begleitet viele Betroffene und Menschen, die ihnen nahestehen. Um mit mehr Sicherheit in die neue Situation zu gehen, bietet sich ein Plan an, auf den Sie im Notfall zurückgreifen können.

Ihre solide Kenntnis der Symptome, des FAST-Tests und ein umfassendes Erste-Hilfe-Wissen kann entscheidend sein. Am besten prägen Sie sich die Inhalte aus den Kapiteln »Wie erkenne ich einen Schlaganfall« (Seite 37) und »Notfallmaßnahmen« (Seite 98) gründlich ein. Sie können sich die wichtigsten Informationen in einem Dokument oder auf einem Zettel notieren, zu dem Sie schnell Zugang haben.

In Ihrer Reichweite sollten außerdem die Telefonnummern des Notrufs (112), des Krankenhauses, der Rehaklinik, des Sozialdienstes, des Pflegedienstes und aller behandelnden Arztpraxen liegen.

Fragen zur Orientierung bei der Organisation

Am besten überlegen Sie schon vor der Entlassung aus dem Krankenhaus oder der Rehaklinik, welche Themen Sie mit dem zuständigen Sozialdienst besprechen möchten.

Wenn keine Pflege notwendig ist, können Sie sich dabei an folgenden Fragen orientieren:

- Welche allgemeinärztlichen und fachärztlichen Praxen sind für die Nachsorge zuständig?
- Welche Therapien werden gebraucht, um die Folgen des Schlaganfalls weiterhin einzudämmen und die Fortschritte aus den Reha-Behandlungen stabil zu halten?
- Welche Medikamente müssen eingenommen werden und was gilt es zu beachten?
- Gibt es passende Selbsthilfegruppen in der Nähe?
- Welche Personen und Einrichtungen können mir sichere und individuell relevante Informationen geben?
- Welche Hilfsmittel werden zu Hause benötigt?
- Wo kann ich mir mit meinen eigenen Sorgen Unterstützung holen?

Daraufhin können Sie mit Ihren Recherchen und der Organisation beginnen.

Viele Fragen ergeben sich erst im gemeinsam gelebten Alltag. Es kommt sehr darauf an, wie sich der Zustand Ihres Angehörigen oder Ihrer Angehörigen entwickelt und wie er oder sie mit den Folgen und möglichen Veränderungen im Leben umgeht. Auch Ihre eigenen Bedürfnisse und Sorgen spielen natürlich eine wichtige Rolle.

Wir gehen detailliert auf alle Lebensbereiche und Möglichkeiten ein. In diesem und allen folgenden Kapiteln finden Sie etliche Tipps und Informationen zur alleinigen und gemeinsamen Bewältigung des Alltags nach dem Schlaganfall.

Neben der medizinischen Nachsorge widmen wir uns ausgiebig sozialen und psychischen Aspekten. Oft werden gerade diese unterschätzt und sind für viele Angehörige und Betroffene ein großes Thema.

Ärztliche Nachsorge

Zurück zu Hause übernimmt die weitere ärztliche Betreuung die Hausarztpraxis und meist auch eine Praxis für Neurologie oder

Kardiologie. Mit den behandelnden Ärztinnen und Ärzten können Möglichkeiten zur Verhinderung eines erneuten Schlaganfalls besprochen und wichtige Kontrolluntersuchungen durchgeführt werden. In regelmäßigen Abständen wird die medikamentöse Behandlung geprüft, ein eventuell weiterer Therapiebedarf festgestellt und Therapien entsprechend verordnet.

Wenn Sie nach einem Schlaganfall noch keine fachärztliche, neurologische oder internistisch-kardiologische Betreuung haben, lohnt es sich, selbst nach geeigneten Praxen in der Nähe zu suchen. Viele Betroffene bauen sich über die Zeit eigenständig einen Ärzte- und Therapeutenstamm auf. Ihm vertrauen sie und gehen mit dessen Hilfe einen erfolgreichen Weg nach dem Schlaganfall.

Es ist wichtig, lange Wartezeiten für Untersuchungstermine einzukalkulieren. Vereinbaren Sie rechtzeitig alle Termine. Viele Ärztinnen und Ärzte sind durch den Andrang, eine enge Taktung der Sprechzeiten und bürokratische Verpflichtungen am Limit.

Sie als nahestehender Mensch sind gerade am Anfang der Nachsorgephase der wichtigste Informant. Sie beobachten Veränderungen oder Risikofaktoren, die Ihr Angehöriger oder Ihre Angehörige nicht wahrnimmt oder verdrängt. Das können eine mögliche Schlafapnoe, eine aufkommende Depression oder auffällige kognitive Beeinträchtigungen sein. Fragen Sie ihn oder sie, ob es okay ist, wenn Sie den nächsten Arztbesuch begleiten. Falls nicht, können Sie mit sanftem Nachdruck dazu anregen, dass die betroffene Person Ihre Beobachtungen selbst in der Sprechstunde anspricht.

Medikamentöse Therapie von Risikofaktoren

Im Kapitel »Was sind Risikofaktoren?« (Seite 22) haben wir die vielen möglichen Risikofaktoren für den Schlaganfall beschrieben. Nicht selten liegen bei Betroffenen mehrere dieser Faktoren gleichzeitig vor. Eine konsequente medikamentöse Behandlung von Bluthochdruck, Diabetes mellitus oder Fettstoffwechselstörungen ist für sie lebenswichtig. Medikamente verhindern auch die Entstehung von Blutgerinnseln durch eine arteriosklerotische Gefäßerkrankung oder bei Herzrhythmusstörungen wie dem Vorhofflimmern.

An dieser Stelle verschaffen wir Ihnen einen Überblick, welche Arzneimittel in der medikamentösen Therapie vor allem der Risikofaktoren eingesetzt werden. Sie erfahren in Kurzfassung, wie welches Medikament wirkt und wofür es eingesetzt wird.

Tipps zur einfachen und richtigen Medikamenteneinnahme finden Sie im Kapitel »Medikamentöse Therapietreue unterstützen« (Seite 154). Dort erfahren Sie auch, warum gerade die Einhaltung der medikamentösen Therapie so wichtig ist und wie Sie dabei unterstützend mitwirken können.

Blutverdünner (Antikoagulantien)

Thrombozytenaggregationshemmer

Wenn wir aus einer Wunde bluten, verklumpen sich unsere Blutplättchen (Thrombozyten) und bilden mit anderen Gerinnungsfaktoren ein Blutgerinnsel, um die Blutung zu beenden. Diese Funktion ist bei der Wundheilung entscheidend, damit das Blut nicht über längere Zeit aus einer Wunde austritt.

Thrombozytenaggregationshemmer werden häufig zur Vorbeugung eines Schlaganfalls oder eines Herzinfarktes verordnet, wenn die Gefahr besteht, dass sich in arteriosklerotisch eingeengten Arterien Blutgerinnsel bilden.

Medikamente, die die Verklumpungstendenz der Thrombozyten behindern, sind zum Beispiel:
- Acetylsalicylsäure (ASS, Aspirin)
- Clopidogrel

Besondere Umstände erfordern in Einzelfällen für einen befristeten Zeitraum den Einsatz von zwei Thrombozytenaggregationshemmern. Dies wird als duale Plättchenhemmung bezeichnet.

Sie wird verordnet:
- nach einer Transitorischen Ischämischen Attacke (TIA)
- nach einem leichten ischämischen Schlaganfall
- bei hochgradigen Einengungen der Hirnarterien
- nach Implantation eines Stents in einer Halsschlagader oder einem Herzkranzgefäß

Mögliche Nebenwirkungen:
- eine verlängerte Blutungszeit oder erleichterte Bildung von Blutergüssen
- Blutungen wie Nasenbluten und Zahnfleischbluten
- Schleimhautentzündung des Magens oder Magengeschwür
- Hautausschläge
- Verdauungsstörungen (Übelkeit, Bauchschmerzen, Durchfall, Blähungen, Verstopfungen)
- Benommenheit, Schwindel
- Kopfschmerzen

Direkte orale Antikoagulantien (DOAK)

Ein großer Fortschritt in der Entwicklung von gerinnungshemmenden Medikamenten war die Einführung der sogenannten direkten Antikoagulantien. Sie können als Tablette eingenommen werden. Ihr wesentlicher Vorteil ist, dass im Normalfall keine Laborkontrollen zur Überprüfung ihrer Wirksamkeit vorgenommen werden müssen.

Hauptgründe für die Verordnung eines DOAK sind:
- die häufige Herzrhythmusstörung Vorhofflimmern zur Vorbeugung eines Hirninfarkts
- Beinvenenthrombosen
- eine Lungenembolie
- längere Bettlägerigkeit
- Operationen und OP-Nachsorge
- Herzklappenprothesen

Zu den Wirkstoffen gehören:
- Apixaban
- Dabigatran
- Edoxaban
- Rivaroxaban

und ihre entsprechenden Handelsnamen.

Mögliche Nebenwirkungen Die gerinnungshemmende Wirkung der DOAK ist umfangreicher, weshalb die allerdings seltene Gefahr einer spontanen Blutung in einem Organ des Körpers und generell die Blutungszeit vor der Gerinnung verlängert ist. Außerdem kommen vor
- Nasenbluten
- größere oberflächliche Blutergüsse (Hämatome)

Bei einer äußeren oder inneren Verletzung kommt die Blutung nur verzögert zum Stehen. Daher wird vor Verletzungen oder Stürzen gewarnt.

Indirekte Antikoagulantien
Das bekannteste Beispiel ist Marcumar, ein Vitamin-K-Antagonist, der vor Einführung der DOAK das Standardmittel zur umfassenden Blutgerinnungshemmung war. Ein Nachteil besteht in der Notwendigkeit, seine Wirksamkeit durch regelmäßige Blutuntersuchungen anhand des Quick-Wertes oder des INR-Wertes zu überprüfen.

Die Nebenwirkungen sind mit denen der DOAK vergleichbar.

Blutfettsenker

Medikamente zur Senkung der Blutfette gewinnen immer mehr an Bedeutung bei der Prävention von Herz-Kreislauf-Erkrankungen wie Schlaganfällen oder Herzinfarkten. Zu den wichtigsten Blutfetten zählen das Cholesterin mit seinen Fraktionen HDL- und LDL-Cholesterin, die Triglyceride und das Lipoprotein (a).

Warum die aufmerksame Beachtung der Blutfette im Zusammenhang mit dem Schlaganfall so wichtig ist, haben wir schon beim Risikofaktor Fettstoffwechselstörung im Kapitel »Was sind Risikofaktoren?« (Seite 22) erklärt.

Da erhöhte Cholesterinwerte durch die Umstellung der Ernährung nur sehr begrenzt gesenkt werden können, wird in vielen Fällen eine medikamentöse Therapie erforderlich.

Als fettsenkende Substanzen werden eingesetzt:

Statine
Gängige verschriebene Präparate sind:
- Atorvastatin
- Fluvastatin
- Lovastatin
- Pravastatin
- Rosuvastatin
- Simvastatin

Mögliche Nebenwirkungen Statine sind insgesamt sehr gut verträglich. Unabhängig von der Dosis lassen sich aber folgende Beschwerden beobachten:
- Magen-Darm-Probleme
- Kopfschmerzen
- Ausschläge

Bei einer höheren Dosierung:
- Leber- und Nierenschäden
- selten Muskelschmerzen
- extrem selten eine Auflösung der Skelettmuskulatur

Bei Muskelerkrankungen oder Lebererkrankungen darf man keine Statine einnehmen. Auch Schwangere und Stillende sollten darauf verzichten.

Grapefruitsaft und weitere Medikamente hemmen die Ausscheidung der Statine durch ein Enzym. Dadurch sind sie länger als nötig im Blut, wodurch sich ihre Wirkung erhöht. Auf den Saft der Frucht sollte daher verzichtet und alle möglichen wechselwirkenden Medikamente mit dem Arzt oder der Ärztin besprochen werden.

Natürliche Fettsenker wie roter Reis, Zitrusfrüchte, Sojaprodukte oder Omega-3-Fettsäuren können nach ärztlicher Absprache ergänzend eingenommen werden. Ihre Dosierung und Wirksamkeit sind allerdings noch nicht ausreichend erforscht.

Fibrate
Sie werden gelegentlich in Kombination mit einem Statin eingesetzt. Fibrate senken das nachteilige LDL-Cholesterin und erhöhen das förderliche HDL-Cholesterin. Blutfette werden abgebaut und die Neubildung von Cholesterin verhindert.

Zu den gängigen Wirkstoffen gehören:
- Bezafibrat
- Fenofibrat
- Gemfibrozil

Mögliche Nebenwirkungen
- sehr selten entzündliche Muskelerkrankungen
- Gallensteine
- erhöhte Nierenfunktionswerte

Ezetimib
Dieser Blutfettsenker behindert als Einzelsubstanz oder in Kombination mit einem niedrig dosierten Statin die Aufnahme von Cholesterin aus dem Dünndarm. Hierdurch gelangt weniger Cholesterin, das über die Nahrung aufgenommen wird, in den Blutkreislauf. Ezetimib gilt als sehr sicheres Medikament und wird sehr gut vertragen.

Blutdrucksenker (Antihypertensiva)
Als Hauptrisikofaktor für den Schlaganfall muss arterieller Bluthochdruck medikamentös mit speziellen Präparaten behandelt werden.

Zu den Antihypertensiva gehören neun verschiedene Wirkstoffgruppen mit unterschiedlichen Wirkungsweisen, Neben- und Wechselwirkungen und Gegenanzeigen. Meistens wird in der Therapie zunächst ein Wirkstoff eingesetzt, der gegebenenfalls mit einem anderen kombiniert wird.

Alltagstraining und ambulante Therapien

Nach Abschluss der Reha ist es wichtig, selbstverantwortlich die erlernten Übungen umzusetzen. Nur so können erreichte Erfolge stabil gehalten werden. Der Übergang vom strukturierten Tagesablauf im geschützten Raum der Rehabilitation in den Alltag ist für viele Betroffene eine Herausforderung. Es braucht Willensstärke und Unterstützung, sich ohne motivierende professionelle Betreuung im eigenen Umfeld aufzuraffen und konsequent die Therapieziele weiterzuverfolgen.

Therapien koordinieren
In Anpassung an den persönlichen Bedarf sollten daher zusätzlich zum eigenen Alltagstraining regelmäßige Behandlungstermine stattfinden. So können Fortschritte, aber auch Rückschritte im Genesungsprozess beobachtet werden.

Nach der Reha sind Physio- und Ergotherapie oder Logopädie wichtige Behandlungsbereiche, um die Folgen eines Schlaganfalls auf allen Ebenen in den Griff zu bekommen. Bei der Entlassung erhalten die Patientinnen und Patienten gewöhnlich eine Empfehlung, welche Therapien sie in welchem Umfang machen sollten.

Am besten klären Sie die Verschreibung der Maßnahmen in der zuständigen allgemeinärztlichen oder fachärztlichen Praxis.

Sie und Ihre Angehörige oder Ihr Angehöriger sollten genau wie bei den Kontrolluntersuchungen mit Hindernissen bei der Kontaktaufnahme und Terminvereinbarung rechnen. Kalkulieren Sie Überlastung, Personalmangel, Urlaub und Krankheit ein, wenn Sie Termine in den Therapiezentren ausmachen. Es bietet sich an, vorher klarzustellen, ob es Vertretungen gibt, um eine reibungslose Behandlung zu garantieren.

Regelmäßigkeit und Anpassung an individuelle Bedürfnisse können entscheidend für die positive Entwicklung von Schlaganfallbetroffenen sein. Eine vorausschauende Planung ist also wichtig.

Stellen Sie sich dem behandelnden Personal vor. Versuchen Sie, präsent zu sein, wenn Sie den Eindruck haben, gebraucht zu werden, und ziehen Sie sich rechtzeitig zurück, um die Privatsphäre Ihres Angehörigen oder Ihrer Angehörigen zu wahren.

Schon während Ihres Besuchs in der Rehaklinik können Sie die Therapeutinnen und Therapeuten bitten, bei den Übungen dabei sein zu dürfen. Probieren Sie diese dann doch einmal selbst aus. So lassen sich die Abläufe nicht nur leichter erklären, sondern auch die Wirkung am eigenen Körper nachempfinden.

Gemeinsam Übungsroutinen für zu Hause entwickeln

Wenn eine Routine aufgebaut und Fähigkeiten weiterentwickelt werden, helfen bestimmte Grundregeln. Wir haben ein paar Punkte zusammengestellt, an denen Sie sich bei der Etablierung eines Übungsrhythmus orientieren können. Auf diese Liste kann generell zurückgegriffen werden, wenn Sie nachhaltig neue Gewohnheiten einführen möchten.

Veränderung kommt mit der Anwendung im Alltag. Die Freude an dem Erlebnis selbst, das Vertrauen in den Prozess erfahren wir am wirksamsten, wenn wir Übungen körperlich und geistig in der Praxis anwenden. Dabei sind Wiederholung, Kontinuität und Flexibilität wichtig. Richten wir unsere Aufmerksamkeit auf den Moment des Erlebten, gelingt es, die Übungen bewusst auszuführen und wahrzunehmen.

Kleine, wenige und messbare Schritte sind die Basis für große Ziele. Am besten konzentrieren Sie sich auf eine Einschränkung, die verändert werden soll. Langsam, aber kontinuierlich und mit Geduld wird ein Thema, eine Bewegungsfolge oder eine Aktion in den Fokus genommen.

Formulieren Sie ein tägliches Ziel: Worauf konzentriere ich mich heute? Was will ich erreichen? So lassen sich auch kleine Veränderungen und Fortschritte besser wahrnehmen.

Zeit ist ein wertvolles Gut. Definieren und setzen Sie Prioritäten.

Spannung braucht Entspannung. Wenn wir Pausen machen, kann sich unser Körper regenerieren und Gelerntes verarbeiten. Etwas weniger forcierter Wille und Anstrengung bringen Leichtigkeit in unser Nervensystem.

Vertrauen Sie auf die Langsamkeit des Lernens. Vor allem für Schlaganfallbetroffene ist die Verarbeitung von Neuem im eigenen Tempo wichtig.

Ersetzt Neugierde den oft selbstauferlegten Leistungsdruck, können wir nicht nur langfristig, sondern auch schneller mit Lernerfolgen rechnen.

Fehlgeschlagene Versuche als Teil der Lernkurve zuzulassen, nimmt Druck aus der Sache. Dazu gehört es auch, innere Widerstände zu akzeptieren.

Das Gefühl von Dankbarkeit sendet positive Signale an unser Gehirn. Wir können uns bei unserem Körper für erreichte Fortschritte bedanken. Das gilt sogar für Warnzeichen, die uns aufmerksam machen, wenn sich krankhafte Veränderungen ankündigen. Fragen Sie sich: Für welche Fortschritte bin ich dankbar? Was kann ich feiern?

Jeder Mensch lernt anders. Wenn wir die verschiedenen Ausgangssituationen und Erfahrungswelten anerkennen, können wir Frustration vermeiden. Jeder Mensch hat bestimmte Neurokapazitäten, vor allem nach einem Schlaganfall. Manche sind am Morgen aufnahmefähiger, andere legen erst abends so richtig los. Um den eigenen Rhythmus zu finden, können Sie ausprobieren, wie wohl Sie sich mit bestimmten Übungen zu verschiedenen Tageszeiten fühlen.

Im Kapitel »Lebensgestaltung« (Seite 164) zeigen wir Ihnen viele weitere Tipps, mit denen eine Lebensstiländerung und das Aufbauen neuer Gewohnheiten leichterfallen.

Das psychische Wohl im Blick

Psychische Probleme werden besonders im Alltag nach einem Schlaganfall sichtbar. Ihr Angehöriger oder Ihre Angehörige muss die neue Situation mit den alten Anforderungen des Lebens bewältigen. Die Unterstützungsangebote des Krankenhauses und der Rehaklinik sind nicht mehr verfügbar. Und auch Sie müssen erst mit den Veränderungen zurechtkommen.

Emotional kann das für beide Seiten eine große Herausforderung sein. Daher ist es wichtig, für das psychische Wohl zu sorgen. Wir haben Ihnen in vorherigen Kapiteln schon einige Möglichkeiten vorgestellt. Im Kapitel »Ein Ereignis mit Folgen« (Seite 46) zeigen wir, wie das Leben nach dem Schlaganfall aus der Perspektive von Betroffenen aussehen kann, und im Kapitel »Seelische Störungen« (Seite 77) setzen wir uns ausführlich mit den psychischen Folgen eines Schlaganfalls und dem Umgang damit auseinander.

Psychotherapie

Falls Sie psychische Symptome wie ungewohnte Stimmungsschwankungen oder Antriebslosigkeit durch Ihre Zuwendung nicht beeinflussen können, sollten Sie sich zuallererst keine Vorwürfe machen. Manchmal reichen liebevolle Behandlung und Vertrautheit allein nicht aus.

Das liegt jedoch nicht an Ihnen, sondern am Ausmaß der psychischen Symptome, unter denen der Ihnen nahestehende Mensch leidet. Vor allem dann ist es sinnvoll, die betroffene Person vorsichtig und einfühlsam zu weiterführender professioneller Hilfe zu motivieren.

Denn Angehörige ohne psychologische Ausbildung können zwar Geborgenheit und Halt geben, stoßen aber bei bestimmten Themen an ihre eigenen Grenzen; vor allem dann, wenn eine schwere Depression, Lebensmüdigkeit und Selbstmordgedanken aufkommen. Ebenso, wenn sich Ihr Angehöriger oder Ihre Angehörige isoliert und für Sie unerreichbar wird. Eine ärztliche Beurteilung, medikamentöse Therapie, Psychotherapie oder psychiatrische Behandlung können dann erforderlich werden.

Krankenkassen übernehmen die Kosten für eine Psychotherapie, sobald seelische Probleme im alltäglichen und sozialen Leben sehr stark einschränkend wirken und der Leidensdruck groß ist. Eine psychotherapeutische Behandlung muss ärztlich verordnet werden. Detaillierte Informationen zur Organisation einer Psychotherapie finden Sie im Kapitel »Seelische Störungen« (Seite 77).

Die Angst vor einem weiteren Schlaganfall bewältigen

Wie kann ich jemandem die Angst vor einem weiteren Schlaganfall nehmen? Das ist eine Frage, mit der wir es in der Begegnung mit Angehörigen immer wieder zu tun haben. Vor allem, wenn die Ursache des Schlaganfalls unbekannt ist.

Wichtige Voraussetzungen zur Verhinderung eines erneuten Schlaganfalls sind:

- regelmäßige Arztbesuche und Kontrolltermine
- Therapietreue, vor allem bei der Einnahme von Medikamenten (siehe Kapitel »Medikamentöse Therapietreue unterstützen«, Seite 154)
- Wissensaufbau zur Vorbeugung eines Schlaganfalls und Anwendung des Wissens
- Bewusstsein, dass die Energie, die in die Angst investiert wird, Kraft fordert, die an anderen Stellen gebraucht werden könnte
- positiver Blick in die Zukunft

Selbsthilfegruppen

Ein weiterer Weg, mit den eigenen Ängsten und dem seelischen Schmerz klarzukommen, ist der Austausch mit Menschen, die ähnliche Erfahrungen gemacht haben. Diese Möglichkeit bieten Selbsthilfegruppen.

Im Gespräch lernen Betroffene, ihren Emotionen und Gedanken zur Situation nach dem Schlaganfall Ausdruck zu verleihen. Oft unterstützen die leitenden Personen auch bei der Kontaktaufnahme mit zuständigen Stellen und der Lösungssuche für individuelle Probleme. Generell hilft der Austausch mit anderen, sich weniger allein zu fühlen.

In Deutschland, Österreich und der Schweiz gibt es viele dieser Gruppen, die das Leben von Betroffenen und Angehörigen erleichtern. Sie können diese Möglichkeit ansprechen und bei der Suche nach einer geeigneten Gruppe in der Nähe helfen.

Mit den Folgen umgehen

Nach einem Schlaganfall sind Angehörige doppelt gefordert, mit den Veränderungen klarzukommen. Sie selbst müssen sich erst an die neue Situation gewöhnen. Gleichzeitig gilt es, zu lernen, mit den Gefühlen und Bedürfnissen des Menschen umzugehen, der Ihnen nahesteht. Wie können Sie jetzt die Unterstützung sein, die gebraucht wird? Da helfen allgemeine Verhaltensgrundlagen, an denen Sie sich orientieren können.

Loslassen

Manche Verhaltensweisen Ihrer Angehörigen oder Ihres Angehörigen mögen Ihnen zwar auf den ersten Blick unverständlich und verantwortungslos scheinen. Es hilft aber nicht, jemandem die Selbstverantwortung abzusprechen und Entscheidungen für die Person zu treffen.

Die Hilflosigkeit, die ein Mensch mit schweren gesundheitlichen Einschränkungen fühlt, wird durch Bevormundung eher verstärkt –

vor allem nach einem Schlaganfall, wenn die Aufmerksamkeit, Merkfähigkeit und Konzentrationsfähigkeit eingeschränkt sind.

Es kann passieren, dass Sie aus Angst um die Person mit schlimmeren Folgen drohen, wenn Medikamente nicht genommen oder risikoreich gelebt wird. Am Ende steht dann leider meistens Stress, mehr Angst oder Gegenwehr.

Die Herausforderung liegt im Loslassen, um aus dem Muster von Einforderung, Kontrollzwang und Vorwurf auszubrechen. Wenn Sie also spüren, dass Sie aus Sorge in solche Verhaltensmuster verfallen, versuchen Sie, Ihre Wahrnehmung, Gefühle und Bedürfnisse von denen des betroffenen Menschen zu trennen. Auch, wenn Sie sich ihm sehr nah fühlen. Am besten fragen Sie konkret, was er von Ihnen braucht, wo er Rat oder Unterstützung möchte. Und worüber er mit Ihnen reden möchte.

Allein die Gesprächsbereitschaft ist ein Signal. Sie ermöglicht der anderen Person, Entscheidungen aus sich heraus und in der eigenen Zeit zu treffen.

Zuhören

Es muss nicht immer gesprochen werden, um jemandem zu helfen. Wenn Sie vermitteln, dass Sie die Wahrnehmung und Wünsche einer anderen Person respektieren und bereit sind, einfach zuzuhören, kann das mehr bewirken als viele Worte. So wird der Mensch gehört und gesehen. Gefühle und Gedanken können wertfrei ausgelebt und verarbeitet werden.

Sie zweifeln Ihre Fähigkeiten als gute Zuhörerin oder guter Zuhörer an?

Hier ein paar Tipps, wie Sie sich im voll anwesenden und aufrichtigen Zuhören üben können:

- Konzentrieren Sie sich auf die Botschaft, die Ihr Gegenüber Ihnen zu vermitteln versucht.
- Dabei ist es wichtig, den eigenen Selbstwert von dem zu trennen, was Sie hören.
- Beschäftigen Sie sich während des Zuhörens mit der Formulierung von Antworten? Dann gehen Sie wieder zurück zum Gesagten.
- Mit Interesse in ein Gespräch zu gehen, hilft allen Beteiligten. Eine Person fühlt sich ernst genommen, die andere kann Neues erfahren.
- Lassen Sie Schweigen zu. Es hält Raum bereit für Reflexion und einfaches Miteinandersein.

Wie kommunizieren Sie als zuhörende Person?

Sie können Raum für jemanden schaffen und das über einladende Fragen oder Aussagen signalisieren:

- »Ich würde gerne wissen, was … (dir durch den Kopf geht).«
- »Bitte erzähl mir (mehr). Ich würde wirklich gerne wissen, was dich bewegt, wie es dir ergangen ist.«
- »Wie fühlt sich das an?«

Nehmen Sie es sich bitte nicht zu Herzen, wenn die andere Person Ihre Fragen nicht beantworten möchte.

Bedanken Sie sich für die Offenheit und Verwundbarkeit, die jemand zeigt:

- »Danke, dass du mir das mitteilst.«
- »Danke für dein Vertrauen.«

Motivieren

Natürlich ist auch ein gewisses Maß an Aktivität wichtig, wenn Sie den Heilungsprozess unterstützen möchten. Mit behutsamer Motivation zur regelmäßigen Teilnahme an den Therapien helfen Sie indirekt mit, Beeinträchtigungen zu verbessern oder eine Verschlechterung zu verhindern. Loben Sie auch kleine Erfolge, um die Eigenmotivation der Person hochzuhalten.

Klare Ziele und Grenzen helfen bei der Konzentration auf die Heilung. In der Reha werden diese Ziele formuliert. Sie können motivierend dafür sorgen, dass sie nicht aus den Augen verloren gehen.

Nicht zu unterschätzen ist dabei die positive Ausrichtung, besonders, um psychische Probleme nicht zu vertiefen. Daher ist es hilfreich, positive Aspekte in einem entsprechenden Wortschatz immer wieder in den Vordergrund zu rücken. Schwierige Themen und Bedürfnisse können so angesprochen werden, ohne in eine Negativspirale zu geraten, an deren Ende nur Frust statt Motivation oder Vertrauen steht. Eine illusionäre Hoffnung ohne Grundlage oder eine Beschönigung der Probleme ist damit natürlich nicht gemeint.

Motivierend können außerdem Alternativen sein. Wenn Ihre Angehörige oder Ihr Angehöriger mit den Übungen oder den Maßnahmen zu einer gesunden Lebensgestaltung nicht gut zurechtkommt, lohnt es sich, ihre oder seine individuellen Stärken und Vorlieben in den Blick zu nehmen. Schauen Sie dabei auch, welche Maßnahmen zur Besserung die betroffene Person aus eigener Motivation in Angriff nimmt und was gut funktioniert. So kann eine Therapie und die Veränderung von Gewohnheiten besser an die Persönlichkeit angepasst und motivierender gestaltet werden. Der Austausch mit behandelnden Therapeutinnen und Therapeuten hilft.

Zeigen Sie der betroffenen Person, dass Sie an ihre Fähigkeiten glauben und ihr den nötigen Mut auf dem Weg der Heilung zusprechen. Das baut auf.

Es ist verständlich, wenn Sie eine gewisse Unsicherheit spüren. Versuchen Sie, sich damit möglichst vor Ihrem Angehörigen oder Ihrer Angehörigen zurückzuhalten und tauschen Sie sich lieber mit anderen darüber aus.

Fortschritte und Veränderungen lassen sich festhalten. Falls Betroffene selbst dazu in der Lage sind, sollten sie dazu motiviert werden, alles im Heilungsprozess Wahrgenommene zu dokumentieren. Dazu gibt es schriftliche Möglichkeiten, Aufnahmen und die Nutzung barrierefreier Medien. Manchmal scheint der Zustand so unbefriedigend, da lohnt sich ein Blick auf alles, was sich schon zum Positiven verändert hat.

Beobachten

Um jemanden wirksam unterstützen zu können, hilft nicht nur Zuhören. Vor allem Menschen, die weniger reden oder ungern Probleme ansprechen, zeigen dennoch über ihr Verhalten oder ihren körperlichen Zustand, wenn etwas nicht zur Heilung beiträgt. Aus Scham vor Schwäche oder bestimmte Dinge nicht mehr tun zu können, kann eine Stärke an den Tag gelegt werden, die nicht existiert.

Achten Sie im Alltag auf die Person und beantworten Sie folgende Fragen:

- In welchen Situationen neigt er oder sie zur Selbstüberforderung?
- Nach welchen Aktionen wirkt er oder sie erschöpft und niedergeschlagen?

Mit diesem Wissen können Sie sanft eingreifen, wenn sich Ihre Angehörige oder Ihr Angehöriger übernimmt. Auch für das behandelnde Team können Ihre Informationen wertvoll sein, um therapeutische Maßnahmen anzupassen. Doch auch hier: Bitte bleiben Sie selbstkritisch. Es geht nicht um die Überwachung und Kontrolle der Person.

Konstruktiv mit Rückschlägen umgehen

Nach einem Schlaganfall kann es auf dem Weg der Besserung Entwicklungen geben, die Betroffene und ihre Angehörigen zurückwerfen. Wieder erworbene Fähigkeiten können nachlassen, die Blutwerte können sich verschlechtern. Aber auch die Ablehnung von finanziellen Hilfsmaßnahmen sind solche Beispiele. Das wegzustecken und weiterzumachen, erfordert viel Kraft.

Damit ein Rückschlag nicht zur Hoffnungslosigkeit wird, können folgende Leitlinien beim Umgang damit helfen:

- Eine objektive, neutrale Bewertung hilft, etwas, das nicht geklappt hat, als sachliches Ereignis wahrzunehmen.
- Nutzen Sie die Chance zum Neubeginn am besten sofort. Die Tendenz, in Passivität zu verfallen oder Aktivitäten herauszuzögern, kann uns lähmen.
- Sie entscheiden, wie Sie mit dem Rückschlag umgehen. Lassen Sie sich durch eventuelle demotivierende Bemerkungen anderer nicht entmutigen, es wieder zu versuchen.
- Schuldgefühle bremsen. Es ist wichtig, sich selbst zu vergeben, wenn man mal nachlässig war.

Fragen Sie sich:

- Wie spreche ich darüber und wie benenne ich den Rückschlag? Bin ich »gescheitert«, war es ein »Fehlschlag«? Oder ist es ein Fakt, der zwar schmerzhaft, aber auch eine Tatsache ist.
- Was könnte dazu geführt haben? Daraus ergibt sich die nächste Frage: Was kann ich tun, um einen weiteren Rückschlag zu vermeiden?

Gemeinsam und auf Augenhöhe Lösungen finden

Durch Ihr Verhalten können Sie dazu beitragen, dass es jemandem leichter fällt, die Beeinträchtigungen nach dem Schlaganfall zu akzeptieren und damit zu leben. Dafür ist es wichtig, in enger Absprache Lösungen zu finden, die der betroffenen Person am meisten helfen.

Sie können gemeinsam folgende Fragen beantworten und auf Basis der Antworten Ziele und Aktionen auf dem Weg dorthin definieren:

- Wo ist der Leidensdruck am höchsten?
- Welche Hürde müsste ich überwinden können, damit es einen Schritt weitergeht?
- Wobei brauche ich oder wofür wünsche ich mir Unterstützung?
- Was muss ich dafür tun?
- Wer und was könnte mir dabei helfen?
- Was traue ich mir selbst zu? Wofür kann und will ich Verantwortung übernehmen?
- Was kann ich gut? Welche Fähigkeiten und Stärken helfen mir bei der Alltagsbewältigung?
- Was motiviert, ermutigt und bestärkt mich?

Widerstandsfähigkeit durch den Schlaganfall

Sie sind gemeinsam durch schwere Zeiten gegangen, konnten neue Fähigkeiten und neues Wissen erwerben und anspruchsvolle Lebenssituationen meistern. Was Sie nach einem Schlaganfall aneinander entdecken und miteinander erleben, kann sich ungewohnt bis schmerzhaft anfühlen.

In den Gesprächen mit Betroffenen und Angehörigen wurde aber auch immer wieder erwähnt, dass sie sich nähergekommen sind. Manche sehen es also als Gelegenheit, miteinander persönlich und in der Beziehung zueinander zu wachsen.

Mit möglichen Reaktionen des Umfeldes umgehen

In unseren Gesprächen mit Angehörigen oder Betroffenen und den Analysen ihrer Erfahrungsberichte hörten und lasen wir immer wieder, mit welchen verletzenden Aussagen von Mitmenschen sie umgehen müssen. Vor allem die Beurteilung und Abwertung der Leistungsfähigkeit und des Aussehens können emotional sehr belastend sein. Es reicht schon, wenn der Gesundheitszustand nicht ernst genommen wird.

Da das auch ein Teil der Realität sein kann, sprechen wir es hier an und stellen Orientierungshilfen für einen souveränen Umgang damit vor.

Mit Unverständnis umgehen

Im sozialen Umfeld wird es Menschen geben, die kein Verständnis für die Bedürfnisse von Schlaganfallbetroffenen haben. »So schlimm kann es doch nicht sein.« »Sei doch froh, dass es gut gegangen ist.« »Das muss aber schneller gehen.«

Der erste Schritt ist es, diese Reaktionen zu verstehen, ohne sie zu entschuldigen. Viele Menschen kennen die Auswirkungen eines Schlaganfalls nicht oder können nicht gut mit Krankheit und Beeinträchtigung umgehen. Manchmal fehlt schlichtweg die Empathie. Wenn Sie das akzeptieren und neutral bewerten können, fällt es auch leichter, die Aussagen von sich selbst abzuspalten.

Proben Sie gemeinsam solche Situationen und schreiben Sie auf, wie Sie reagieren möchten. Grundsätzlich muss sich niemand rechtfertigen, aber Sie können versuchen, die neu entstandene Situation zu erklären. Es kann zu mehr Verständnis beitragen, wenn die Hintergründe der Beeinträchtigungen offen angesprochen werden – je nachdem, wie stark sich die betroffene Person fühlt und wie sie mit weiterem Unverständnis klarkommt. Die Frage ist: Wie wichtig ist es mir, für Klarheit in Bezug auf meine Krankheit zu sorgen und meine Bedürfnisse anzusprechen?

Beleidigungen begegnen

Das Verständnis hört bei Gemeinheiten und abwertenden Äußerungen auf. Hier ist es besonders wichtig, die abwertende Aussage von sich persönlich abspalten zu können. Die Aussage tut weh. Aber das Problem liegt bei der Person, die eine Beleidigung ausspricht. Auch hier ist die Frage: Wie wichtig ist mir in dieser Situation eine Antwort? Fühle ich mich emotional sicher genug, ruhig und entschlossen zu antworten oder kehre ich der anderen Person aufrecht den Rücken zu?

Barrierefreie Wohnung

Es gibt viele Möglichkeiten, mithilfe von Umbaumaßnahmen eine Wohnung an die Bedürfnisse von Menschen mit Behinderungen anzupassen. (Siehe hierzu auch unsere Empfehlungen auf S. 210.)

Stolperfallen sind nicht immer ersichtlich. Testen Sie die eigenen vier Wände gemeinsam, bevor Sie die ersten Maßnahmen ergreifen.

Hürden aus dem Weg schaffen

Auf eigene Faust können Sie einige Hindernisse und Gefahrenquellen ohne viel Aufwand allein beseitigen, indem Sie

- rutschfeste und flache Fußmatten einsetzen;
- Teppiche und Telefonkabel befestigen oder austauschen;
- täglich benutzte Dinge griffbereit platzieren;
- Garderobenlifte/Kleiderlifte im Kleiderschrank einbauen;
- Lichtschalter, Telefon und Notruf vom Bett aus bedienbar machen;
- in der Wohnung genügend Platz für größere Hilfsmittel wie ein Krankenbett schaffen;
- einen sicheren Ort für die Medikamente vorbereiten (zur Aufbewahrung von Medikamenten siehe Kapitel »Medikamentöse Therapietreue unterstützen«, Seite 154);
- eine Sitzmöglichkeit zur Verfügung stellen, die Ihre Angehörige oder Ihren Angehörigen im täglichen Leben integriert;
- Pinnwände zum Sammeln wichtiger Informationen vorbereiten.

Wohnumfeldverbessernde Maßnahmen

Die Grenzen zwischen der Einordnung als wohnumfeldverbessernde Maßnahme oder als Hilfsmittel sind fließend. Fest montierbare Stützgriffe zählen zu den wohnumfeldverbessernden Maßnahmen, mobile Griffe, bewegliche Rampen oder Badewannenlifter zu den Hilfsmitteln.
Als Faustregel gilt: Alles, was bewegt werden kann, ist keine wohnumfeldverbessernde Maßnahme.

Beratung vorab

Müssen größere Änderungen vorgenommen werden, erhalten Sie bei einer regionalen Wohnberatungsstelle Informationen über die Möglichkeiten und Finanzierung.

Mit einer Beratung steigen Ihre Chancen auf Finanzierungshilfen. Viele Sanitätshäuser bieten eine unverbindliche Wohnumfeldberatung an. Und für einen geringen monatlichen Beitrag unterstützen Sie Pflegedienste bei den Verordnungen und der Beschaffung von Hilfsmitteln.

Informieren Sie sich, in welchem Kostenrahmen sich die Zuschüsse in Ihrem Land oder bei Ihrer Versicherung bewegen. Prüfen Sie dabei, ob weitere Umbaumaßnahmen gefördert werden, wenn sich die Pflegesituation verändert.

Antragstellung

Bei der Antragstellung hilft es, der zuständigen Versicherung einen Kostenvoranschlag zu schicken. So haben Sie mehr Planungssicherheit, ob Ihnen der in Ihrem Land gesetzlich festgelegte Betrag erstattet wird.

In einem Brief beschreiben Sie kurz die geplanten Veränderungen und begründen die Baumaßnahme. Vor allem das Bedürfnis nach Selbstständigkeit und die erhebliche Belastung rechtfertigen die Notwendigkeit. Bilder von den betroffenen Räumen in Ihrem Zuhause veranschaulichen den Zustand.

Finanzierung und finanzielle Entlastung

In Deutschland sind barrierefreie Umbaumaßnahmen als außergewöhnliche Belastung von der Steuer absetzbar. Selbst, wenn die pflegebedürftige Person bereits einen Steuerfreibetrag hat. Auch ein Umzug kann als wohnumfeldverbessernde Maßnahme bezuschusst werden.

Für größere Umbaumaßnahmen gibt es spezielle Baudarlehen. In Programmen wie Altersgerecht Umbauen bekommen Menschen mit Wohnungseigentum oder die zur Miete wohnen, einen speziellen Kredit. Außerdem können Sie eine einkommens- und vermögensabhängige Eingliederungshilfe in Anspruch nehmen. Am besten informieren Sie sich bei Ihrem örtlichen Sozialhilfeträger über alle Möglichkeiten.

Hausnotrufsystem

Für Selbstständigkeit, Sicherheit und Selbstbestimmung bei Pflegebedürftigen sorgt ein elektronisches Meldesystem. Das Hausnotrufsystem ist mit einer Servicestelle verknüpft, deren Mitarbeitende rund um die Uhr für akute Fragen und Notfälle bereitstehen. Über einen Funksender, der um den Hals oder am Arm getragen werden kann, lässt sich ein Notruf auslösen. Die Kommunikation mit der Servicestelle erfolgt mithilfe einer Freisprechanlage.

Vorteilhaft ist, dass beim Hausnotrufsystem die wichtigsten Informationen zur pflegebedürftigen Person schon in der Notrufzentrale hinterlegt sind. So kann schnelle Hilfe organisiert werden. Je nach Fall werden dann Notkontakte, die Hausarztpraxis, der Pflege- oder Rettungsdienst informiert. Können Betroffene nicht mehr sprechen, wird automatisch Hilfe geschickt.

Wie bei den wohnumfeldverbessernden Maßnahmen, bietet sich eine umfassende Beratung zur Finanzierung eines Hausnotrufsystems an.

Mobilität wiedererlangen

Die meisten Menschen empfinden den Bewegungsspielraum mit Verkehrsmitteln als eine persönliche Freiheit. Oft ist er aber auch eine Notwendigkeit. Wie kommt man zum Kilometer entfernten Supermarkt oder zur Arbeitsstelle, wenn man nicht mehr Autofahren oder ohne Probleme in einen Zug steigen kann? Ein Fahrverbot oder die nicht behindertengerechte Ausstattung eines normalen PKW können eine gravierende Einschränkung sein.

Wir stellen Ihnen hier Lösungen vor, wie Ihr Angehöriger oder Ihre Angehörige die bestmögliche Bewegungsfreiheit im Auto wiederherstellen kann.

Fahreignung und Fahrtauglichkeit

Bevor Sie Maßnahmen wie den Umbau eines PKW angehen, muss klar sein, ob der oder die Betroffene überhaupt fahrtüchtig ist. Durch die körperlichen oder kognitiven Beeinträchtigungen nach dem Schlaganfall kann es für die fahrende Person selbst und andere Teilnehmende am Straßenverkehr gefährlich werden. Daher sollte fachärztlich geprüft werden, ob eine Fahreignung zum aktuellen Zeitpunkt besteht.

Die Erklärung der Fahrtüchtigkeit wird individuell abgewogen. Die Schwere der Beeinträchtigungen, die damit verbundenen Risiken und die Kompensationsmöglichkeiten entscheiden über die empfohlenen Maßnahmen.

Oft ist es nach einem Schlaganfall nicht mehr möglich, aktiv am Straßenverkehr teilzunehmen. Lähmungen, Orientierungsprobleme, Konzentrationsstörungen, Schwindel, epileptische Anfälle und sogar Persönlichkeitsveränderungen mit verminderter Selbsteinschätzung, all das sind Gründe, die auch längere Zeit danach für eine Empfehlung gegen das Fahren sprechen. Ein weiterer Grund kann die Einnahme von Medikamenten mit Nebenwirkungen wie einer eingeschränkten Reaktionsfähigkeit sein.

Überprüfung der Fahrtauglichkeit

In Deutschland, Österreich und der Schweiz ist ein Schlaganfall nicht meldepflichtig. Ob die Person in ein Fahrzeug steigt oder mit Umbaumaßnahmen für sicheres Fahren sorgt, liegt in der Verantwortung des Einzelnen. Der Führerschein muss bei Erklärung der Fahruntauglichkeit nicht abgegeben werden und wird nicht behördlich eingezogen. Von ärztlicher Seite besteht aber die Verpflichtung, über Risiken des Autofahrens nach einem Schlaganfall aufzuklären. Das wird dann in der Patientenakte festgehalten.

Fahren Betroffene trotz Fahruntauglichkeit und verursachen sie einen Unfall, kann es zu straf- und privatrechtlichen Konsequenzen kommen. Eventuell wird der Versicherungsschutz aufgehoben.

Für die Rückkehr auf die Straße sind folgende Wege möglich:

- Vorbereitung auf das Autofahren in der Reha, Ergotherapie und im Simulator-Training
- verkehrsmedizinisches Gutachten oder MPU (Medizinisch-Psychologische Untersuchung) mit neuropsychologischer Untersuchung
- Fahrprobe und Fahrverhaltensprobe
- private Dokumentation aller Gutachten und Atteste (verkehrsmedizinisches, neuropsychologisches und augenärztliches Gutachten)
- behördliche Anerkennung aller Gutachten mit offizieller Erlaubnis bei der Führerscheinstelle
- technische Prüfung nach Umrüstung des Autos

Wenn Schlaganfallbetroffene beruflich Fahrgäste transportieren oder einen LKW führen, erhalten sie nach einem Schlaganfall in der Regel keine Fahrerlaubnis mehr. Die Leistungsdefizite und/oder das Rückfallrisiko sind zu hoch. In besonderen Fällen und nach medizinischer Beurteilung können Berufskraftfahrerinnen und Berufskraftfahrer hinters Steuer zurückkehren.

Autoumbau

Genau wie der Wohnraum kann auch jedes Auto auf die individuellen Bedürfnisse ausgerichtet umgebaut und eingestellt werden. Alle Veränderungen sollten in den Fahrzeugpapieren dokumentiert werden.

Für einen erleichterten Ein- und Ausstieg gibt es folgende Möglichkeiten, die eingebaut werden können:

- Umsetzhilfe (eine zusätzliche Sitzfläche, die den Abstand zwischen Schwelle und Sitz verringert)
- Schwenksitz (ein Sitz, den man zum Einstieg hindrehen kann)
- Hubsitz (dieser Sitz lässt sich komplett aus dem Auto herausfahren.)
- Personenlift (ein Hebegurt, der die betroffene Person ins Auto befördert)

Wenn die Beine beeinträchtigt sind, können Gaspedal und Bremse von Hand bedient werden. Diese Möglichkeit ist aber auf Autos mit Automatikgetriebe beschränkt. Weitere Fahr- und Bedienhilfen sind elektronische Lenkhilfen oder Fußlenksysteme.

Voraussetzungen für die Förderung und Finanzierung von Umbaumaßnahmen

In Deutschland fördern die Deutsche Rentenversicherung und anteilig die gesetzliche Unfallversicherung oder die Agentur für Arbeit Umbaumaßnahmen für berufstätige Personen. Für Selbstständige oder Verbeamtete ist das Integrationsamt zuständig. Berentete Menschen mit einer Tätigkeit im Minijob oder Ehrenamt können sich an das Sozialamt wenden. In bestimmten Notlagen übernehmen Stiftungen eine Bezuschussung.

In Österreich liegt die Zuständigkeit bei der jeweiligen Landesstelle des Sozialministeriumservice (SMS) oder dem entsprechenden Sozialversicherungsträger.[37]

In der Schweiz übernimmt die Invalidenversicherung die Kosten.[38]

In jedem Fall ist es ratsam, die Anerkennung der Fahrtauglichkeit und Bezuschussung vor dem Umbau sicherzustellen.

Die Chancen für eine Förderung oder einen Zuschuss stehen gut, wenn

- eine langfristige Behinderung vorliegt,
- die Person laut einem Gutachten selbst Auto fahren kann oder gewährleisten kann, dass jemand anderes für sie fährt,
- das Fahrzeug für den Weg zur Arbeitsstelle, zur Kundschaft oder zum Ausbildungsort benötigt wird.

Zuschüsse für die Anschaffung eines Neuwagens erhalten Antragstellende, wenn

- Größe und Ausstattung an die Bedürfnisse der beeinträchtigten Fahrerin oder des Fahrers angepasst sind,
- weitere Umbaumaßnahmen mit verhältnismäßig geringem Aufwand durchgeführt werden können,
- beim Kauf eines Gebrauchtwagens, dessen Wert nicht unter 50 Prozent des Neuwerts liegt.

Zur optimalen Anpassung der Umbaumaßnahmen an die Bedürfnisse der beeinträchtigten Fahrerin oder des Fahrers sind drei Gutachten notwendig:

- medizinisches Gutachten
- Eignungsgutachten
- Gutachten nach § 11 der Fahrerlaubnisverordnung (FeV)

Bei einigen Automarken bekommen Schwerbehinderte beim Kauf eines Neuwagens Rabatt. Außerdem kann Kfz-Steuer gespart werden, wenn das Auto auf die beeinträchtigte Person zugelassen ist.

Damit sich Menschen mit Beeinträchtigungen wie Blasen- oder Mastdarmstörungen ungestört im Auto umziehen können, sorgen Abdunklungen für die nötige Intimität.

Es gibt Unternehmen, die sich auf den Fahrzeugumbau spezialisiert haben. Der ADAC stellt auf seiner Website eine Liste deutscher Unternehmen zur Verfügung.

Fahrdienste

Nicht allen Menschen steht nach einem Schlaganfall ein eigenes Auto zur Verfügung, um Arzttermine oder Therapiestunden, aber auch private Besuche wahrzunehmen. Für sie gibt es verschiedene Möglichkeiten, einen Fahrdienst in Anspruch zu nehmen.

Krankenfahrten

Von ärztlicher oder psychotherapeutischer Seite verordnete Fahrten zur ambulanten Behandlung oder Therapie durch einen Fahrdienst oder ein Taxi sind Krankenfahrten. Die Behandlung muss im Leistungskatalog der Krankenkasse aufgeführt sein. Termine, bei denen nur Verordnungen abgeholt oder Befunde besprochen werden, rechtfertigen keine Erstattung der Kosten, ebenso die Fahrt mit dem eigenen Auto.

Für Fahrdienste zur Tagespflege ist die Pflegekasse Kostenträger. Verordnet wird eine Krankenfahrt, wenn eine Schwerbehinderung, ein höherer Pflegegrad oder eine dauerhafte Mobilitätseinschränkung vorliegen.

Fahrdienste für private Fahrten

Damit Menschen mit eingeschränkter Mobilität Veranstaltungen oder Freunde besuchen können, stehen ihnen Fahrdienste von karitativen Einrichtungen, Kirchenverbänden oder spezialisierten Unternehmen zur Verfügung. In einigen Kommunen bieten ehrenamtliche Begleitdienste diesen Service kostenlos an.

Für berentete Menschen mit einem Schwerbehindertenausweis kann auch der private Fahrdienst finanziert werden. In den unterschiedlichen Bundesländern oder Kantonen gelten verschiedene Regeln. Sind ein Auto und Angehörige mit Führerschein vorhanden, entfällt der Anspruch.

Informieren Sie sich bei den zuständigen Sozialträgern. Die Inanspruchnahme von Krankenfahrten und privaten Fahrdiensten sollte so gut es geht im Voraus geplant werden.

Wiedereinstieg in den Beruf

Ob in Festanstellung, selbstständiger oder freiberuflicher Tätigkeit: Viele Menschen verbinden mit ihrer Arbeit nicht nur ein existenzsicherndes Einkommen. Im Rahmen ihres Berufs können sie etwas bewirken, sich entwickeln und mit anderen Beziehungen aufbauen. Ein Schlaganfall, der oft zu einer längerfristigen Arbeitsunfähigkeit führt, ist ein drastischer Einschnitt. Nur wenigen Betroffenen gelingt eine reibungslose Rückkehr in den Arbeitsalltag.

Herausforderungen bei der Rückkehr ins Berufsleben

Der Druck, den eigenen und familiären Lebensunterhalt sichern zu müssen, den geliebten Beruf aufgeben oder eine Position mit großer Erfahrung gegen eine Rolle mit weniger Qualifizierung eintauschen: Das sind alles Dinge, die durch die plötzlichen körperlichen, geistigen und psychischen Beeinträchtigungen infrage kommen. Eine Umschulung oder ein Arbeitsplatzwechsel sind Veränderungen, die zusätzlich zur Erkrankung verunsichern.

Schlaganfallbetroffene berichten, dass sie darunter leiden, ihre Beeinträchtigung verschleiern zu müssen. Vorzutäuschen, dass man wie zuvor sehen kann, die Feinmotorik an der Maschine beherrscht oder Inhalte genauso schnell versteht, kann problematisch werden. Die Gründe dafür sind meist Angst vor Verlust, Veränderung und dem Zeigen von Schwäche.

Vorgesetzten sollte daher eine Art Leitfaden zur Verfügung stehen, was sie beachten müssen und wie sie sich am besten verhalten, um die Wiedereingliederung für alle Beteiligten erfolgreich zu gestalten. Im Optimalfall bringen sich die Betroffenen selbst in ihre Einarbeitung ein und prüfen ehrlich, was sie schon wieder oder noch nicht leisten können. Ist eine berufliche Veränderung nötig, sollte offen darüber gesprochen werden.

Um die Auswirkungen eines Schlaganfalls auf die Arbeitsfähigkeit verständlicher zu machen, haben wir eine Liste von möglichen Beeinträchtigungen und ihre Auswirkung auf verschiedene berufliche Anforderungen zusammengestellt.

- Verminderte Konzentrationsfähigkeit und verkürzte Aufmerksamkeitsspanne bei Ausführung von praktischen Arbeiten, der Planung, der Kommunikation oder Erstellung von Inhalten. Im Falle einer Gedächtnisstörung können wichtige Aufgaben vergessen oder Lösungsansätze nicht konsequent durchdacht werden.
- Begrenzte Lernfähigkeit und Anwendung von Wissen. Beide sind in jedem Beruf notwendig.
- Eingeschränkte Kraft und Beweglichkeit bei körperlichen Aktivitäten wie Tragen und Heben.
- Orientierungsschwierigkeiten und Sehbeeinträchtigungen erhöhen das Risiko in Gefahrenbereichen oder beim Bedienen von verschiedenen Maschinen oder Fahrzeugen. Das eigenständige Fahren zum Kunden oder auf beruflichen Reisen kann zunächst ausgeschlossen sein.
- Sprachstörungen sind nicht nur ein Hindernis in der allgemeinen reibungslosen Kommunikation. Menschen, die schreibend mit Text arbeiten und Informationen lesend verarbeiten, haben durch die Ausdrucks- und Verständnisschwierigkeiten Probleme beim Erstellen, Erfassen und Verarbeiten von schriftlichen Inhalten.
- Schnelle Überforderung und Übermüdung erschweren Kundenkontakte und die zwischenmenschliche Kommunikation im Berufsalltag. Die verringerte Stresstoleranz oder Impuls- und Affektkontrolle können bei Besprechungen sehr hinderlich sein.

Zudem können sich im Arbeitsleben vor allem neuropsychologische und geistige Funktionsstörungen bemerkbar machen, die bisher nicht aufgefallen sind. Dazu gehören auch Persönlichkeitsveränderungen.

Was sich vorher im Umfeld der Reha oder im vertrauten Zuhause noch in Grenzen gehalten hat, wird durch die Herausforderungen des Arbeitsalltags sichtbar gemacht. Ein körperlich fitter Grundzustand kann täuschen. In diesen Fällen bieten sich weitere Rehamaßnahmen oder ambulante Therapien an.

Digitale Hilfsmittel können durch Benutzerhilfen unterstützend beitragen, aber auch durch die Menge an Informationen und Kommunikationsmöglichkeiten zur Überforderung führen. Letzteres gilt vor allem für nicht technikaffine Menschen.

Wann ist der richtige Zeitpunkt für den Wiedereinstieg?

Ein wichtiger Faktor beim Wiedereinstieg ins Berufsleben ist die Zeit. Für Selbstständige kann das aufgrund der finanziellen Einbußen und brachliegender Projekte oder geschlossener Geschäfte ein Grund sein, zu früh wieder einzusteigen und den Heilungsprozess dadurch zu verzögern. Aber auch Menschen in Anstellung sorgen sich bei einem zu langen Ausfall darum, ihren Job zu verlieren.

Die meisten Schlaganfallbetroffenen stellen selbst ihre Belastbarkeit infrage. Manche überschätzen sich allerdings, weil sie sich wieder fit fühlen, sehr leistungsorientiert sind und die Einschränkungen nicht wahrhaben wollen oder können. Oft werden weniger offensichtliche Folgen unterschätzt.

Wann Menschen nach einem Schlaganfall wieder arbeiten sollten, hängt von vielen Faktoren ab. In die Entscheidung sollten möglichst neben den Betroffenen auch Behandelnde, Angehörige und im Falle einer Anstellung der Arbeitgeber involviert sein. Es gibt keinen allgemeingültigen Zeitrahmen für den geeigneten Zeitpunkt.

Die ärztliche Prognose richtet sich nach der medizinischen Beurteilung der Voraussetzungen für den Wiedereinstieg. Dabei werden vor allem die Schwere und das Ausmaß der Hirnschädigung berücksichtigt. Aber auch psychische und soziale Umstände, das Arbeitsumfeld und die Chancen auf dem Jobmarkt sind wichtige Orientierungspunkte.

Im Optimalfall können die Fähigkeiten, Funktionen und Kompetenzen unter realen Bedingungen getestet werden. Die offene und professionelle Rückmeldung von Mitarbeitenden oder der Kundschaft und bewertbare Arbeitsergebnisse spielen neben der Eigenwahrnehmung die wichtigste Rolle. Eine zu optimistische kann genau wie eine zu zögerliche Einschätzung zu Nachteilen für die betroffene Person führen. Im einen Fall zu Überlastung und Überforderung, im anderen zu Selbstzweifeln.

Für eine bestmögliche Integration sind also Selbstkritik und Objektivität nötig. Möglichkeiten für die Zukunft anzusprechen, gibt den Betroffenen eine Perspektive.

Es kommt immer wieder vor, dass ein Wiedereinstieg nach ein paar Wochen abgebrochen werden muss und mehrere Anläufe benötigt werden, bis die Rückkehr ins Berufsleben gelingt. Dies sollte allen Beteiligten bewusst sein.

Außerdem kann das Berufsleben ein ausschlaggebender Stressfaktor für Betroffene sein. Unzufriedenheit mit dem Job oder Belastungen durch das Arbeitsumfeld und natürlich ein Beruf, der hohe emotionale und körperliche Widerstandsfähigkeit voraussetzt, können nicht nur den Prozess der Wiedereingliederung, sondern auch allgemein die Genesung gefährden. In solchen Fällen bietet sich psychotherapeutische Hilfe oder sogar eine komplette Veränderung als Neuanfang an.

Für Selbstständige kann der Schlaganfall einen Wechsel in eine Festanstellung bedeuten. Der Übergang von einer empfundenen Unabhängigkeit in eine Abhängigkeit kostet oft gerade diese Menschen eine hohe Überwindung, auch wenn ein risikoreicher Status durch einen möglicherweise sicheren, geregelten getauscht wird.

Unterstützungsangebote zur Wiedereingliederung

Betriebliches Eingliederungsmanagement (BEM): Die gesetzlichen Regelungen des BEM ermöglichen eine stufenweise Wiedereingliederung. Sie kann schon während der Reha eingeleitet oder im Austausch mit dem Arbeitgeber geplant werden. Im Rahmen der Maßnahme kann auch geprüft werden, ob Arbeitsanpassungen oder der Einsatz von Hilfsmitteln möglich wären. Auch längerfristige Teilzeitmodelle sind eine Option.

Medizinisch-berufliche Reha: Es gibt bestimmte Rehamaßnahmen, die ihren Behandlungsschwerpunkt auf arbeitsbezogene oder tätigkeitsorientierte Aspekte legen. Die Arbeitsbelastung wird erprobt und gezielt mit Ergotherapie und berufstherapeutischer Begleitung trainiert.

Teilerwerbsminderungsrente: Eine Teilerwerbsminderungsrente kann bei der Rentenversicherung beantragt werden. Mit einem begrenzten Zuverdienst kann die Rente aufgestockt werden. Für detaillierte und individuelle Informationen zur Beantragung ist die Rentenversicherung der richtige Kontakt.

Integrationsfachdienst: Der Integrationsfachdienst zeigt Menschen mit körperlichen und geistigen Einschränkungen Möglichkeiten, wie sie weiterhin ihrer eigentlichen oder einer neuen Tätigkeit nachgehen können. Und er vermittelt zwischen Betroffenen und deren Arbeitgebern.

Halt bei der Rückkehr in den Beruf geben

Sie können Ihren Angehörigen oder Ihre Angehörige bei der Entscheidungsfindung unterstützen, indem Sie bei einer schwierigen Wiedereingliederung emotionale Sicherheit geben und gleichzeitig versuchen, realistisch zu bleiben.
Motivieren Sie ihn oder sie, alle möglichen Maßnahmen wie eine verlängerte Reha oder eine ambulante Therapie wahrzunehmen und zu Hause Fähigkeiten zu trainieren. Wichtig sind weiterhin Ruhe, Erholung und die Verarbeitung des Schlaganfalls.

Persönliche Voraussetzungen zum beruflichen Wiedereinstieg

Folgende Punkte sind besonders wichtig. Sie können versuchen, Ihre Angehörige oder Ihren Angehörigen dahingehend zu fördern.

Selbstsicherheit im Umgang mit der Krankheit lernen: Für die Integration in alle Bereiche des Lebens nach einem Schlaganfall sind die Verarbeitung, Akzeptanz und das Verständnis für die Krankheit entscheidend. So auch im Beruf. Das passiert nicht von heute auf morgen. Manchen gelingt es, sich schneller an die neuen Umstände anzupassen, andere brauchen wesentlich länger dafür.

Achtsamkeit und Gesundheitskompetenz entwickeln: Es hört sich für viele absurd an, aber bei der Wiedereingliederung sollte nicht die höchste Leistungsfähigkeit im Vordergrund stehen. Weder Verausgabung noch Unterforderung sind hilfreich. Betroffene müssen lernen, wie sie den Anforderungen

Offene Kommunikation mit Arbeit- und Auftraggebern

Je mehr Verständnis für die Situation von Schlaganfallbetroffenen da ist, desto besser funktioniert die Rückkehr ins Berufsleben. Das kann durch eine möglichst offene Kommunikation erreicht werden. Was ist passiert und was ist im Moment nicht leistbar?

Viele Betroffene verschweigen die Krankheit und ihre Folgen aus Gründen der Intimität und der Scham. Oft haben sie Angst, als schwach und nicht leistungsfähig wahrgenommen zu werden und deshalb langfristig die Position, den Job, den Auftrag oder die Kunden zu verlieren. Leider kann auch Offenheit genau zu diesen Verlusten führen.

Doch ist das Arbeitsergebnis durch die eingeschränkte Leistungsfähigkeit in seiner Qualität gefährdet, können Termine nicht mehr eingehalten werden und der Grund dafür wird verschwiegen, kann ein Vertrauensbruch entstehen. Und der wirkt sich nachhaltig viel negativer aus als Offenheit.

Soloselbstständige können kompetente Kolleginnen und Kollegen empfehlen und so beweisen, dass sie mit den Projekten ihrer Auftraggeber professionell umgehen. Mit vertrauten Kontakten im Netzwerk lassen sich eventuell Provisionen vereinbaren, um den finanziellen Verlust zumindest etwas auszugleichen. Wenn möglich, lassen sich Termine verschieben.

Arbeitgeber und Auftraggeber sollten immer die Chance haben, voll informiert reagieren zu können. Sie können Ihre Angehörige oder Ihren Angehörigen ermutigen, diese Offenheit zu zeigen und auch dabei unterstützen, mit negativen Folgen umzugehen.

mit gleichzeitigem Bewusstsein für ihre Genesung oder ihre gesundheitliche Stabilität begegnen können.

Geduld mitbringen: So schwer es auch scheinen mag. Zeit ist ein entscheidender Faktor für die Genesung und Anpassung an die neuen Lebensumstände. Mit einer druckvollen Herangehensweise werden die Beeinträchtigungen nur verschlimmert und die Erholung verzögert.

Erwartungshaltung runterschrauben: Was früher noch leicht von der Hand ging und einen großen Teil des Lebens oder der Persönlichkeit ausgemacht hat, muss nach einem Schlaganfall oft verabschiedet werden. Für viele ist es schmerzlich, an die Vergangenheit zu denken und Verluste zu akzeptieren. Das ist ein normaler Trauerprozess, der zugelassen werden sollte. Allerdings hilft es nicht, im Schmerz zu versinken.

Sie können beim Blick in die Zukunft unterstützen. Was ist jetzt möglich? Welche Talente lassen sich neu oder vielleicht sogar wieder entdecken? Was kann ich weiter tun, um meine alten Fähigkeiten langsam zu trainieren?

Der innere Erwartungsdruck hat viel mit der äußeren Erwartung zu tun, welche anerkennenswerten Leistungen eine Person erbracht und was sie erreicht hat. Manchmal hilft es, sich von diesen Wertvorstellungen zu lösen und in sich zu gehen, was einem persönlich wichtig ist und wie man den neuen Lebensabschnitt gestalten kann.

Arbeitsunfähigkeit

Dauert die Krankschreibung nach einem Schlaganfall länger an, kann es sein, dass die zuständige Krankenkasse beim Medizinischen Dienst (MDK) ein Gutachten beantragt. Bei der Prüfung werden der gesundheitliche Zustand der Betroffenen und ihre Arbeitsfähigkeit untersucht.

Für ein möglichst realistisches Ergebnis sind detaillierte Befundberichte wie der Arztbrief oder der Reha-Entlassungsbrief hilfreich. Darin sollten Fähigkeiten, Kraft und Beweglichkeit genauso wie die beeinträchtigten Funktionen beschrieben werden. Genaue Angaben zur körperlichen Belastung und Konzentrationsfähigkeit sind wichtig.

Werden Arbeitsunfähigkeit oder ein gesundheitliches Risiko durch zu frühe Wiederaufnahme der Arbeit bescheinigt, kann die Krankenkasse über den MDK weitere Rehamaßnahmen oder den Antrag auf Erwerbsminderungsrente bei der Rentenversicherung anfordern. Betroffene selbst können um eine fachärztliche Einschätzung bitten.

In Deutschland unterstützt der Sozialverband VdK vor Ort und im Internet beratend und mit juristischem Beistand.

Finanzielle Unterstützung bei Arbeitsunfähigkeit

Arbeitsunfähigen Menschen in Festanstellung stehen nach einem Schlaganfall folgende Leistungen zu:

- 100 Prozent Lohnfortzahlung durch den Arbeitgeber im gesetzlich festgelegten Rahmen
- Übergangsgeld während der Reha-Maßnahmen
- Krankengeld bei längerer Arbeitsunfähigkeit im gesetzlich festgelegten Rahmen
- Erwerbsminderungsrente bei dauerhafter Arbeitsunfähigkeit

Der Arbeitgeber muss sofort über die Arbeitsunfähigkeit informiert werden und eine entsprechende ärztliche Bescheinigung erhalten.

Auch für Selbstständige und freiberuflich Tätige gibt es Möglichkeiten, ihren Verdienstausfall zu kompensieren. Allerdings steht ihnen die anfängliche Lohnfortzahlung nicht zu. Je nach Wahltarif, der mit der Krankenversicherung abgeschlossen wurde, beginnt die Krankengeldzahlung an einem bestimmten Tag nach dem Ausfall, ohne vorzeitigen Tarif erst nach sieben Wochen. In der Schweiz gilt die Auszahlung von Krankengeld nur für freiwillig Versicherte einer Krankentaggeldversicherung.

Künstlerisch, kreativ und journalistisch tätige Menschen sind in Deutschland über die Sozialversicherung der Künstlersozialkasse (KSK) für den langfristigen Krankheitsfall abgesichert. In der Krankheitsphase entfallen die Beiträge zur KSK. Anträge auf Krankengeld sind bei der Krankenkasse direkt zu stellen.

Ist der Wiedereinstieg ins Berufsleben nicht mehr möglich, kann eine Berufsunfähigkeitsversicherung Selbstständige vor dem finanziellen Ruin schützen. Versicherte Betroffene erhalten dann eine monatliche Berufsunfähigkeitsrente (BU-Rente).

Auch wenn Themen wie Altersvorsorge und Arbeitsunfähigkeit gerne ausgeblendet werden, sollten gerade Menschen, die sich für eine Selbstständigkeit entscheiden, sich möglichst früh mit dem Thema Vorsorge im Krankheitsfall auseinandersetzen.

Vor der Beantragung hilft eine fachkundige Beratung, um mögliche Stolpersteine im Vorfeld vermeiden zu können.

Heil- und Hilfsmittel

Schlaganfallbetroffene haben nach der Reha Ansprüche auf Heilmittel, und zwar oft in größerem Umfang, als sie selbst, Ihre Angehörigen und sogar die behandelnden Ärztinnen und Ärzte wissen. Heilmittel sind therapeutische Maßnahmen, um die Heilung einer Erkrankung zu unterstützen. Zu den gängigen Therapien nach einem Schlaganfall zählen Physiotherapie, Ergotherapie und Logopädie.

Sprechen Sie die Krankenkasse frühzeitig darauf an, welche Kosten in welchem Umfang übernommen und welche Leistungen gewährt werden. Dafür gibt es spezialisierte Abteilungen, von denen Sie kompetent beraten werden. Je genauer Sie die medizinische Gesamtsituation schildern können, desto zielgerichteter kann Ihnen Auskunft erteilt werden.

Verschreibung von Heilmitteln

Niedergelassene Ärztinnen und Ärzte können nicht unbegrenzt Medikamente und Therapien verschreiben. Sie haben ein Budget zur Verfügung, durch das eine Überlastung der Krankenkassen und der Beitragszahlenden verhindert werden soll. Außerdem können sie nur Therapien und Medikamente verordnen, die ihre Patientinnen und Patienten wirklich brauchen und deren Wirksamkeit eindeutig belegt ist.

In Deutschland wird das Budget pro Patientin oder Patient von den Kassenärztlichen Vereinigungen vorgegeben. Es ist vom Alter der behandelten Person und der ärztlichen Fachrichtung abhängig. Wird zu viel verordnet, kann es sein, dass die Ärztin oder der Arzt die entstandenen Mehrkosten selbst tragen muss. Das erklärt die eventuelle Übervorsicht, der Sie vielleicht begegnen.

Der Gemeinsame Bundesausschuss legt fest, welche Krankheiten unter den »besonderen Versorgungsbedarf« fallen. Nach einem Schlaganfall können Betroffene unabhängig von der Schwere der Beeinträchtigung ein Jahr lang intensiv mit der entsprechenden Therapie versorgt werden. Danach unterliegt die Verordnung wieder dem ärztlichen Budget.

Eine Hemiparese, Hemiplegie oder eine vaskuläre Demenz, Gangstörungen und Schwindel können ab dem 70. Lebensjahr auch unabhängig vom Budget therapiert werden. Weitere Sondergenehmigungen gelten, wenn die Ärztin oder der Arzt weiterhin einen gesonderten Behandlungsbedarf sieht und die Verordnung eines Heilmittels begründet. Die Sondergenehmigung kann dann bei der Krankenkasse beantragt werden. Im Falle einer Ablehnung lohnt es sich, Einspruch einzulegen. In vielen Fällen wird dem Antrag erst im zweiten Anlauf stattgegeben.

Erste Schritte zur Beschaffung von Hilfsmitteln

Fragen Sie am besten direkt in einem Sanitätshaus nach einem Kostenvoranschlag oder einer Auflistung aller Hilfsmittel mit genauer Bezeichnung. Mit dieser Auflistung können Sie eine ärztliche Verordnung der einzelnen Hilfsmittel beantragen.
Die Verordnung geben Sie dann im Sanitätshaus ab, das die Weiterleitung zur Bewilligung an die Krankenkasse veranlasst. Erst nach Zusage der Krankenkasse darf das Hilfsmittel angeschafft werden.

Beschaffung von Hilfsmitteln

Hilfsmittel sind Gegenstände, die eine Krankenbehandlung unterstützen oder einer drohenden Behinderung vorbeugen sollen.

Üblicherweise werden Hilfsmittel in drei große Gruppen eingeteilt:

Orthopädische Hilfsmittel: Prothesen, Orthesen, alle Arten von Schienen für Hände, Arme, Füße und Beine, Stützmieder für den Rumpf

Hilfsmittel aus der Rehatechnik: alle Mobilitätshilfsmittel inkl. Rollstühle, Gehstützen und Rollatoren; Hilfsmittel für den Sanitärbereich wie Dusch- und Toilettenrollstühle, Badewannenlifter, Einstiegshilfen für Dusche oder Badewanne, Toilettensitzerhöhung, Handgriffe für die Toiletten und im Bad; Hilfsmittel für den Wohnbereich: Pflegebetten, Einlegerahmen mit verstellbarem Kopf-/Fußteil und der Höhe für bestehende Betten, Handläufe, Patientenlifter, Aufrichter für das Bett

Medizintechnik: Sauerstoff, Trachealkanülenversorgung, Beatmung, Inkontinenzversorgung

Die Hilfsmittelversorgung wird meist von der Reha-Einrichtung eingeleitet, wie es im Rahmen des Entlassmanagements vorgesehen ist.

Pflegen und Pflege begleiten

In diesem Kapitel erfahren Sie, wie Sie die Pflege organisieren können und welche Möglichkeiten und Unterstützungsangebote es gibt.

Nach einem Schlaganfall ist ein Teil der Betroffenen kurzzeitig oder langfristig auf eine pflegerische Versorgung angewiesen. Wenn bei anhaltend hoher Pflegebedürftigkeit eine aktivierende Langzeitpflege erforderlich ist, treten Schlaganfallbetroffene in die Phase F der Rehabilitation ein. Diese Langzeitrehabilitation kann entweder zu Hause mithilfe von Pflegepersonal oder in einer Wohneinrichtung durchgeführt werden. Wie und wo die Betreuung stattfindet, hängt vor allem von der Schwere der Beeinträchtigungen und der persönlichen Situation ab.

Im Vordergrund der pflegerischen Bemühungen stehen die Teilhabe am Leben, eine Reduktion der Pflegebedürftigkeit und die Vermeidung von Folgekomplikationen. Neben den medizinisch-therapeutischen und pflegerischen Leistungen können psychosoziale und sozialpädagogische Unterstützung nötig sein.

Organisation der Pflege

Weder Sie noch Ihre Angehörige oder Ihr Angehöriger hatten Gelegenheit, sich auf eine Pflegesituation vorzubereiten. Ohne Vorwissen über die Erkrankung fühlen sich Angehörige schnell überfordert, selbst wenn sie von geschulten Pflegefachkräften in einer Pflegeeinrichtung oder zu Hause unterstützt werden können.

Der Sozialdienst des Krankenhauses oder der Rehaklinik hilft Ihnen, die pflegerischen Maßnahmen zu organisieren. Viele Krankenkassen und unabhängige Organisationen bieten kostenlose Pflegekurse oder Pflegeberatungen an.

Vor der Rückkehr nach Hause kann es hilfreich sein, schon im Vorhinein die Pflegesituation zu organisieren.

Hier können folgende Fragen helfen:

- Wer kümmert sich wann um den Haushalt (Einkäufe, Putzen, Kochen)?

Fragen zur Orientierung bei der Organisation

Um möglichst viel aus der Beratung mitzunehmen, können Sie sich über folgende Fragen Gedanken machen. Schreiben Sie auf, was Ihnen spontan einfällt und wie Sie sich mit Ihren Antworten fühlen.
Bei der Beantwortung ist es wichtig, realistisch und sich selbst gegenüber ehrlich zu bleiben. Letztendlich hilft das nicht nur der betroffenen Person und Ihnen, sondern auch den Menschen, die Sie informieren.

- Wie viel Zeit kann ich für die Fürsorge aufbringen?
- Kann ich mir vorstellen, selbst pflegerische Aufgaben zu übernehmen?
- Möchte ich die Fürsorge gerne allein stemmen oder zusammen mit anderen Menschen? Gibt es weitere Angehörige, die bereit sind, das zu tun?
- Wie ist meine berufliche Situation geregelt? Habe ich die Möglichkeit, meine Arbeitszeit zu reduzieren?
- Wie steht es um meine körperliche und mentale Belastbarkeit?
- Habe ich weitere Verpflichtungen, denen ich im Alltag nachkommen muss oder andere Menschen, die meine Unterstützung brauchen?
- Was sollte eine Pflegeeinrichtung mitbringen, damit sich mein Angehöriger oder meine Angehörige dort wohlfühlt?
- Welche geeigneten Einrichtungen gibt es in unserer Nähe? Optimal ist die Erfahrung mit Schlaganfallbetroffenen.
- Wo kann ich mich fortbilden und mir pflegerisches Grundwissen aneignen?

Notieren Sie sich zusätzlich all Ihre Fragen und Bedenken, die Ihnen einfallen.

- Gibt es weitere Angehörige und Freunde, die Entlastung anbieten können?
- Gibt es Unterstützungsmöglichkeiten in unserer Region wie einen ambulanten Pflegedienst, teilstationäre Pflege, Urlaubsvertretungen oder andere Angebote zur Unterstützung im Alltag?
- Ist unser Zuhause pflegegerecht oder sind Umbaumaßnahmen nötig?

Pflegegrad

Mithilfe der Pflegegrade oder Pflegestufen wird bestimmt, wie pflegebedürftig eine Person ist. Die Einstufung übernimmt eine Gutachterin oder ein Gutachter. Je schwerer die Beeinträchtigungen, desto höher der Grad. In Deutschland gibt es 5, in Österreich 7 und in der Schweiz 12 Stufen. Bei der Bewertung steht vor allem die Alltagskompetenz im Vordergrund.

Oft kümmern sich die Angehörigen um die Beantragung beim zuständigen Versicherungsträger. Wenden Sie sich am besten an die Krankenkasse der beeinträchtigten Person. Auch bei der Antragstellung können Sie auf die Unterstützungsangebote der Pflegeberatung zurückgreifen.

Unterstützung für pflegende Angehörige

Verschiedene Unterstützungsangebote entlasten Angehörige, die sich für eine pflegende Rolle entschieden haben.

Urlaubs- oder Krankenvertretung

Urlaub, Krankheit oder einfach eine kleine Auszeit. Falls Sie die Pflege für kurze Zeit nicht übernehmen können, gibt es die Möglichkeit, eine Ersatzkraft einzusetzen und sich die anfallenden Kosten erstatten zu lassen. Die Ersatzpflege kann jemand aus dem eigenen Umfeld oder eine professionelle Fachkraft übernehmen.

Das Recht auf eine Vertretung hängt von verschiedenen Voraussetzungen ab. Die pflegebedürftige Person muss in einen bestimmten Pflegegrad eingestuft sein. In Deutschland sollten Sie Ihre Angehörige oder Ihren Angehörigen seit mindestens sechs Monaten zu Hause pflegen, damit die Pflegekasse die Kosten für die Verhinderungspflege übernimmt.

Beantragen Sie die Vertretung möglichst, bevor Sie sie in Anspruch nehmen. Die Kosten für eine Pflegevertretung können aber auch rückwirkend erstattet werden, wenn Sie alle relevanten Belege aufbewahrt haben.

Besuchsdienst

Der Besuchsdienst wird ehrenamtlich angeboten. Während Sie sich um Ihre Bedürfnisse und Interessen kümmern, verbringen Ihre Angehörige oder Ihr Angehöriger Zeit mit dem Besuch. Voraussetzung ist, dass die Helfenden in dieser Zeit keine pflegerischen Aufgaben übernehmen müssen.

Tagespflege (ambulanter Pflegedienst)

Eine weitere Möglichkeit, sich unterstützen zu lassen, bietet die Beauftragung eines ambulanten Pflegedienstes. Wöchentlich bis täglich kommt eine professionelle Pflegekraft zu Ihnen nach Hause und übernimmt Aufgaben wie Körperpflege und Ernährung, Krankenpflege und Haushalt. Die Mitarbeitenden können Ihnen außerdem beratend zur Seite stehen.

Manche pflegebedürftigen Menschen lehnen Hilfe durch nicht vertraute Personen ab. Wenn Sie möglichst offen erklären, warum Sie Unterstützung brauchen, und alle Vorteile darlegen, fällt es Ihrem Angehörigen oder Ihrer Angehörigen möglicherweise leichter, Ihre Bedürfnisse und Entscheidungen zu verstehen.

Teilzeitpflege (Tages- und Nachtpflege)

Wenn Sie eine teilstationäre Pflege in Anspruch nehmen, hält sich die pflegebedürftige Person für einen vereinbarten Zeitraum am Tag in einer Pflegeeinrichtung auf.

Kurzzeitpflege

Direkt nach der Reha oder wenn die häusliche und teilstationäre Pflege vorübergehend nicht möglich ist, gibt es das Angebot der Kurzzeitpflege in einer Einrichtung. Das ist beispielsweise der Fall, wenn eine Pflegebedürftigkeit zunimmt oder wenn die Person, die sich im häuslichen Umfeld um die Pflege kümmert, verhindert ist.

Auch nach einem Krankenhausaufenthalt kann die Kurzzeitpflege in Anspruch genommen werden, um in der Zwischenzeit die häusliche Pflege zu organisieren.

Beachten Sie bitte bei der Wahl der Pflegeeinrichtung, dass sie vom Versicherungsträger der versicherten Person anerkannt ist.

Finanzielle Leistungen

Ohne zusätzliche finanzielle Unterstützung ist für die meisten Pflegebedürftigen eine Nutzung der notwendigen Maßnahmen undenkbar. Mit einem Pflegegrad hat Ihre Angehörige oder Ihr Angehöriger Anspruch auf verschiedene Geldleistungen. Wir möchten Ihnen hier verschiedene Möglichkeiten vorstellen. Auf Angaben von genauen Beträgen verzichten wir, da es zu Veränderungen der gesetzlichen Regelungen kommen kann.

Bitte berücksichtigen Sie, dass in Österreich und der Schweiz abweichende Voraussetzungen gelten können und nutzen Sie die zuständigen Beratungsstellen für aktuelle Informationen. Stand der folgenden Informationen ist Dezember 2024.

Pflegegeld

Pflegegeld erhalten Menschen ab einem bestimmten Pflegegrad, die zu Hause von Angehörigen oder Freunden gepflegt werden. Wird die häusliche Pflege unterbrochen oder steht ein Auslandsaufenthalt an, kann das Pflegegeld gekürzt oder vollständig weitergezahlt werden. Die Höhe des Pflegegeldes ist vom Pflegegrad abhängig.

Der Betrag wird der gepflegten Person vom Versicherungsträger pauschal ausgezahlt. Es kann also frei darüber verfügt werden.

Pflegesachleistungen

Für die häusliche Unterstützung durch einen professionellen Pflegedienst stehen pflegebedürftigen Menschen Pflegesachleistungen zu. Die Pflegekasse rechnet direkt mit dem Pflegedienst ab.

Übersteigen die monatlichen Kosten für den Pflegedienst den Maximalbetrag, muss der oder die Versicherte den Rest selbst bezahlen. Wenn die Pflegesachleistungen hingegen nicht vollständig genutzt werden, können Kombinationsleistungen und zusätzlich ein Teil des Pflegegeldes beantragt werden. Dabei wird das Pflegegeld um den Prozentsatz vermindert, um den die Sachleistung in Anspruch genommen wurde.

Informieren Sie sich am besten direkt bei der Pflegekasse der versicherten Person, welche Pflegedienste in Ihrer Umgebung finanziert werden.

Entlastungsbetrag

Alle Menschen, die sich um jemanden mit Pflegegrad kümmern, haben Anspruch auf einen Entlastungsbetrag. Das Geld wird gezahlt, wenn die pflegende Person es für eine anerkannte Maßnahme verwendet, die sie im Alltag entlastet. Das können externe Betreuungsangebote, Hilfsangebote im Haushalt und Leistungen wie ein Fahrdienst sein.

Der Entlastungsbetrag ist eine Kostenrückerstattung. Zunächst bezahlt die versicherte Person die Kosten also selbst. Dann reicht sie die Rechnungen bei der Pflegekasse ein. Manche Anbieter rechnen die Kosten auch direkt mit der Pflegekasse ab. Falls die versicherte Person auf Pflegesachleistungen verzichtet, können maximal 40 Prozent dieser Leistungen in einen zweiten Entlastungsbetrag umgewandelt werden.

Pflegehilfsmittel

Bestimmte Mittel erleichtern Ihnen die Pflege. Die Kosten werden von der Pflegekasse übernommen. Pflegehilfsmittel werden in Pflegeverbrauchsmittel und technische Pflegehilfsmittel unterteilt.

Pflegeverbrauchsmittel sind Gegenstände wie Einmalhandschuhe, Betteinlagen, Mundschutz oder Desinfektionsmittel. All diese Dinge sind zum Verbrauch gedacht und können nicht wiederholt verwendet werden. Zur Anschaffung steht jeder pflegebedürftigen Person ein bestimmter monatlicher Betrag zu. Entweder kaufen Sie die Artikel zunächst selbst und reichen die Rechnungen bei der Pflegekasse ein, oder Sie bestellen bei der Apotheke/im Sanitätshaus. Dort wird der Betrag dann direkt mit der Pflegekasse abgerechnet.

Technische Pflegehilfsmittel bezeichnen Mittel wie Rollatoren, Krankenbetten oder Notrufsysteme. Diese Geräte werden im Normalfall von der Pflegekasse verliehen.

Wohngruppenzuschlag

Immer mehr pflegebedürftige Menschen entscheiden sich, in einer betreuten Wohngruppe zu leben. Das gemeinsame Leben in sogenannten Pflege-Wohngemeinschaften spart Kosten und wirkt sich oft sehr positiv auf die Lebensqualität aus. Eine Präsenzkraft kümmert sich um die pflegerische Versorgung, um organisatorische und verwaltende Aufgaben und unterstützt im Haushalt. Sie wird von mindestens drei Mitgliedern der Wohngruppe gemeinschaftlich beauftragt. Jede pflegebedürftige Person erhält die individuellen Pflegeleistungen, die sie auch alleinlebend beziehen würde.

Versicherte mit Pflegegrad, die sich für diesen Weg entscheiden, erhalten einen Wohngruppenzuschlag von der Pflegekasse. Dafür müssen mindestens drei pflegebedürftige Menschen in der Gemeinschaft leben. Insgesamt dürfen es aber nicht mehr als 11 WG-Mitglieder sein. Um die Gründung von Wohngruppen zu fördern, gewährt die Pflegekasse jedem Mitglied zusätzlich zum Pauschalbetrag eine Anschubfinanzierung für die barrierearme Umgestaltung der gemeinsamen Wohnung.

Leistungen bei vollstationärer Pflege im Pflegeheim

Wenn die Pflege zu Hause auch mit Unterstützung nicht mehr möglich ist, müssen Schlaganfallbetroffene oft in ein Pflegeheim umziehen. An den Kosten für die vollstationäre Pflege beteiligt sich die Pflegekasse abhängig vom Pflegegrad. Die Kasse rechnet ihren Anteil direkt mit dem Pflegeheim ab.

Das Geld, das die versicherte Person für Verpflegung und Unterkunft selbst an das Pflegeheim zahlen muss, wird als Eigenanteil bezeichnet. Die Höhe des Eigenanteils kann je nach Einrichtung und Bundesland stark variieren. Reicht das Einkommen nicht, muss auf ein eventuelles Vermögen zurückgegriffen werden.

Ist die pflegebedürftige Person finanziell nicht in der Lage, den Eigenanteil für das Pflegeheim zu zahlen, prüft das Sozialamt, ob es unterhaltspflichtige Partner oder Kinder gibt. Wenn ja, müssen diese für die entstehenden Kosten aufkommen. Wenn nicht, übernimmt das Sozialamt die Kosten.

Vereinbarkeit von Pflege und Beruf

Haben Sie sich entschieden, Ihren Angehörigen oder Ihre Angehörige vorübergehend oder langfristig zu pflegen und sind in einer

Festanstellung beschäftigt, gibt es verschiedene Möglichkeiten, Ihre Pflege und Arbeit miteinander zu vereinbaren.

Kurzzeitige Arbeitsverhinderung

Um nach einem Schlaganfall für Ihr Familienmitglied da sein zu können, gewähren viele Arbeitgeber ihren Angestellten Zeit. Sie haben das Recht, sich im Akutfall bis zu 10 Tage freizunehmen. Erhalten Sie in dieser Zeit keinen Lohn, können Sie als Lohnersatzleistung Pflegeunterstützungsgeld bei der Pflegeversicherung beantragen. In Deutschland haben alle Menschen in einer Beschäftigung Anspruch darauf.

Pflegezeit (Pflegeurlaub)

Bei einem Pflegebedarf bis zu sechs Monaten mit oder ohne professionelle Unterstützung gibt es die Möglichkeit, weiter in Teilzeit zu arbeiten oder sich von der Arbeit freistellen zu lassen. Für die Inanspruchnahme der Pflegezeit müssen Sie einen Pflegegrad der Person nachweisen. In Ihrem Betrieb ist außerdem eine Beschäftigung von mindestens 15 weiteren Mitarbeitenden erforderlich. Während der Pflegezeit erhalten Sie den Lohn für Ihre geleistete Arbeitszeit. Bei einer Freistellung können Sie in Deutschland zum finanziellen Ausgleich ein zinsloses Darlehen vom Staat beantragen. Damit werden bis zur Hälfte des monatlichen Nettoeinkommens abgedeckt. Das Geld müssen Sie zurückzahlen, sobald Sie Ihre Arbeit wieder aufnehmen.

Familienpflegezeit

Für den langfristigen Fall können Sie bis zu zwei Jahren in Teilzeit arbeiten. Voraussetzungen sind ein Pflegegrad der zu pflegenden Person, mindestens 26 weitere Beschäftigte in Ihrem Betrieb und eine Arbeitszeit von mindestens 15 Stunden die Woche.

Zeiteinteilung bei der Pflege

Alle Menschen, die einmal jemanden gepflegt haben, wissen, wie schwer es ist, sich an Zeitpläne zu halten. Unvorhersehbare Aufgaben sind die Regel. Um genügend Puffer und weniger Stress zu haben, bietet es sich an, die verfügbare Zeit nicht voll zu verplanen.

Effektiv planen

Mit Plänen und Tageslisten lassen sich verschiedene Aufgaben strukturieren, koordinieren und dokumentieren.

Sie können sich dabei an folgenden Fragen orientieren:

- Welche Aufgaben und Termine müssen bei der Planung bedacht werden?
- Welche Aufgaben müssen zu festen Zeiten erledigt werden?
- Wann finden unsere Mahlzeiten statt?
- Wann sind die Therapietermine?
- Zu welchen Zeiten erhalten wir Unterstützung von außen?
- Welche Termine habe ich selbst am Tag und in der Woche?

Berücksichtigen Sie auch kleinere Ereignisse oder Erlebnisse, die Ihnen beiden wichtig sind.

Zur Einteilung des Zeitplans:

- Was hat am meisten Priorität für die Pflege (den Heilungsprozess) und das Wohl der zu pflegenden Person?
- Wie lange dauern die Aufgaben erfahrungsgemäß?
- Muss ich alle Aufgaben auf meiner To-do-Liste wirklich erledigen?

- Gibt es weniger zeitaufwendige Möglichkeiten?
- Kann ich mich durch eine andere Person entlasten lassen?

Versuchen Sie, realistisch einzuschätzen, was Sie schaffen können. Lassen Sie Ihren Tagesplan nicht zu lang werden, wenn sich abzeichnet, dass Sie die Aufgaben nicht alle erledigen können. Überdenken Sie die Planung und passen Sie an, wenn Sie bemerken sollten, dass es an manchen Stellen öfter hakt.

Zeit sparen

Es gibt verschiedene Tricks, die den Alltag erleichtern und mit denen sich Zeit für die wichtigsten Dinge freischaufeln lässt.

Essen vorkochen Wählen Sie einen Tag, an dem Sie Essen kochen und es einfrieren.

Lieferservice Ein Großeinkauf kann mehrere Stunden in Anspruch nehmen. Es gibt Lieferdienste, die die Lebensmittel direkt zu Ihnen nach Hause bringen. Darunter auch regionale Produkte aus der jeweiligen Saison.

Die 3-Minuten-Regel Viele kleine Aufgaben beschäftigen uns und halten uns von Dingen ab, die mehr Aufmerksamkeit brauchen, um erledigt zu werden. Schauen Sie, was sich in wenigen Minuten und sofort erledigen lässt. Beispiel: Mit einer neuen Verordnung von Therapiemaßnahmen können Sie direkt die nächsten Termine vereinbaren.

Zeitfresser Perfektionismus überwinden
Nicht jede Aufgabe, die wir erledigen, muss perfekt ausgeführt sein. Zu hohe Erwartungen an uns selbst können unserem Wohlergehen und dem anderer eher schaden als nutzen. Denn wenn wir glauben, sie nicht perfekt ausführen zu können, schieben wir die Aufgabe oft lieber vor uns her. Haben Sie diesen Anspruch an sich selbst? Was passiert, wenn Sie sich vorstellen, eine Tätigkeit nur befriedigend zu erledigen? Welche Gefühle und Gedanken löst das bei Ihnen aus?

- »Ich kann das nicht.«
- »Ich verliere die Kontrolle.«
- »Ich bin das meiner Angehörigen oder meinem Angehörigen schuldig.«
- »Andere denken, ich bin nachlässig und inkompetent.«

Hinter diesen Gedanken stehen oft tieferliegende Glaubenssätze und Ängste. Inzwischen gibt es gute Literatur und Webbeiträge zum Thema Perfektionismus, Prokrastination und Selbstboykott, die auch die Hintergründe beleuchten. Es lohnt sich, sich auf die Auseinandersetzung mit den eigenen perfektionistischen Ansprüchen einzulassen, um produktiv zu sein.

Aufgaben delegieren Binden Sie andere Menschen mit ein, damit Zeit für Erholung bleibt und kein Frust entsteht. Sie müssen das nicht allein stemmen. Bevor Sie sich Hilfe durch professionelle Dienste oder aus dem Umfeld holen, können Sie sich folgende Fragen stellen:

- Was fällt mir schwer bei der Pflege?
- Mit welchen Dingen sind wir beide oft unzufrieden oder fühlen uns nicht wohl?
- Wer könnte diese Aufgaben bewältigen? (Welche professionellen Angebote gibt es? Gibt es Menschen in unserer Familie oder im Freundeskreis, die helfen möchten und etwas gerne oder gut machen?)

Greifen Sie auf Unterstützungsmöglichkeiten wie die Verhinderungs-, Kurzzeit- und Tagespflege zurück.

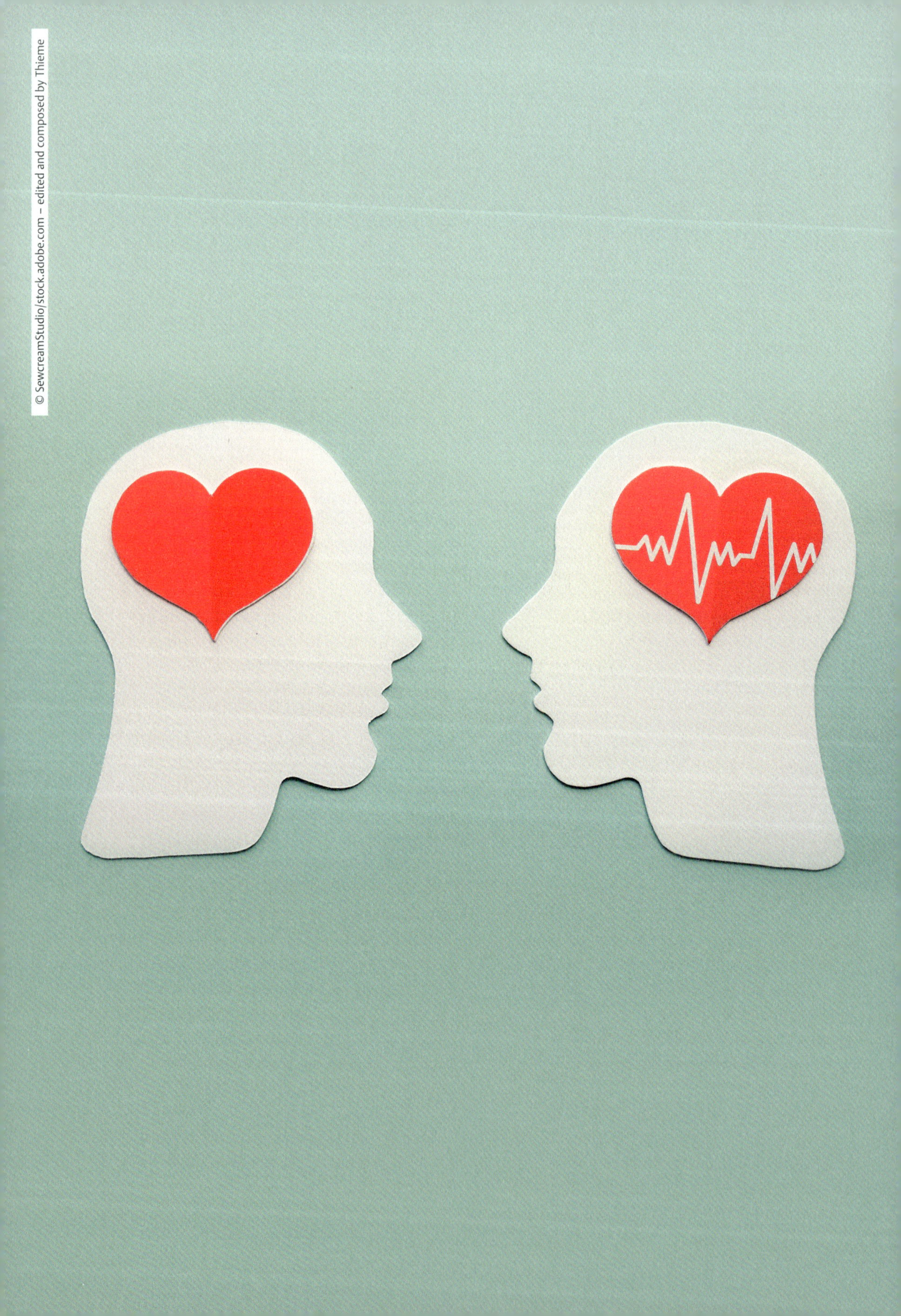

Teil IV: Wie kann ich den Therapieerfolg unterstützen?

Therapieerfolg setzt Therapietreue voraus. Hier erfahren Sie, wie Sie Ihren Angehörigen oder Ihre Angehörige begleiten können und welche Rolle Ihre eigene Selbstfürsorge dabei spielt.

Medikamentöse Therapietreue unterstützen

In diesem Kapitel erfahren Sie, warum es so wichtig ist, Angehörige bei der Medikamenteneinnahme bestmöglich zu unterstützen.

Was bedeutet Therapietreue (Adhärenz)? In der Medizin wird unter diesem Begriff allgemein das Einhalten therapeutischer Empfehlungen verstanden. Ärztin oder Arzt und Patientin oder Patient vereinbaren auf Augenhöhe Maßnahmen zu notwendigen Behandlungen. Für eine erfolgreiche Adhärenz ist die Einigkeit zwischen den beiden und die konsequente Einhaltung durch die behandelte Person grundlegend.

Nicht-therapietreues Verhalten schadet der eigenen Gesundheit und kann lebensgefährlich sein. Es verursacht verhinderbare Behandlungen und Krankenhausaufenthalte und damit unnötig hohe Kosten für das Gesundheitswesen. Wir gehen daher im Detail auf Hindernisse ein, die Menschen davon abhalten, ihre medikamentöse Therapie konsequent durchzuziehen, und stellen Ihnen mögliche Lösungen vor, die Sie gemeinsam ausprobieren können.

Risikofaktoren unter Kontrolle

In den meisten Fällen ist bekannt, welche Risikofaktoren einen Schlaganfall verursacht haben. Genau diese Risikofaktoren gilt es nun in den Griff zu bekommen. Daher ist es wichtig, dass Ihr Angehöriger, Ihre Angehörige oder Sie den Arztbericht nach einer fachärztlichen Behandlung nicht nur erhalten, sondern ihn auch verstehen.

Für die erfolgreiche Nachsorge sind außerdem regelmäßige Kontrolluntersuchungen in der Haus- oder Facharztpraxis entscheidend. So lassen sich die Risikofaktoren beobachten und behandeln.

Es ist sinnvoll, sich nach einem Schlaganfall einmal im Jahr mit einem Neurologen oder einer Neurologin zu besprechen und, wenn angezeigt, die hirnversorgenden Halsarterien untersuchen zu lassen. Wenn die Ursache des Schlaganfalls auf eine Herzerkrankung zurückzuführen ist, sollte zusätzlich eine kardiologische Betreuung erfolgen. Schlaganfallbetroffene mit unklarer Ursache brauchen regelmäßige Checks auf Vorhofflimmern.

Wie oft Kontrolluntersuchungen stattfinden, ist individuell verschieden und hängt von der Art und Schwere der Risikofaktoren, aber auch von den Komplikationen ab. Die Häufigkeit sollte daher in Absprache mit den behandelnden Ärztinnen und Ärzten bestimmt werden.

Prävention eines weiteren Schlaganfalls

Die Schätzungen zum Ereignis eines weiteren Schlaganfalls (Rezidiv) variieren. Aus den meisten internationalen Studien lässt sich aber ableiten, dass ein Teil der Betroffenen in den darauffolgenden fünf Jahren wieder einen Schlaganfall erleidet.

Unumstritten sind der wichtige Beitrag der Nachsorge und die konsequente Einhaltung der vereinbarten Therapien zur Verhinderung eines Rezidivs. Es geht also um Vorbeugung (Prävention). Vorbeugende (präventive) Maßnahmen sollen sowohl einen erneuten Schlaganfall als auch andere Herz-Kreislauf-Erkrankungen wie einen Herzinfarkt verhindern.

Bei der Prävention wird in der Medizin zwischen drei Stufen unterschieden.

Unter Primärprävention versteht man medizinische Maßnahmen, die das Auftreten einer Erkrankung mit bestimmten Risikofaktoren verhindern sollen.

Die Sekundärprävention soll verhindern, dass eine Erkrankung fortschreitet oder erneut auftritt. Sie stützt sich auf die Kenntnis der Ursachen. Für Schlaganfälle ist das besonders dann wirksam, wenn Bluthochdruck, Vorhofflimmern oder Zucker- und Fettstoffwechselstörungen frühzeitig entdeckt und behandelt werden.

Bei der Tertiärprävention werden alle medizinischen Bemühungen unternommen, dass ein krankhaftes Ereignis wie der Schlaganfall nicht noch einmal eintritt.

Nichtadhärenz

Die Vereinbarungen zur Therapie betreffen überwiegend die medikamentöse Behandlung. In der Fachliteratur werden Patientinnen und Patienten als adhärent bezeichnet, wenn sie regelmäßig mindestens 80 Prozent der verordneten Medikamente einnehmen.

Dass medikamentöse Therapiepläne eingehalten werden, mag eigentlich selbstverständlich sein. Allerdings gibt es viele Schlaganfallbetroffene, die das nicht tun und dadurch ihr Leben riskieren. Nichtadhärenz ist eines der größten und folgenschwersten Probleme der Medizin. Sie verursacht unnötiges Leid, oft den Tod und belastet das Gesundheitssystem mit sehr hohen Kosten. Seit Jahrzehnten wird sie vielfach untersucht und beklagt. Die Lösungsversuche reichen offenbar aber nicht aus, um die Situation nachhaltig zu verbessern.

Ursachen für Nichtadhärenz bei der Medikamenteneinnahme

Die von der Weltgesundheitsorganisation WHO[39] genannten Gründe für die gefährliche Nichteinnahme von Medikamenten sind vielfältig und menschlich: Angst vor Nebenwirkungen, mangelndes Wissen über die Erkrankung und Therapie, fehlendes Vertrauen in die Behandlung, Überlastung durch die Erkrankung oder unzureichende Aufklärung. Aber auch sozial-ökonomische Faktoren wie das Bildungsniveau, das Alter, die finanzielle Situation und fehlende Unterstützung durch das soziale Umfeld spielen eine Rolle.

Eine verständliche, verständnisvolle und individuell angepasste Information ist der entscheidende Faktor für das Mitwirken von Erkrankten bei einer Therapie.

Betroffene sollten bei der Therapietreue unterstützt und nicht beschuldigt werden. Oft sehen die Akteure des Gesundheitssystems immer noch zu sehr die Patientinnen und Patienten als Haupthindernis für die Medikamentenadhärenz. Dass auch Leistungserbringer wie Krankenhäuser, Arztpraxen, Krankenkassen, Apotheken oder die Pharmaindustrie eine Mitverantwortung haben, wird dabei weitgehend außer Acht gelassen. Das gesamte Gesundheitssystem hat die Aufgabe, den betroffenen Menschen praktikable Lösungen anzubieten.

Die Aufgaben der Ärzteschaft sind die krankheitsbezogene Untersuchung ihrer Patientinnen und Patienten, die Feststellung einer Diagnose und die Einleitung einer Therapie. Sie können auf die Bedeutung der Therapietreue hinweisen, sind aber nicht für deren Kontrolle verantwortlich. Weder haben Ärztinnen und Ärzte eine spezifische Ausbildung zur Förderung der Adhärenz noch die Zeit, aufwendige und nachhaltige Gespräche mit Betroffenen und Angehörigen zu führen. Daran wird sich nichts ändern, im Gegenteil. Sie benötigen Partner im nichtärztlichen Bereich, um therapeutische Ziele zu erreichen.

Alle Untersuchungen zum Thema Medikamentenadhärenz stellen fest, dass die Mensch-zu-Mensch-Beziehung der Schlüssel zum Erfolg ist. In Deutschland haben eine Reihe von innovativen Konzepten zur Nachsorge von Schlaganfallpatientinnen und -patienten gezeigt, wie es funktionieren kann. Die persönliche Betreuung der Betroffenen und Angehörigen hat zumindest während des ersten Jahres nach dem Schlaganfall die Medikamentenadhärenz wesentlich verbessert.

Unterstützen Sie Ihren Angehörigen oder Ihre Angehörige so gut es geht bei der Einhaltung der Behandlungsempfehlungen. Haken Sie bei den behandelnden Ärzten und Ärztinnen nach, bis Sie alles verstanden haben. Hauptsächlich wird es darum gehen, was Sie in Zusammenarbeit auch mit den Therapeutinnen und Therapeuten konkret unternehmen können, um die Therapietreue zu fördern. Dazu gehört vor allem der Umgang mit Medikamenten.

Gemeinsam Ursachenforschung betreiben

Beobachten Sie, warum Ihr Angehöriger oder Ihre Angehörige die Medikamenteneinnahme vernachlässigt oder verweigert und versuchen Sie mit ihm oder ihr und in ärztlicher Absprache Lösungen zu finden. Wir haben eine Checkliste aus bekannten Barrieren für Sie zusammengestellt. Damit können Sie eingrenzen, was möglicherweise zutrifft.

Persönliche Barrieren

Vielleicht fehlen der oder dem Betroffenen Informationen, um zu verstehen, welche Medikamente sie oder er eigentlich einnimmt.

Erfolgte nach dem Schlaganfall zwar eine Adhärenz-Schulung, aber keine Nachsorge? Schwer kranke oder in ihrer Aufmerksamkeit gestörte Schlaganfallbetroffene haben ein eingeschränktes Auffassungsvermögen, was zu Missverständnissen führen kann.

Ein chaotischer Tagesablauf und Stress können die regelmäßige Medikamenteneinnahme erschweren.

Manche Menschen zweifeln an einer erfolgreichen Behandlung und verlieren ihre Motivation.

Vergiftungsängste und Sorgen bezüglich einer Schädigung von Leber und Niere sind nicht selten, gerade bei einer Dauertherapie. Die generelle Ablehnung von Medikamenten, eine nicht ausreichende Gesundheitsbildung und eingeschränkte Gesundheitskompetenz erschweren die Therapietreue.

Eine Nutzen-Risiko-Abwägung kann nur dann gelingen, wenn der Nutzen für die betroffene Person klar ersichtlich ist. Diese Abwägung sollte deshalb immer in ärztlicher Absprache erfolgen. Meist ist das Medikament, wenn überhaupt, das kleinere Übel.

Probleme mit dem Sehen und Lesen spielen eine große Rolle, vor allem, wenn schriftliche Informationen kaum lesbar, schwer verständlich und unübersichtlich sind. Die Beipackzettel sind in kleiner Schrift gedruckt, nicht immer in der Muttersprache verfügbar und stecken voller Fremdwörter.

Mehrfache Erkrankungen sind eine Barriere für Adhärenz. Je mehr Medikamente verordnet wurden, desto größer ist die Wahrscheinlichkeit, dass sie nicht eingenommen oder verwechselt werden.

Im Mittelpunkt steht der Behandlungserfolg. Daher sollte die Therapie als eine gemeinsame Vereinbarung verstanden werden. Für Medikamente bedeutet das: Die Ärztin oder der Arzt vermittelt den Sinn und die Patientin oder der Patient versteht die Bedeutung für das eigene Wohlbefinden.

Die Krankheit als Barriere

Während eine Erkrankung ärztlich als schwerwiegend beurteilt wird, können Betroffene sie als geringe Einschränkung sehen. So gering, dass es sich aus ihrer Sicht nicht lohnt oder notwendig ist, Medikamente einzunehmen.

Das passiert vor allem bei Krankheiten, die zunächst keine Beschwerden verursachen. Dazu gehören auch alle bedeutenden Risikofaktoren für Herz-Kreislauf-Erkrankungen wie Bluthochdruck, Diabetes mellitus oder erhöhte Cholesterinwerte. Die Behandlung von Schmerzen oder Krebs ist oft leichter zu vermitteln als die eines Diabetes – obwohl dieser unbehandelt schwere Folgen an vielen Organen haben kann.

Hinzu kommt die Unsicherheit über den Verlauf vieler chronischer Erkrankungen, der nicht zuverlässig vorhergesagt werden kann.

Die Medikamente als Barriere

Medikamente vermitteln das Gefühl von Krankheit. Vor allem, wenn Menschen mit einer chronischen Erkrankung sie über Jahre einnehmen müssen und dadurch ständig an die Krankheit erinnert werden. Durch die möglichen, oft langen Listen der Nebenwirkungen in den Beipackzetteln wirken die Medikamente abschreckend.

Erhalten Patientinnen und Patienten statt des gewohnten Handelsnamens plötzlich ein Generikum, kann es zu Unsicherheiten kommen. Das Medikament enthält den gleichen Wirkstoff wie das Original, dessen Patentschutz abgelaufen ist. Viele Menschen nehmen es aber oft als Billigpräparat mit unsicherer Wirkung wahr. Andere Formen und Farben verstärken das Misstrauen.

Auch die Größe einiger Medikamente kann die Therapietreue beeinflussen, wenn die Einnahme dadurch erschwert wird. Unten haben wir ein paar Tipps zur Einnahme zusammengestellt, wenn das Schlucken Probleme bereitet.

Barrieren im Gesundheitswesen

Nicht selten müssen lange Wartezeiten in Kauf genommen werden, um nach einem Schlaganfall eine ärztliche Betreuung zu bekommen, die auch die Verordnung von Medikamenten einschließt.

Wenn mehrere Ärztinnen und Ärzte Medikamente verschreiben und nicht ausreichend untereinander oder mit den Apotheken kommunizieren, wird eine übersichtliche und nachhaltige Behandlung erschwert.

Wichtig zu wissen: Folgerezepte können auch telefonisch von der Arztpraxis angefordert werden.

Soziale und kulturelle Barrieren

Viele Betroffene scheuen sich vor einer Verurteilung durch ihre Erkrankung. Die Einnahme von Medikamenten weist auf etwas hin, von dem niemand oder nur engste Vertraute wissen dürfen.

Im Beruf oder im sozialen Umfeld kann eine Krankheit als Schwäche und Einschränkung wahrgenommen werden. Vielleicht halten Ängste, den Job oder seine Kundschaft zu verlieren oder soziale Ausgrenzung zu erfahren, Schlaganfallbetroffene von der Einnahme ab.

Manche Menschen bevorzugen alternative oder homöopathische Heilmethoden, die sie als »natürlich« wahrnehmen. Auch religiöse Einflüsse können die Adhärenz einschränken oder verhindern.

Logistische und finanzielle Barrieren

Die Kosten und damit die finanzielle Belastung sind ein häufiges Hindernis für die Medikamenten-Adhärenz. In ländlichen Regionen kann auch die erschwerte Erreichbarkeit von Arztpraxen oder einer spezialisierten Klinik eine Rolle spielen. Hier kann ein Telefongespräch mit der Praxis weiterhelfen.

Wie schaffen wir eine gelingende medikamentöse Therapietreue?

Sie sehen, wie viele Faktoren die Adhärenz eines Menschen beeinflussen können. Einige notwendige Ziele, wie die sektorenübergreifende und abgestimmte Kommunikation der Verantwortlichen im Gesundheitswesen, lassen sich nicht von heute auf morgen bewältigen. Und sie liegen außerhalb Ihrer und der Kontrolle der Betroffenen.

Wir brauchen verständliche und nachhaltige Informationen, die sich an die Bedürfnisse und Persönlichkeit der Patientinnen und Patienten anpassen. Gesundheitsbildung ist notwendig, um den Erfolg einer Therapie abzusichern. Auch hier können Sie selbst keinen Einfluss auf Veränderungen nehmen. Sie können allerdings die Aufmerksamkeit auf den Bedarf von Veränderung lenken und sich an diejenigen wenden, die dazu beitragen können.

Die Vermittlung von Therapietreue ist eine zeitintensive Aufgabe, die Austausch und Zuwendung verlangt. Sie kann nur von Mensch zu Mensch und durch spezialisierte Beratung gelingen. Aber auch Profis aus den Bereichen Kommunikation und Technik können dazu beitragen. Hilfsmittel wie Texte, künstliche Intelligenz, elektronische Alarmsysteme oder Apps können die Adhärenz zusätzlich fördern.

Therapietreue verstehen

Durch ein gutes Verständnis ihrer Situation, der Therapietreue und einer Veränderung des Lebensstils können Schlaganfallbetroffene starken Einfluss auf die Wahrscheinlichkeit nehmen, einen erneuten Schlaganfall zu erleiden. Eine optimale Therapie kann das Risiko um 80 Prozent senken.[40]

Einnahme gemeinsam organisieren

Voraussetzung für eine sichere medikamentöse Therapie ist ein von ärztlicher Seite erstellter Einnahmeplan.

Dieser enthält sämtliche wichtige Informationen:

- den Namen der einzelnen Medikamente,
- die Einnahmezeiten,
- in Stichworten auch den Grund der Verordnung.

Wenn mindestens drei Medikamente über einen Zeitraum von mindestens vier Wochen eingenommen werden müssen, haben Betroffene ein Anrecht auf einen bereits ausgefüllten Einnahmeplan.

Gesundheitstagebuch

Das Gesundheitstagebuch gehört zu den praktischen Werkzeugen, die das Bewusstsein für unseren Körper und unser Wohlgefühl fördern können.

- Wie geht es mir heute?
- Habe ich Schmerzen?
- Wie habe ich mich ernährt und wie viel habe ich mich bewegt?

Das sind Fragen, die schon beim Beantworten Erkenntnisse liefern.
Auch für Ärztinnen und Ärzte ist ein solches Tagebuch eine wertvolle Hilfe zur Überprüfung und Anpassung der Therapie. Hat sich das Körpergewicht unbemerkt nach oben oder unten entwickelt? Sind die Spaziergänge zu kurz gekommen oder wurden die Medikamente vergessen? All das kann aus einem Tagebuch ersichtlich werden.

Medikamentenboxen

Da die pünktliche und konsequente Einnahme gerade bei mehreren Medikamenten zur Herausforderung werden kann, sind kleine Medikamentenboxen für die Organisation der Wochenration hilfreich. Gerade wenn Ihr Angehöriger oder Ihre Angehörige verschiedene Medikamente einnehmen muss, kann es schwerfallen, den Überblick zu behalten.

Die Medikamentenbox kann ihren festen Platz auf dem Esstisch haben oder dort, wo sich Ihre Angehörige oder Ihr Angehöriger regelmäßig aufhält. In der Box können Medikamente für eine ganze Woche hergerichtet werden. Am besten ist es, einen festen Zeitpunkt wie den Sonntagabend für die wöchentliche Vorsortierung der Medikamente einzurichten. Auf Grundlage des Einnahmeplans werden die Tabletten, Dragees und Kapseln dann den einzelnen Wochentagen zugeordnet.

Für Tropfen oder zu kühlende Medikamente können Sie Klebezettelchen vorbereiten, die Sie zu der jeweiligen Einnahmezeit hinzufügen. Wir empfehlen das generell, wenn jemand weitere wichtige Hinweise zu Medikamenten nicht vergessen will. Für jedes Medikament gibt es ein Zettelchen. Darauf schreiben Sie, ob ein Medikament zwingend vor oder nach dem Essen eingenommen werden muss. Als alternative Unterstützung bei der Therapietreue bieten sich Apps an.

Informationen zu den Medikamenten und ihrer Einnahme sammeln

Damit den Ärztinnen und Ärzten alle relevanten Informationen zur Verfügung stehen, sollten diese auch über Medikamente informiert werden, die schon vor Beginn der Therapie regelmäßig eingenommen wurden.

Ganz konkret sind gemeinsam folgende Fragen zur Einnahme bisher eingenommener und neuer Medikamente zu besprechen:

- Sind immer noch alle Medikamente notwendig, die ich bereits einnehme?
- Welche neuen Medikamente müssen ergänzt werden?
- Wofür sind sie gut? Was bewirken sie?
- Wie lange muss ich meine Medikamente einnehmen?
- Soll ich sie zu den Mahlzeiten oder zu einer bestimmten Tageszeit nehmen? Sind mehrere Tagesdosen unbedingt notwendig?
- Welche Nebenwirkungen haben meine Medikamente?
- Welche Wechselwirkungen gibt es unter meinen Medikamenten?

Beim Arztgespräch prasseln häufig viele neue Informationen auf die Betroffenen ein. Daher kann es hilfreich sein, sich auch noch einmal in Ruhe mit den verschriebenen Medikamenten auseinanderzusetzen.

Falls Sie das Kapitel zur Nachsorge (Seite 120) noch nicht gelesen haben oder noch einmal auffrischen wollen: Dort gehen wir auf alle möglichen Medikamente ein, die nach einem Schlaganfall verschrieben werden können.

Es gibt auch falsche Vorstellungen zum Thema Medikamente, die uns im Kontakt mit Betroffenen und Angehörigen immer wieder begegnen. Dazu gehört die Annahme, Aspirin verhindere einen Schlaganfall bei Menschen ohne Krankheitsvorgeschichte. Diese Annahme ist nicht korrekt. Aspirin hat eine schmerzstillende und entzündungshemmende Wirkung, zudem wird die Neigung der Blutplättchen (Thrombozyten) zur Verklumpung und somit die Entstehung eines Blutgerinnsels gehemmt. Aspirin wird ärztlich gezielt nach einem Schlaganfall oder Herzinfarkt eingesetzt. Eine vorbeugende (prophylaktische) Einnahme bei Gesunden ist aber gefährlich. Es können bedrohliche Nebenwirkungen wie eine Entzündung der Magenschleimhaut, ein Magengeschwür mit Blutung oder andere Organblutungen auftreten.

Wechselwirkungen kennen

Wechselwirkungen bei der Einnahme mehrerer Medikamente können die Wirkung vermindern oder erhöhen. Nebenwirkungen werden dadurch wahrscheinlicher. Falls diese Gefahr besteht, weisen Ärzte ihre Patienten darauf hin. Sie sollten daher über die bisher eingenommenen Medikamente Bescheid wissen.

Es gibt auch Lebensmittel, die mit dem Medikament wechselwirken.

Dazu gehören oft:

- Alkohol
- Kaffee und Tee
- Lebensmittel wie Spinat oder Rhabarber
- eiweißreiche Lebensmittel wie tierische Produkte oder Hülsenfrüchte
- Grapefruit

Regeln für die richtige Einnahme kennen

Die regelmäßige Medikamenteneinnahme ist eine große Herausforderung, vor allem, wenn mehrere Medikamente zu unterschiedlichen Tageszeiten eingenommen werden müssen. Um sicherzugehen, dass das Medikament richtig wirkt, sollten Schlaganfallbetroffene und möglichst auch nahe Angehörige folgende Faktoren kennen.

Der Zeitpunkt

Je nach Tageszeit und Fülle des Magens wirken Medikamente anders. Wird auf den richtigen Zeitpunkt der Einnahme geachtet, wirkt die Therapie besser und Nebenwirkungen treten seltener auf.

Grundsätzlich ist dabei zu bedenken: Je leerer der Magen, desto schneller wirken Arzneimittel. Außerdem kann sich das Essen im Magen wie eine kleine Schutzschicht um die Magenschleimhaut legen. Bei jedem Medikament gibt es individuelle Empfehlungen. Diese finden Sie auf dem Beipackzettel.

Folgende Formulierungen werden Sie in Beipackzetteln finden:

»Auf nüchternen Magen einnehmen«: Im Magen dürfen sich keine Essensreste mehr befinden. Die Medikamente sollten also eine halbe Stunde bis eine Stunde vor der Mahlzeit eingenommen werden oder frühestens zwei Stunden nach einer Mahlzeit.

»Vor dem Essen einnehmen«: Es kann zu Wechselwirkungen mit Nahrungsbestandteilen kommen. Daher sollten die Medikamente eine halbe Stunde bis eine Stunde vor der Mahlzeit eingenommen werden. Auch Zwischenmahlzeiten sind eingeschlossen.

»Mit der Mahlzeit einnehmen«: Hier sollte keine Pause zwischen der Einnahme der Medikamente und der Mahlzeit liegen. Die Medikamente werden also im Optimalfall während der Mahlzeit oder direkt nach dem Essen eingenommen. Ob das zu Beginn oder am Ende passiert, ist aber nicht wichtig.

»Nach dem Essen einnehmen«: Bei diesem Hinweis gibt es keine einheitliche Zeitangabe. Deshalb ist auf dem Beipackzettel häufig eine genaue Zeitangabe angegeben. Ansonsten gelten zwei Stunden nach der letzten Mahlzeit oder Zwischenmahlzeit als Richtwert.

»Unabhängig von den Mahlzeiten einnehmen«: Wenn dieser Hinweis auf dem Beipackzettel steht, ist die Wirkung von Tageszeit und den Mahlzeiten unabhängig. Das Medikament kann also zu jeder Tageszeit eingenommen werden. Wir empfehlen dennoch einen festen Zeitpunkt.

Tipps zum Herunterschlucken

Medikamente werden in der Regel mit einem Glas Wasser im Stehen oder Sitzen eingenommen. Um ein Aufstoßen nach der Einnahme zu vermeiden, eignet sich Leitungswasser besser als kohlensäurehaltiges Wasser.
Besonders große und sperrige Pillen bereiten vielen Betroffenen Probleme beim Herunterschlucken und verhindern die Einnahme. Wir zeigen Ihnen daher einige Möglichkeiten auf, wie die unangenehme Situation umgangen und die wichtigen Medikamente eingenommen werden können.

Andere Darreichungsform

Fragen Sie beim Arzt, der Ärztin oder in der Apotheke, ob es das gleiche Medikament in einer anderen Darreichungsform gibt. Kann man es in anderer Form in einem Glas Wasser auflösen?

Kleiner oder als Pulver?

Einige Tabletten können zerkleinert oder zu Pulver zermahlen werden. Nicht alle Medikamente eignen sich dafür. Durch den Prozess kann es zu einer veränderten Wirkungsweise kommen. Fragen Sie daher in der Apotheke, ob Zerkleinern oder Zermahlen möglich ist. Spricht nichts dagegen? Dann achten Sie darauf, die Pillen entlang der Einkerbung zu brechen.
Zum Zermahlen gibt es in der Apotheke Tablettenzerkleinerer. Das Pulver kann dann in Flüssigkeit aufgelöst oder zusammen mit dem Essen aufgenommen werden.
Bei Kapseln funktionieren beide Techniken nicht, denn eine Kapsel besteht aus zwei Teilen: dem eigentlichen Medikament und einem Überzug. Der Überzug umhüllt das Medikament und hat eine bestimmte Funktion. Er kann die Magenschleimhaut schützen oder dafür sorgen, dass der Wirkstoff erst an einem bestimmten Ort seine Wirkung entfaltet. Nur den innen liegenden Teil der Kapsel einzunehmen, könnte also die Wirkung des Medikaments herabsetzen oder zu unerwünschten Nebenwirkungen führen.

Richtige Technik beim Schlucken

Es gibt verschiedene Techniken, die das Herunterschlucken von selbst großen Pillen oder Kapseln möglich machen. Eine davon ist die Pop-Bottle-Technik. Dazu benötigen Sie eine saubere Flasche, die mit Leitungswasser gefüllt wird. Die Tablette wird dann auf die Zunge gelegt. Anschließend werden die Lippen fest um die Flaschenöffnung gelegt, sodass das Wasser in einem Rutsch in den Mund fließen kann. Wasser und Pille können in einem Zug heruntergeschluckt werden.

Was tun, wenn die Medikamenteneinnahme vergessen wurde?
Dann sollte auf keinen Fall die doppelte Dosis eingenommen werden. Im Beipackzettel steht meistens, wie in diesem Fall vorgegangen werden kann. Fragen Sie bei der Ärztin, dem Arzt oder in der Apotheke, falls Sie Zweifel haben.

Die richtige Aufbewahrung der Medikamente

Wenn nicht anders vermerkt, sollten Medikamente bei Raumtemperatur aufbewahrt und vor großer Hitze und Sonnenlicht geschützt werden. Also am besten nicht im Badezimmer, da dort die Luftfeuchtigkeit und die Temperatur schwanken.

Sollten die Medikamente besonders empfindlich auf Feuchtigkeit und Sonnenlicht reagieren oder gekühlt gelagert werden? Dann bewahren Sie sie am besten in der Originalverpackung auf. Allgemein empfehlen wir, die Verpackung und Packungsbeilage zu behalten. So können Sie Informationen immer wieder nachlesen.

Achten Sie auf das Haltbarkeitsdatum, falls Medikamente über eine längere Zeit aufbewahrt werden. Abgelaufene Medikamente sollten nicht mehr verwendet werden.

Lebensgestaltung

In diesem Kapitel erhalten Sie Tipps, wie Sie und Ihre Angehörigen bewusst Schlaganfallrisiken vorbeugen können, indem Sie neue oder vernachlässigte Gewohnheiten motiviert und nachhaltig ins Leben integrieren.

Wenn Sie sich die Informationen zu den Risikofaktoren für einen Schlaganfall im Kapitel »Was sind Risikofaktoren?« (Seite 22) genau anschauen, sehen Sie, dass die meisten durch eine bestimmte Lebensweise entstehen können. Über unsere alltäglichen Gewohnheiten lässt sich unsere Gesundheit also sehr gut beeinflussen.

In diesem Kapitel konzentrieren wir uns nicht auf konkrete Anleitungen zur Ernährungsumstellung oder Trainingsroutine. Zu diesen Themen gibt es hochwertige, spezialisierte Literatur und viele individuelle Lösungswege. Hier zeigen wir eher Voraussetzungen und Herangehensweisen, die einen gesundheitsfördernden Lebensstil erleichtern.

Gesundheitskompetenz

Etwas wirklich verändern zu wollen, kommt nicht ohne das Verstehen der Ursache aus. Am Anfang steht die Frage: »Warum hilft es mir, meinen Lebensstil anzupassen und wie kann ich diesen Wandel vernünftig und ohne Frust gestalten?«

Für eine Antwort müssen wir die Zusammenhänge verstehen:

- Was ist beim Schlaganfall passiert?
- Welche Ursachen und Risikofaktoren haben dazu geführt?
- Wie kann ich in meinem Alltag dafür sorgen, das Risiko für einen weiteren Schlaganfall zu senken?
- Was braucht mein Körper, um seine Aufgaben zu erfüllen?
- Welche Vorsorge- und Behandlungsmöglichkeiten des Gesundheitssystems kann ich wahrnehmen?
- Wo und von wem erhalte ich seriöse Informationen?

Das Wissen über körperliche Funktionen und die Bedeutung der Vorsorge ist entscheidend zur Vorbeugung von Erkrankungen und Rezidiven. Es unterstützt uns dabei, selbstbestimmt gesundheitsbezogene Entscheidungen zu treffen. Und es erleichtert die Kommunikation mit den Ärztinnen, Ärzten und therapeutischen Fachkräften während der Behandlung.

Eine wichtige Rolle spielt dabei auch die Eigenwahrnehmung:

- Was braucht mein Körper in diesem Moment? Schlaf, Nahrung, Wasser, Bewegung, Entspannung, einen Toilettengang?
- Kümmere ich mich um ihn? Habe ich mich heute schon bewusst bewegt? Wie viel Wasser habe ich seit dem Aufstehen getrunken? War ich (länger) draußen und habe mich mit dem Leben um mich herum verbunden?
- Wie reagiere ich körperlich und psychisch auf bestimmte Verhaltensweisen? Wie geht es mir, wenn ich rauche, viel Alkohol getrunken, mich überwiegend von Fast Food ernährt habe oder kaum Ruhe hatte?
- Entscheide ich mich für eine Mahlzeit, weil sie die Nährstoffe enthält, die mein Körper braucht? Oder esse ich aus einem Gefühl heraus (Langeweile, Frust, Trauer, Überschwang), aus Gewohnheit, aus Verpflichtungsgefühl (Höflichkeit, Gruppenzwang, Erwartungshaltung) oder Zeitmangel?

Diese Fragen lassen sich auf alle Lebensgewohnheiten anwenden.

Körper im Blick

Unser Körper trägt uns durchs Leben. Er macht das Denken, Träumen und Genießen möglich. Im Alltag geht oft unter, wie wertvoll dieses komplexe, faszinierende System für unsere Unabhängigkeit und unser Wohlergehen ist. Erst bei Diagnose einer chronischen Krankheit oder nach einem Ereignis wie dem Schlaganfall mit den anschließenden Beeinträchtigungen wird vielen Menschen klar, wie wichtig Gesundheit und belastend Krankheit ist.

Körperwahrnehmung

In Verbundenheit mit dem eigenen Körper zu bleiben, seine Signale wahrzunehmen und darauf zu reagieren, ist Übungssache. Wir haben hier ein paar Tipps zusammengestellt, wie Sie den Kontakt zum körperlichen Empfinden bewusst herstellen können. Sie helfen außerdem, das oft nach dem schlagartigen Ereignis in den Körper verlorene Vertrauen wiederzugewinnen.

Berührung

Berührung verleiht das Gefühl von Sicherheit. Nehmen wir uns einen Moment und schenken einem Körperteil Aufmerksamkeit, indem wir einfach unsere Hand darauf legen. Geben Sie leichten, aber klaren Druck oder streichen Sie den berührten Bereich sanft aus. Lassen Sie dabei den Atem frei fließen und den Kiefer locker fallen, sodass ein kleiner Spalt zwischen den Zähnen entsteht und die Zunge entspannt im Mundraum liegt.

Durch die bewusste Wahrnehmung unserer Haut oder Muskulatur halten wir die Verbindung zu unserer körperlichen Realität aufrecht. Mit der Hand auf dem Bauch spüren wir unsere Atmung beim Heben und Senken der Bauchdecke. Beim sanften Massieren eines Fußes entdecken wir Strukturen, die uns vorher nie aufgefallen sind. Dabei tragen uns die Füße überall hin.

Oder wir legen uns auf den Boden, geben das ganze Gewicht ab und bemerken mit geschlossenen Augen, welche Körperteile angespannt sind und welche den Boden gleichmäßig berühren.

Es ist übrigens nichts Ungewöhnliches, wenn sich während der Übungen ausgiebiges Gähnen einstellt. Das ist ein klares Zeichen der Entspannung, nicht zwangsweise, dass wir ins Bett gehören.

Den Moment erfassen

Eine weitere Möglichkeit, physisch anwesend (präsent) zu sein, ist die Wahrnehmung aller Sinne in der unmittelbaren gegenwärtigen Umgebung. Fokussieren Sie sich auf das, was Sie tun. Was ist das genau?

Versuchen Sie, alle Sinneseindrücke in diesem Moment wahrzunehmen. Sonne auf Ihrer Haut durchs Fenster, zwitschernde Vögel, der Geruch von frisch gebrühtem Kaffee, die Farben Ihrer Tasse. Was kann ich sehen, riechen, hören, spüren oder schmecken?

Wann helfen der Körperkontakt und eine sinnliche Momentaufnahme besonders gut?

- wenn Sie sich unwohl fühlen
- nach dem Aufwachen oder vor dem Einschlafen (Übergangszonen)
- bei Schmerzen, Druck oder Spannungsgefühlen
- wenn Sie sehr müde oder übererregt sind
- wenn Sie destruktive und blockierende Glaubenssätze wiederholen wie »Ich bin nicht gut genug«, »Das reicht noch nicht«, »Das geht zu langsam voran« oder »Das schaffe ich nie«.
- in Situationen, in denen Sie keinen klaren Gedanken fassen können und den Kontakt zur Umwelt verlieren
- vor wichtigen Entscheidungen und Gesprächen

Bewusste Bewegung

Eine weitere Art der Körperwahrnehmung ist das bewusste Erfahren von Bewegung.

Bei einer körperlichen Einschränkung hilft es, sich zuerst auf alle Bewegungen zu konzentrieren, die möglich sind. Der Fokus liegt nicht auf den Einschränkungen, sondern auf seinen Grenzen. Es muss nicht die Bewegung selbst sein, die Wirkung zeigt. Es kann die Art sein, wie wir sie ausführen, aber auch der Ort, an dem wir es tun. Der Körper kann wahrgenommen werden, wie er im Moment ist. Die kleinste Bewegung erzeugt einen Impuls. Und dieser Impuls kann motivierend sein oder weitere Bewegungen anstoßen.

Sie können das konkret in einer Übung ausprobieren:

- Richten Sie Ihre Aufmerksamkeit auf irgendeinen Teil Ihres Körpers. Das kann ein neutraler Teil sein, der Sie nicht durch Schmerz oder Bewegungseinschränkungen stresst.
- Experimentieren Sie: Auf welche Arten lässt sich dieser Bereich bewegen? Wie bewegt er sich?

Körperwerte prüfen

Zu einem gesundheitsbewussten Lebensstil gehört auch die regelmäßige Kontrolle von wenigen, aber sehr wichtigen Körperwerten. So bemerken wir rechtzeitig, falls unser Körper aus der Balance gerät. Blutdruck und Gewicht lassen sich mit den eigenen Messgeräten auch zu Hause prüfen. Die Regelmäßigkeit und Frequenz des Herzschlags, Cholesterin- und Blutzuckerwerte sollten in bestimmten Abständen ärztlich kontrolliert werden.

Schlafhygiene

Im Schlaf hat unser Körper Zeit, sich zu erholen und zu reinigen. Es gibt ein paar einfache Schlafregeln, mit denen Sie Ihre Schlafqualität verbessern können.

- Schon vor dem Schlafengehen sollten wir in den Ruhezustand kommen.
- Koffeinhaltige Getränke wie Kaffee, Cola oder schwarzer Tee erschweren das Einschlafen, wenn sie ab mittags konsumiert werden.
- Belastende Inhalte beim Durchstöbern von sozialen Netzwerken, Abrufen von E-Mails und Lesen privater Nachrichten vor dem Zu-Bett-Gehen wirken nicht schlaffördernd. Das Gegenteil ist der Fall. Wenn das Gedankenkarussell sich in Bewegung setzt, ist an Schlaf nicht mehr zu denken.
- Sich mit Alkohol müde zu machen ist keine gute Idee. Die Schlafqualität wird beeinträchtigt und Erholung ist dadurch kaum möglich.
- Leichte körperliche Aktivität wie ein Spaziergang am Abend kann hingegen helfen, schneller einzuschlafen und länger durchzuschlafen.
- Ein Schläfchen zwischendurch ist nur dann wichtig, wenn Sie wirklich erschöpft oder krank sind. Wenn Sie sich tagsüber müde fühlen sollten, bewegen Sie sich lieber leicht. So erhält Ihr Körper eine kleine Energiezufuhr. Nach einem Schlaganfall ist ein höheres Schlafbedürfnis allerdings normal und unterstützt den Heilungsprozess.
- Das Einschlafen ist für viele Menschen einfacher, wenn sie wirklich müde zu Bett gehen. Sollten Sie sich nach dem Hinlegen nur ruhelos von einer zur anderen Seite drehen, stehen Sie lieber auf und legen sich erst wieder hin, sobald Sie Müdigkeit verspüren.

Mit einem Einschlafritual können sich vor allem Menschen mit Schlafproblemen die Einschlafphase erleichtern.

- Lesen kann helfen, wenn die Lektüre nichts mit dem Beruf zu tun hat. Auch im positiven Sinne kann das Bedürfnis entstehen, über das Gelesene weiter nachzudenken. So kommen wir nicht wirklich zur Ruhe. Jeder muss letztendlich selbst herausfinden, welche Kost auf dem Nachttisch für einen tiefen Schlummer sorgt.
- Andere bevorzugen Musik oder einen Podcast.
- Schaffen Sie sich eine angenehme Schlafatmosphäre durch ein bequemes Bett und einen abgedunkelten, ruhigen, möglichst gut belüfteten Raum.

Stressbewältigung

Für Schlaganfallbetroffene und Angehörige lässt sich Stress nur bedingt vermeiden. Das Erlernen des richtigen Umgangs mit körperlichen oder psychischen Belastungen ist daher besonders wichtig. Dazu gehört eine persönliche Strategie, mit der Sie den Ausgleich zwischen Stress- und Erholungsphasen finden können.

Stress wahrnehmen und erkennen

Etwas wahrzunehmen erfordert nicht nur unsere Aufmerksamkeit für körperliche und mentale Veränderungen. Es hilft auch, die Auslöser und Symptome zu kennen und als solche zu akzeptieren. Mit diesem Wissen fällt es leichter, unser Leben so zu gestalten, dass uns bestimmte Stressfaktoren weniger beeinflussen und sie sogar weniger auftreten.

Nehmen Sie sich eine kurze Auszeit und beantworten Sie folgende Fragen:

- Wie fühlen Sie sich?
- Sind Sie überfordert, verwirrt oder gereizt?
- Was spüren Sie?
- Sind Sie oft atemlos, erschöpft oder fehlt Ihnen der Bezug zum eigenen Körper?

Zu den klassischen Symptomen eines gestressten Körpers gehören:

- Gedächtnisstörungen
- psychische Erkrankungen und Angstzustände
- häufigere Infektionen
- Verdauungsprobleme
- Zyklusstörungen
- Herzrhythmusstörungen

Stressauslöser identifizieren

Als Stressoren werden Einwirkungen verstanden, die den Organismus in erhöhte Alarmbereitschaft versetzen und somit Stress auslösen. Das können innere (endogene) Faktoren wie ein belastender Konflikt in der Familie oder im Beruf sein. Auch von außen einwirkende (exogene) Faktoren wie eine erhöhte Luftverschmutzung können Stress erzeugen.

- In welchen Situationen empfinden Sie Stress?
- Was bringt Sie aus der Fassung?
- Sind Sie in den letzten Tagen oder Wochen gehäuft mit diesen Stressoren konfrontiert worden?
- Hatten Sie mehrere Aufgaben zu erledigen?
- Fühlten Sie sich für die Bedürfnisse vieler Menschen verantwortlich oder wurden Sie dafür verantwortlich gemacht?
- Gab es viele Umstellungen im Zeitplan durch unvorhersehbare Ereignisse oder Absagen?
- Hatten Sie Auseinandersetzungen mit nahestehenden Menschen?

Über diese Fragen können Sie nicht nur den Auslösern auf die Spur kommen. Sie sehen auch, dass es kein Wunder ist, wenn Sie Belastung empfinden. Das schult die Einfühlsamkeit mit sich selbst, die vielen von uns im Alltag oft abhandenkommt.

Bewältigungsstrategien ohne Wertung erkennen

Habe ich das Verlangen, mir eine Zigarette anzuzünden, mir eine Flasche Wein aufzumachen oder den Kühlschrank leer zu essen? Gehe ich nach draußen, um den Kopf freizukriegen? Ziehe ich mich mit einem Buch zurück oder läuft meine Lieblingsserie in Dauerschleife? Bleiben Sie bitte möglichst neutral. Es geht nicht darum, sich für den Umgang mit Stress zu schämen oder schuldig zu fühlen.

Sie können bewusst entscheiden, wie Sie mit Stress umgehen wollen. Es gibt viele Möglichkeiten, die unsere Gesundheit nicht zusätzlich belasten und mit denen wir belastende Situationen widerstandsfähiger meistern können. Einige davon möchten wir Ihnen jetzt vorstellen.

Übungen zur Stressresilienz

Unter dem Begriff Resilienz versteht man die Fähigkeit, belastende Situationen des Lebens ohne dauerhafte Beeinträchtigung zu bewältigen.

Um unser gestresstes Nervensystem in Balance zu halten und uns anhaltend widerstandsfähig zu machen, helfen regelmäßige körperliche Übungen. Stressresilienz können wir am nachhaltigsten aufbauen, wenn wir auch in milderen Stressphasen eine Übungsroutine beibehalten.

Probieren Sie aus, was Ihnen hilft und wie sich die Übungen in diesem Kapitel auf Ihr Wohlbefinden auswirken. Nehmen Sie sich danach am besten immer ein wenig Zeit, um die Eindrücke nachwirken zu lassen.

Atemwahrnehmung

Eine natürliche Atmung ist Anzeichen für ein ausgeglichenes Nervensystem. Im Dauerstress halten wir oft unbewusst den Atem an oder ziehen ihn in heftigen Momenten ruckartig ein.

Durchführung:

- Richten Sie Ihre volle Aufmerksamkeit auf Ihren Atem. Wo im Körper spüren Sie ihn? Wo findet eine Atembewegung statt?
- Sie können darauf vertrauen, dass der Atem von selbst kommt. Die Einatmung ist eine automatische Funktion. Sie brauchen ihn nicht einsaugen. Stellen Sie sich dann vor, wie Sie mit Ihrer Ausatmung alles, was Sie belastet, abgeben können.
- Über die bewusste Ausatmung signalisieren wir unserem Körper Sicherheit. Sie können den Atemrhythmus steuern. Atmen Sie 4 Sekunden ein, pausieren Sie und atmen Sie dann 7 bis 8 Sekunden aus.

Bitte führen Sie diese Übung höchstens zwei Minuten durch und nicht, wenn Sie Schwindel, Herzrhythmusstörungen oder ähnliche Beschwerden spüren.

Erdung

In Stresssituationen fühlen wir uns oft ohne Halt. Es gibt einfach umsetzbare Möglichkeiten, sich zu erden und wieder mehr Sicherheit zu fühlen. Eine davon ist die Körperwahrnehmung auf dem Boden.

Durchführung:

- Kommen Sie über die Seitlage in die Rückenlage. Sie können das mit ausgestreckten Beinen machen. Spüren Sie Schmerz oder Druck im unteren Rückenbereich, stellen Sie die Füße besser auf. Die Arme liegen mit den Handflächen nach unten seitlich leicht ausgebreitet. Mit einer Decke können Sie für ausreichend Wärme sorgen.
- Das Gewicht kann jetzt vollkommen an den Boden abgegeben werden.
- Versuchen Sie, jegliche Muskelanspannung so gut es geht loszulassen. Spüren Sie, wo Ihr Körper den Untergrund berührt, ohne etwas zu verändern. Gehen Sie dabei möglichst alle Körperbereiche durch.

Nach der Übung helfen Notizen dabei, Ihre wichtigsten Beobachtungen zu reflektieren. Vor allem, wenn Sie die Übung wiederholen. Auch hier geht es nicht um die Bewertung, nur um die reine Wahrnehmung.

Eine wunderbare Möglichkeit der Erdung ist barfuß laufen. Auch im Sitzen lässt sich der Boden ohne Schuhe unter den Füßen wahrnehmen. Wie fühlt sich das Gras, die Erde, der Sand oder der Teppich an? Welche Bereiche meines Fußes sind damit in Kontakt?

Weniger ruhig geht es beim Durchrütteln unseres Körpers zu. Spannung und Angst lassen sich nicht nur symbolisch abschütteln. Wenn Sie das nächste Mal allein sind und von unangenehmen Gefühlen überfallen werden, schütteln Sie sich einmal richtig durch. Alle begleitenden Töne und Geräusche sind herzlich willkommen. Denn hier geht es gerade ums Loslassen.

Eine Sache der Einstellung

Manche Menschen berichten, dass sich ihre Einstellung zum Leben nach dem Schlaganfall verändert hat; nicht nur Betroffene, sondern auch Angehörige. Aus dem Ereignis mit seinen nachträglichen Herausforderungen sind sie widerstandsfähiger und entspannter herausgegangen. Viele Dinge, die vorher noch als Problem angesehen wurden, haben seitdem weniger Bedeutung. Vernachlässigte Bereiche des Lebens geraten andererseits wieder oder neu in den Fokus.

Widerstandsfähigkeit testen

Wir können unser eigenes Umfeld nur relativ beeinflussen. Stress wird es wahrscheinlich immer geben.
Testen Sie daher Ihren Zustand in einer herausfordernden Umgebung (Chaos, belastende Kommunikation, Lärm).

- Wie fühlt sich der Stress an?
- An welchen Stellen meines Körpers macht er sich bemerkbar?
- Gelingt es mir, ruhig zu bleiben?
- Kann ich eine Veränderung spüren?

Am besten machen Sie dieses Experiment, wenn Sie einigermaßen ausgeglichen sind. Denn wenn die Nerven blank liegen, kann die Übung belastend sein.
Wenn Sie schon vorher wissen, dass Sie sich in eine herausfordernde Situation begeben, können Sie mit Ritualen arbeiten. Auch danach oder während des Ereignisses lassen sich bestimmte Übungen zur Verarbeitung anwenden.

Der Heilungs- und Verarbeitungsprozess kann wesentlich von einer lebensoffenen Haltung profitieren. Verständlicherweise ist es für Betroffene und Angehörige in der belastenden Situation nicht leicht, optimistisch zu bleiben.

Wenn alles Positive aus Ihrem Blickfeld geraten ist, helfen wenige Orientierungspunkte, die Sie sich immer wieder vergegenwärtigen können.

- Trotz aller schmerzhaften Erfahrungen lohnt es sich, neugierig zu bleiben. Was kann ich über meinen Körper lernen? Was lehrt mich der Schlaganfall? Dazu gehört auch die Offenheit für Möglichkeiten der Behandlung, der Therapie und zum Ausprobieren neuer Methoden.
- Humor und Lebensfreude können Sicherheit und Kraft geben.
- Ein Kernpunkt ist die radikale Akzeptanz des unerwarteten Verlaufs von Lebensereignissen und von Verlusterlebnissen. Nehmen wir die Höhen und Tiefen an, können wir auch besser lernen, mit ihnen umzugehen. So fühlt man sich weniger einem Ereignis ausgesetzt und kann die eigenen Kräfte zur Bewältigung aufbauen.
- Es lohnt sich, unermüdlich nach Lösungen zu suchen und bewusste Entscheidungen zu treffen, mit denen sich die Herausforderungen des Lebens nach einem Schlaganfall meistern lassen. Denn nur so können aus Möglichkeiten Wirklichkeiten werden. Auf die Frage: »Wie hast du das geschafft?« antworten viele »Ich hab's einfach gemacht.«
- Durch ihre Willenskraft haben viele Menschen nach einem Schlaganfall tolle Fortschritte erreicht, die sie nie für möglich gehalten hätten. Mit der zusätzlichen positiven Bestärkung aus dem Umfeld lassen sich auch kleine Erfolge feiern.

- Bei all dem sollte niemand vergessen, sich selbst gegenüber ehrlich, aber auch mitfühlend zu bleiben, auch wenn etwas nicht gelingt.
- Zur Einstellung gehört schließlich auch die mitfühlende Haltung gegenüber anderen, auch wenn es manchmal schwierig wird.
- Und letztlich ist die Verbindung zum sozialen Umfeld ein entscheidender Faktor. Betroffene und Angehörige gewinnen an Lebensqualität zurück, wenn sie sich ins Leben integrieren. Um etwas Normalität wiederzugewinnen, hilft es, den Alltag mit Nichtbetroffenen zu gestalten. Es muss nicht immer um die Krankheit gehen.

6 Schritte zur neuen Gewohnheit

Ob Ernährungsumstellung, ein gezieltes Trainingsprogramm, Rauchentwöhnung oder Stressreduktion – für viele ist die Einführung eines gesundheitsfördernden Lebensstils und der notwendigen Maßnahmen mit Anstrengung verbunden. Oft liegt das an der Unsicherheit darüber, wie man diese Veränderung überhaupt angehen soll, damit sie langfristig funktionieren kann und Wirkung zeigt. Ein bisschen Ausdauer braucht es dafür.

Wir haben sechs Schritte definiert, die die erfolgreiche Umsetzung erleichtern können.

1. Definition der Ausgangssituation

In diesem und allen folgenden Schritten können Sie die Fragen einzeln und gemeinsam mit dem oder der Schlaganfallbetroffenen beantworten. Auch Sie als Angehörige oder Angehöriger einer betroffenen Person können für sich im Sinne der Selbstfürsorge von diesen Schritten profitieren – egal, was Ihre Zielsetzung ist. Versuchen Sie dabei, möglichst ehrlich und objektiv zu bleiben.

Wenn wir etwas neu gestalten wollen, ist es wichtig, den Jetztzustand zu kennen, um dessen Veränderung es geht. Am Anfang hilft es, wenn die Ausgangslage in diesem Moment konkret beschrieben wird. Konfrontieren Sie dabei die Tatsachen – nicht wie es aus Ihrer oder der Sicht anderer sein sollte.

Welche Herausforderungen gilt es zu bewältigen (Folgen des Schlaganfalls, Risikofaktoren, Lebensumstände)?

2. Verhaltensmuster und Bedürfnisse ins Bewusstsein bringen

Mithilfe folgender Fragen können Sie die aktuelle Situation weiter eingrenzen:

- Was brauche ich?
- Was wünsche ich mir?
- Folge ich diesem Bedürfnis?
- Wenn nicht, was scheint der wirkliche Grund zu sein, warum ich es nicht tue?
- Was muss und kann ich tun, um das zu erreichen oder dem Bedürfnis, Ziel, Wunsch näherzukommen?
- Was möchte ich nicht?
- Was belastet mich gerade am meisten?

3. Nachhaltig Informationen sammeln

Vor der Umsetzung eines Plans können Sie auch die Lebensgestaltung als Projekt sehen. Je mehr Sie über den Schlaganfall, die persönlichen Lebensumstände und Hilfsangebote wissen, desto leichter lässt es sich nicht nur planen, sondern auch durchziehen. Vor allem, wenn wir wissen, warum wir etwas tun und wie viele unterschiedlichen Möglichkeiten wir haben.

Es gibt viele klare und wissenschaftlich gesicherte Vorgaben für ein möglichst langes Leben in guter Gesundheit. Schauen Sie sich auch Quellen an, die über unseren Ratgeber hinausgehen. Vergleichen Sie die Informationen aus anderen Büchern oder Online-Artikeln und prüfen Sie sie auf Seriosität. Schreiben dort fachkundige Autorinnen und Autoren?

Wo finden Sie sonst noch gute und individuell hilfreiche Informationen? Begleiten Sie Ihren Angehörigen oder Ihre Angehörige bei den Arztbesuchen und Therapien, wenn es für ihn oder sie okay ist. Ihnen stehen viele Beratungsangebote zur Verfügung, die Sie in Anspruch nehmen können.

Hilfreich ist, das Gelernte für sich aufzubereiten. Sie können die Informationen in einem Notizbuch oder einem Dokument zusammenführen, um den Überblick zu behalten und immer darauf zurückgreifen zu können.

4. Konkrete Ziele formulieren

Mithilfe der Bestandsaufnahme, der Eingrenzung von Herausforderungen und Wünschen und den Informationen lässt sich Struktur im vermeintlichen Chaos schaffen.

- Warum möchte ich eine Routine entwickeln? Weil ich meine Risikofaktoren in den Griff bekommen oder die Beeinträchtigungen des Schlaganfalls annehmbarer machen möchte?
- Was gilt es dafür zu ändern?
- Welche Schritte muss ich unternehmen?
- Was muss ich genau tun?

Definieren Sie gemeinsam mit der oder dem Betroffenen oder auch für sich allein die notwendigen Aktionen konkret und im Detail und legen Sie dann eine Reihenfolge fest, in der Sie vorgehen.

Das Ziel sollte messbar sein. »Öfter« ist zum Beispiel ein Wort, das nicht messbar ist. Es fällt uns leichter, wenn wir eine Anzahl an Tagen festlegen. Schaffen Sie auch Zeiträume für die neue Gewohnheit. Wie passt sie in den Tagesrhythmus? Wann fühlt es sich natürlich an?

Damit das Vorhaben auf dem Schirm bleibt, hilft ein Eintrag im Kalender, für den Anfang vielleicht sogar mit Erinnerungsfunktion, bis die Routine ganz automatisch abläuft. Wer sich nicht von Geräten abhängig machen möchte, arbeitet mit Klebezetteln oder anderen Hilfsmitteln.

Schaffen Sie eine Umgebung dafür. Sie können einen Ort festlegen, an dem die Übungen gemacht oder das Schlafzimmer für einen besseren Schlaf nach dem individuellen Geschmack der oder des Betroffenen einrichten.

Es hilft, sich auf eine Umstellung und einen konkreten Schritt zu konzentrieren. Ablenkungen, Multitasking und manchmal sogar als positiv empfundene Einflüsse von außen können uns aus dem Fokus bringen.

Da ist gut zu wissen, wodurch sich die betroffene Person leicht ablenken und von ihren Zielen abhalten lässt. Welche Verhaltensmuster, Gefühle und Gedanken stehen ihr oft im Weg, und wie können wir diese Einflüsse reduzieren?

5. Entscheidungen treffen

Aufbauend auf den eigenen Erkenntnissen und der Struktur können Sie entscheiden, wie Sie vorgehen wollen. Wann soll es losgehen? Seien Sie dabei so konkret wie möglich.

Beispiele:

- abends nach der Arbeit eine halbe Stunde spazieren gehen
- morgens zum Frühstück ein Stück Obst essen
- ab dem 01. Oktober mit dem Rauchen aufhören

Der Tag, an dem wir ein neues Verhalten starten, passt gut an den Anfang einer Entspannungsphase. Vielleicht nach Abschluss eines großen Projektes oder am Anfang des Urlaubs? Allerdings können Sie auch von heute auf morgen beginnen. Wenn Sie kleine Schritte gehen, schaffen Sie es auch, in belastenden Phasen stark und konsequent zu bleiben.

6. In der Praxis verinnerlichen

Neue Gewohnheiten und Routinen müssen sich etablieren. Indem wir unsere Entscheidungen in die Tat umsetzen, unser Wissen praktisch anwenden, Übungen wiederholen und unsere Erfahrungen reflektieren, verinnerlichen wir die neuen Gewohnheiten.

Fangen Sie schon heute an, irgendeinen Schritt umzusetzen. Am besten suchen Sie sich etwas aus, das leichtfällt, wenig Zeit und Überwindung kostet oder sogar Spaß macht. Und wenn es mal nicht so klappt, wie Sie es sich vorgenommen haben? Das ist nicht so schlimm, wie es sich vielleicht zunächst anfühlt. Lassen Sie sich davon nicht einschüchtern oder gar von Ihren Plänen abhalten. Werfen Sie einen Blick auf Ihre schriftlichen Zielformulierungen und machen Sie einfach weiter.

Sie können dann immer wieder zu einem der Schritte zurückkehren und eventuelle Knackpunkte einkalkulieren.

Vom Wissen ins Handeln kommen

Die meisten Menschen wissen um die gesundheitlichen Risiken ihrer Gewohnheiten. Viele nehmen sich immer wieder vor, ihr Verhalten zu ändern und schaffen es dann nicht, konsequent zu bleiben. Die geplante Ernährungsumstellung oder Rauchentwöhnung klappen einfach nicht. Oft unterschätzen wir, wie sehr psychische Faktoren die Umsetzung unserer Ziele erschweren.

Realistischer statt unrealistischer Optimismus

Mehrere Studien aus den 1990ern haben gezeigt, dass viele Menschen einem sogenannten unrealistischen Optimismus folgen. Sie glauben, dass schlimme Dinge immer nur anderen, aber nicht ihnen selbst passieren können. So denken manche Raucherinnen und Raucher: »Andere, die rauchen, erkranken an Krebs oder erleiden einen Schlaganfall. Mir muss das nicht passieren. Auch Nichtraucher sind davon betroffen.« Dieser Schutzmechanismus der Psyche hilft dabei, sich weniger Sorgen um die eigene Gesundheit zu machen.

Eine Umstellung des Lebensstils zugunsten unserer Gesundheit kommt aber ohne die Auflösung dieses unrealistischen Optimismus nicht aus. Im ersten Moment kann das Realisieren eines Risikoverhaltens angsteinflößend sein. Aber das Wissen um das eigene Risiko und das Vertrauen in die eigenen Fähigkeiten, Dinge verändern zu können, helfen.

Belohnungsverhalten neu denken

Oft reizen uns nicht gesundheitsfördernde Gewohnheiten, denn wir verbinden damit positive Erlebnisse oder erfüllen unbewusste Bedürfnisse.
Wie wäre es, wenn wir diese Gedanken mit unserem körperfreundlichen Verhalten in Verbindung bringen? Immerhin richten sich diese Wünsche der Veränderung auf ein gesünderes Leben, das viele Annehmlichkeiten wie Unabhängigkeit, Schmerzfreiheit und überraschende Entdeckungen bereithält.
Stellen Sie sich folgende Fragen und halten Sie Ihre Antworten darauf schriftlich, als Audioaufnahme, Grafik oder Zeichnung fest. Denn diese Gedanken werden Ihnen sehr helfen, wenn es einmal schwerfällt, durchzuhalten.
Achten Sie dabei darauf, dass mindestens eine Begründung von innen (intuitiv) kommt. Wichtig ist, was Sie möchten. Die Begründung »Meine Freundin oder mein Freund wäre stolz auf mich« oder »Andere fänden mich attraktiver, wenn ich einige Kilos weniger wiege«, mögen für Sie auf den ersten Blick relevante Gründe sein. Allerdings liegt die Motivation bei diesen Antworten nicht bei Ihrem Wohlergehen, sondern im Wunsch nach Anerkennung. Das positive Gefühl hängt von äußeren Umständen ab.
Es geht aber nicht darum, die Bedürfnisse oder Wünsche anderer zu erfüllen. Sie treffen eine bewusste Entscheidung, etwas für Ihr körperliches und mentales Wohl zu tun. Überlegen Sie sich stattdessen: »Was verbessere ich für mich, wenn ich gesund lebe?«

Das könnten Ihre Fragen sein:

- »Warum möchte ich mit dem Joggen anfangen?«
- »In welchen Situationen wird es befreiend sein, keine Raucherin oder kein Raucher mehr zu sein?«
- »In welchen Situationen wird es sich gut anfühlen, beweglich und fit zu sein?«

Was fällt Ihnen noch ein?

Langfristig zeigen auch die Erfolge, dass sich die anfänglich als Kraftakt empfundene Gestaltung neuer Gewohnheiten lohnt. Mit dem Wohlgefühl im eigenen Körper bilden sie die Basis für einen Weg ins gesündere Leben.

Vertrauen in die eigenen Fähigkeiten aufbauen

Um unser Verhalten erfolgreich zu ändern, braucht es einiges an Selbstvertrauen. Selbstwirksamkeitserwartung heißt das in der psychologischen Fachsprache. Ein neuer Lebensstil kann eine große Herausforderung sein, in der unsere Disziplin und unser Durchhaltevermögen regelmäßig auf die Probe gestellt werden.

Auf den folgenden Seiten haben wir Anregungen zusammengestellt, die Ihnen dabei helfen können, Angehörige zu motivieren, das Vertrauen in sich selbst zu stärken. Es sind außerdem Denkanstöße, die die Freude an einem gesünderen Leben und Körper ins Bewusstsein bringen. Wenn Sie die Herangehensweisen hier noch nicht kennen, probieren Sie die Tipps doch einfach mal für sich selbst aus, bevor Sie sie an Ihre Mitmenschen weitergeben. Das erleichtert es Ihnen, die Übungen zu verinnerlichen und andere etwas besser zu verstehen.

Erinnern Sie sich an eine Situation, in der Sie es bereits einmal geschafft haben, Ihr Verhalten umzustellen. Was fühlten Sie dabei? Gerne können Sie die Situation und Ihre Gefühle dazu irgendwo notieren.

Sie entscheiden selbst über Ihr Verhalten. Dabei können Sie auch andere unterstützen. Manchmal reicht es schon, als gutes Beispiel voranzugehen.

Eine gute Prise Anwendbarkeit

Sie möchten mehr Bewegung in Ihren Tag integrieren. Überlegen Sie sich, wie realistisch es ist, dass Sie Ihr Ziel umsetzen. Wenn Sie sich vorher kaum Zeit für Bewegung genommen haben, wird es schwieriger sein, von heute auf morgen zwei Stunden täglich Sport zu treiben. Fangen Sie besser mit kleinen Zielen an.

Auch hier können Sie wieder mit Fragen arbeiten:

- Zu welcher Tageszeit kann ich mir für mindestens 30 Minuten Zeit für Bewegung nehmen?
- Kann ich eine ungesunde oder belastende Gewohnheit, in die ich Energie investiere, durch Sport ersetzen?
- Wie kann ich Bewegungseinheiten in meinen Alltag integrieren?
- Welche Art der Bewegung macht mir am meisten Spaß?

Ihre Ziele können Sie nach einer Weile anpassen und sich immer wieder neu herausfordern.

Hindernisse im Hinterkopf behalten

Zunächst scheint es, als sei es einfach, ein Ziel zu erreichen. Doch spätestens, wenn wir versuchen, neue Gewohnheiten in die Tat umzusetzen, kommen wiederholt neue Hindernisse auf uns zu. Durch die Party am Wochenende, bei der leckeres Fast Food auf dem Buffettisch lockt und Unmengen an Alkohol fließen, können wir unsere hart erkämpften Gewohnheiten sausen lassen. Eine stressige Phase im Job oder im Privatleben, aber auch Krankheits- oder Schmerzphasen verleiten uns oft dazu, die tägliche Einheit Sport oder Zeit für die Zubereitung einer frischen Mahlzeit zu vernachlässigen.

Hilfreich ist es daher, sich dieser Barrieren schon im Vorhinein bewusst zu sein.

Dafür bieten sich folgende Fragen an:

- Was wird mir wohl leichter fallen, was schwerer?
- In welchen Situationen wird es schwierig, nicht doch wieder zur Zigarette zu greifen?
- Wie möchte ich damit umgehen?

Es kann beängstigend sein, weit in die Zukunft zu planen. Zweifel können sich aufdrängen. »Was, wenn ich es gar keine Woche durchhalte?«

Erst mal: Machen Sie sich und anderen keine Vorwürfe, wenn Sie nachlässig werden. Treffen Sie einfach eine neue bewusste Entscheidung und beginnen Sie von vorn. Scham und Schuld blockieren und frustrieren uns sonst nur noch mehr.

Außerdem: Warum sollte es nicht möglich sein, eine Woche nicht zu rauchen? Vielleicht, weil der beste Freund ebenso raucht und Sie sich in seiner Gegenwart verleitet fühlen würden, mitzumachen? Deswegen ist es von Vorteil, darüber nachzudenken, und nicht erst, wenn es so weit ist.

Schon während der Vorbereitung lohnen sich folgende Fragen:

- Warum habe ich gerade jetzt das Bedürfnis nach einer Zigarette, etwas Süßem oder Alkohol?
- Ist es der Stress, die Gewohnheit, oder fühle ich mich wie eine Spielverderberin oder ein Spielverderber, wenn ich es den anderen Partygästen nicht gleichtue?

Es ist wie mit einer Präsentation: Je besser wir vorbereitet sind, je routinierter wir sind, desto sicherer fühlen wir uns. Und irgendwann freut man sich sogar auf den großen Tag X.

Und wenn es so weit ist: gemeinsam Erfolge feiern!

Überlegen Sie sich im Vorhinein, was Sie tun wollen, wenn Sie und/oder Ihre Angehörige oder Ihr Angehöriger ein Ziel erfolgreich in die Tat umgesetzt haben. Vielleicht möchten Sie sich eine nette Überraschung überlegen, wenn Ihre Partnerin oder Ihr Partner es geschafft hat, dreimal die Woche Sport zu machen.

Was wollen Sie also unternehmen, um die erste rauchfreie Woche zu feiern, den ersten Monat, das erste Jahr?

Mit den Reaktionen anderer klarkommen

Führen Menschen neue Gewohnheiten ein und treffen eigene Entscheidungen, kann sich das für manche sehr neu anfühlen. Vor allem, wenn wir ein Umfeld mit hohen oder überdimensionierten Erwartungshaltungen gewohnt sind und wir uns sehr von der Beurteilung anderer angesprochen fühlen.

Vielleicht haben Sie diese Aussagen schon einmal gehört. »Was, du isst das nicht mehr? Hältst du dich jetzt für was Besseres? Jeder stirbt! Willst du wirklich so ein trostloses Leben führen? Pass auf, dass du keine Mangelerscheinungen bekommst. Das schaffst du eh nicht. Der ganze Gesundheitswahn macht doch eh keinen Sinn. Rede dir nicht ein, dass du damit Krankheiten vermeiden oder beeinflussen kannst. Diese Selbstoptimierung ist doch irrwitzig. Komm, bleib doch noch ein bisschen. Schlafen kannst du, wenn du tot bist.«

Es wird Menschen geben, die nicht daran glauben, dass Sie es schaffen und dass diese Entscheidungen wirklich Spaß machen können. Ob das der eigene Selbstzweifel oder die Ablehnung eines bestimmten Lebensstils ist. Sie können auf Ihre Entscheidung vertrauen. Vor allem, wenn Sie sich gut informiert haben.

Eine wertschätzende Kommunikation schafft Verbindung

Zur Gestaltung eines zufriedenen Lebens gehört die Verbindung zu anderen, und davon untrennbar eine wertschätzende Kommunikation. Ein wohlgesinnter Austausch wurzelt in der Anerkennung und Ermutigung der anderen Person.

Gerade in gesundheitlich herausfordernden Phasen kann eine offene und einfühlsame Kommunikation das Leben erleichtern. Viele Belastungen des Alltags kommen dadurch zustande, dass der zwischenmenschliche Austausch an diesem Punkt scheitert. Unsicherheit und Überforderung sind nur zwei der Gründe dafür.

Wir möchten uns hier darauf konzentrieren, wie eine wertschätzende Kommunikation gelingen kann.

Orientierungspunkte

Für eine authentische und ehrliche Kommunikation brauchen wir sichere Räume, um uns auszudrücken. Wir schaffen diese Räume für andere und stärken gleichzeitig unsere emotionale Sicherheit für herausfordernde Situationen, wenn wir …

- uns für den Menschen, seine Bedürfnisse, Interessen und Gefühle interessieren;
- offen und neugierig bleiben;
- bereit sind, aus konstruktiver Kritik zu lernen;
- Schwächen und Fehler als Teil des Lebens anerkennen, nicht die Persönlichkeiten anderer daran festmachen;
- die Meinungen anderer objektiv wahrnehmen, auch wenn wir sie nicht teilen.

Zu einer wertschätzenden Kommunikation gehört es auch, den geeigneten Moment für anstrengende oder emotional belastende Themen einschätzen zu lernen. Wie ist das Stresslevel? Wie geht es dem Menschen, mit dem ich das Gespräch führen möchte?

Besteht darüber Unsicherheit, hilft die Frage: »Hast du ein bisschen Zeit? Ich würde mich gerne mit dir unterhalten.«

No-Gos in der Kommunikation

Mindestens genauso wichtig für eine wertschätzende Kommunikation ist das Wissen, wie wir uns besser nicht verhalten sollten.

Falsch verstandene Nächstenliebe

Beginnen wir Gespräche mit der Absicht, andere zu verändern, zu überzeugen, ihre Probleme zu lösen, ihr Leben zu beeinflussen oder darin einzugreifen, anstatt dem Menschen zuzuhören, können Konflikte entstehen.
Viel hilfreicher ist es, aufrichtige Fragen zu stellen oder einen Menschen zu fragen, wie man helfen kann, wenn er selbst zu dem Schluss kommt, dass er Hilfe braucht. Am besten bieten wir konkrete Möglichkeiten an, wenn wir das Wissen oder die Kompetenz haben.

In einer Diskussion dominieren

Wie wichtig ist es noch, den eigenen Standpunkt klarzumachen und sich zu wiederholen, wenn alles offen und verständlich kommuniziert wurde? Wenn Sie bemerken, dass man nicht auf einen gemeinsamen Nenner kommt, ist es eher ein Zeichen der Stärke und des Respekts, das zu akzeptieren, als auf Einsicht zu beharren.

Zweifel schüren

Zu verurteilen und bewerten heißt auch, die Gefühle eines anderen zu verharmlosen oder lächerlich zu machen. Eine Frage wie »Warum hast du das gemacht?« kann die Person, die sich öffnet, verunsichern. Viel aufgehobener wird sie sich fühlen, wenn Sie aufmerksam mit einer freundlichen Gesinnung zuhören. »Erzähl mir mehr darüber.«

» Fortsetzung auf der nächsten Seite

Die Realität hinterfragen

Es kann vorkommen, dass wir die Gefühle, Gedanken, Ideen und Bedürfnisse anderer hinterfragen und jemandem eine andere Realität einreden. Damit suggerieren wir, dass die Gefühle, die die Person empfindet, falsch sind und die Dinge anders sind, als sie sie wahrnimmt.
»Wirklich? So schlimm kann das doch nicht sein. Das redest du dir nur ein. Bist du dir sicher, dass das so passiert ist? Was ist los mit dir, du bist ja nicht normal!«
Nicht nur Menschen mit kognitiven oder Wahrnehmungsstörungen kann das zutiefst verletzen und verunsichern. Schließlich gibt es keine korrekten Gefühle. Es kann durchaus sein, dass sich jemand in eine andere Wirklichkeit flüchtet, um mit einer Situation besser umgehen zu können. Wenn sie merken, dass diese Flucht der Person langfristig schadet, ist es natürlich gerechtfertigt, etwas anzumerken. Hilfreich ist es dann, die Äußerungen zu würdigen: »Das hört sich nicht gut an. Kann ich dir irgendwie helfen?«

Gefahrenpotenzial der Annahme

Das Herauslesen und Interpretieren von Gefühlen oder Fakten aus einer Aussage kann zu Missverständnissen führen. Oft hilft es, direkt abzuklären, was eine Person mit dem Gesagten tatsächlich meint, vor allem bei Themen mit Konfliktpotenzial. »Ich glaube zu verstehen, was du meinst. Kannst du mir das noch einmal genau erklären? Was denkst du dazu? Das habe ich dann anders verstanden.«

Rechtfertigung, Erklärung und Verteidigung

Bedürfnisse und Gefühle sind nicht verhandelbar. Kein Mensch braucht die Zustimmung eines anderen, etwas zu fühlen und zu brauchen. Ein ganz anderes Thema ist, ob wir die Bedürfnisse einer anderen Person erfüllen können oder wollen.

Beteiligung an herablassender Kommunikation

Ob öffentlich oder unter vier Augen: Es kann passieren, dass wir uns in eine Kommunikation hineinziehen lassen, die uns unangenehm ist. Empfinden Sie die Atmosphäre als streitsüchtig, provozierend, abwertend, verächtlich, übergriffig, manipulativ, kontrollsüchtig, aggressiv oder beschämend, müssen Sie sich nicht beteiligen. Durch klare Aussagen können Sie sich abgrenzen: »Diese Art der Kommunikation ist nicht meine. Ich beteilige mich nicht weiter.«

Selbstfürsorge

Die eigene Belastungssituation, Lücken im Gesundheitssystem und die Erwartungshaltung im Umfeld: Mit all dem können Angehörige von Menschen nach einem Schlaganfall konfrontiert werden.

Die Belastung für Angehörige einer Schlaganfallpatientin oder eines Schlaganfallpatienten kann enorm sein. Ohne professionelle Unterstützung ist das kaum zu schaffen.

Die Inhalte in diesem Kapitel sind für alle Menschen geeignet, die belastende Situationen erleben und bewältigen müssen. Als Selbstfürsorge sind auch sämtliche Tipps zur gesundheitsfördernden Lebensgestaltung zu verstehen. Sie können alles, was Ihnen hilft, miteinander kombinieren.

Die Gefahr der Selbstaufgabe

Für die meisten Angehörigen von Schlaganfallbetroffenen ist die Erkrankung mit Verzicht verbunden. Sie haben keine Zeit, die Situation zu verarbeiten oder Kräfte für das eigene Leben zu sammeln, geschweige denn es zu leben. Sorgen müssen bewältigt werden. Der Austausch mit dem Umfeld kann problematisch sein. Oft fehlt das Wissen über die Auswirkungen und Umstände eines Schlaganfalls und damit das Verständnis. Viele Angehörige berichten von der Einsamkeit, die sie empfinden. Scham und Schuldgefühle beschäftigen sie. Es fällt schwer, sich einzugestehen, dass die Pflege oder Beeinträchtigungen sie überfordern. Dann gibt es den Wunsch, es allen recht machen zu wollen und das schlechte Gewissen, wenn man es eben mal nicht schafft.

Hinzu kommen einschneidende Veränderungen im Lebensrhythmus, des eigenen Zuhauses durch Umbaumaßnahmen oder im sozialen Umfeld.

Die Beziehung zu einem vertrauten Menschen kann sich verändern. Wenn aus der Partnerin plötzlich die Pflegerin wird, kann die Beziehungsdynamik ins Wanken geraten. Lebenspläne und Träume wirbeln durcheinander. Zwiespältige und nur schwer zu beschreibende Gefühle können beide Seiten belasten.

Die eigene Belastung und Überforderung erkennen

Durch die täglichen Herausforderungen vor allem in der Pflege eines nahestehenden Menschen leidet oft die Wahrnehmung eigener körperlicher und emotionaler Grenzen. Es fällt schwer, die Belastungen anzuerkennen.

Die Wahrnehmung und Akzeptanz von Überforderung sind allerdings der erste Schritt, wenn wir gesundheitliche Probleme vermeiden wollen.

Symptom-Checkliste

Mithilfe der Symptom-Checkliste können Sie Ihren Erschöpfungsgrad prüfen.

Körperliche Anzeichen:

- ☐ Verdauungsprobleme
- ☐ Muskelverspannungen
- ☐ Tinnitus
- ☐ Schmerzen in der Brust
- ☐ Hautprobleme
- ☐ Haarausfall
- ☐ Erschöpfung

Psychische Auswirkungen:

- ☐ Niedergeschlagenheit
- ☐ Ängste
- ☐ Unruhe
- ☐ Konzentrationsschwierigkeiten
- ☐ Appetitlosigkeit
- ☐ Schlafprobleme
- ☐ Reizbarkeit

All das sind wichtige Warnzeichen, die Sie unbedingt beachten sollten. Das Eingeständnis von Belastungen ist kein Zeichen von mangelnder Stärke. Es zeigt nur, dass Ihre Gesundheit Ihnen wichtig ist.

Erwartungshaltung als Blockade

Eine große Rolle spielt die Erwartungshaltung – von außen und vor allem an sich selbst. Oft haben Angehörige den Eindruck, zu gewissen Unterstützungsleistungen verpflichtet zu sein.

Damit verbunden ist auch das Gefühl, gebraucht und wertgeschätzt zu werden. In Umfragen mit Angehörigen gaben viele an, dass sie dieses Erlebnis positiv wahrnehmen. Fürsorge kann etwas Schönes sein, wenn die Situation ausgeglichen und auf Augenhöhe bleibt. Daher sollten beide im Blick behalten, ob sich eine Abhängigkeitssituation der gepflegten Person entwickelt und/oder sich Selbstaufgabe der pflegenden Person abzeichnet.

Natürlich ist es nicht leicht, in emotional herausfordernden Situationen objektiv oder selbstreflektiert zu bleiben. Langfristig können Sie Ihre Beziehung aber schützen. Vor allem, wenn beide bereit sind anzusprechen, dass Sie sich unwohl fühlen.

Besonders hart trifft der Vorwurf des Egoismus. Wenn sich Angehörige um sich selbst kümmern, kann es sein, dass ihr Wunsch nach einer Auszeit oder dem Wunsch nach Selbstfürsorge von anderen negativ bewertet wird.

Dabei schließen sich Selbstfürsorge, Verantwortungsgefühl und aufrichtige Zuneigung überhaupt nicht aus. Beherzigen Sie das am besten immer dann, wenn Ihnen solche Vorwürfe zu schaffen machen.

Um Hilfe bitten

Ein Schlaganfall kann das Leben plötzlich auf den Kopf stellen. Vor allem, wenn eine Situation neu ist, fällt es schwer einzuordnen, was allein machbar ist und wann man Hilfe braucht. Genau dieses Wissen kann aber helfen, Überlastung zu vermeiden.

Wann sollte ich welche Aufgaben an wen abgeben, damit ich bestmöglich für meine Angehörige oder meinen Angehörigen sorgen und selbst bei Kräften bleiben kann? Welche Möglichkeiten stehen mir zur Verfügung?

Im Folgenden haben wir einige Fragen zusammengestellt, die Ihnen Struktur beim Organisieren von Unterstützung geben können. Zur Orientierung finden Sie Antwortmöglichkeiten.

Wie auch bei den vorherigen Fragen zur Reflexion: Versuchen Sie alle so aufrichtig und selbstkritisch wie möglich zu beantworten. Denken Sie dabei nicht an das, was sein sollte oder was andere von Ihnen erwarten könnten.

Unterstützung organisieren: Fragen zur Reflexion

- Welche Leistungen überfordern mich? (Bestimmte Pflegeleistungen, organisatorische Aufgaben, Verpflichtungen im Haushalt)
- Aus welchem Grund überfordern sie mich? (Ich kann die Aufgabe gar nicht angemessen leisten, da ich nicht das Wissen, die körperliche oder mentale Kraft habe. Mir fehlt die Zeit. Meine Arbeit, meine sozialen Kontakte, die eigene Gesundheit und Interessen leiden darunter.)
- Bin ich verantwortlich für diese Aufgabe? (Eigentlich haben wir das Anrecht auf professionelle Unterstützung.)
- Warum übernehme ich die Aufgabe? (Mein Angehöriger oder meine Angehörige möchte ausdrücklich, dass ich das mache. Ich glaube, dass er/sie möchte, dass ich das mache. Andere erwarten das von mir. Ich erwarte das von mir selbst, weil ich mich sonst als Versagerin oder Versager fühle. Ich sehe keine Alternative.)
- Entstehen langfristig Probleme, wenn ich nicht um Hilfe oder Unterstützung bitte? (Der Heilungsprozess kann sich verzögern oder der Zustand sogar verschlechtern. Unsere Beziehung leidet darunter, weil wir beide gefrustet sind. Meine Arbeit leidet darunter, wenn ich so weiter mache. Es kann sein, dass ich Aufträge oder meinen Job verliere.)
- Was kann ich abgeben? Welche Möglichkeiten habe ich, um mir Unterstützung zu holen? (Schauen Sie in den Kapiteln zuvor nach Unterstützungsangeboten zu konkreten Fragen, die rund um den Schlaganfall auftreten können.)

Vielleicht fällt Ihnen eine Person aus Ihrem näheren Umfeld ein, die Sie ansprechen können.

Bevor Sie die Person kontaktieren, sollten Sie sich über folgende Dinge im Klaren sein:

- Sind Zeit, Ort und Medium angemessen, um zu fragen?
- Wissen Sie genau, was Sie brauchen?
- Kann mir die Person geben, was ich brauche? Hat sie die nötigen Kapazitäten und Ressourcen?
- Fällt meine Bitte in den Zuständigkeitsbereich der Person?
- Ist die Person gesetzlich berechtigt?

- Was ist sie bereit zu geben? Hat sie mir oder meiner Angehörigen / meinem Angehörigen schon ausdrücklich Hilfe angeboten?
- Ist die Bitte angemessen?
- Ist die Beziehung zu der Person stabil?
- Wenn es sich um komplexere Aufgaben handelt: Habe ich alle wichtigen Informationen rund um die Aufgabe selbst eingeholt?
- Werde ich die Hilfe der Person tatsächlich in Anspruch nehmen? (Vermeiden Sie Zeitverschwendung für beide Seiten.)

Wenn Sie alle Fragen für sich beantwortet haben, helfen diese Tipps bei der Umsetzung:

- Sprechen Sie die Person direkt an.
- Es hilft, bei der Anfrage auf den Punkt zu kommen.
- Bleiben Sie offen für und akzeptieren Sie ein »Nein«.

Für die eigenen Bedürfnisse einstehen

Manchmal überhören wir die Stimme unserer Bedürfnisse und Wünsche. Oder wir sind uns bewusst, was wir jetzt eigentlich bräuchten, und handeln nicht danach. Tun wir das zu oft, kann unsere körperliche und seelische Gesundheit langfristig Schaden nehmen.

Falls Sie dazu neigen, gibt es ein paar Fragen, die Sie sich täglich stellen können und die Sie an Ihr eigenes Wohl erinnern:

- Wie viel kann ich heute leisten?
- Bin ich in meinem Zustand gerade hilfreich für meinen Angehörigen oder meine Angehörige?
- Habe ich genug Schlaf bekommen?
- Habe ich ausreichend und gut gegessen?
- Habe ich mich heute bewegt?
- Hatte ich heute wenigstens ein paar Minuten Auszeit?

Bedürfnisse äußern

Wir unterschätzen oft, welche Sicherheit ein gutes Bewusstsein für die eigenen Bedürfnisse und ein tiefes Vertrauen in uns selbst, uns in allen Lebenssituationen geben kann. Je mehr wir über uns wissen, desto deutlicher können wir mitteilen, was wir brauchen und was uns wichtig ist.

Das Aussprechen kann allerdings Überwindung kosten. Mit ein paar Vorschlägen lässt sich eine aufrichtige Kommunikation trainieren.

Überlegen Sie sich vorher genau, was Sie mitteilen möchten. Handelt es sich um ein Gefühl, einen Gedanken oder eine Entscheidung? Wollen Sie in Zukunft etwas mehr Zeit für sich allein haben? Gibt es pflegerische Aufgaben, für die Ihre Kraft nicht mehr reicht und die Sie nicht mehr ausüben können?

Sie können schriftlich beginnen, sich genau darauf vorbereiten, was Sie sagen möchten. Schreiben Sie auf, was Sie wirklich fühlen, wollen oder in Zukunft tun oder nicht tun möchten. Wenn es nichts mehr hinzuzufügen gibt, können Sie prüfen, ob Sie sich mit dem Inhalt wohlfühlen.

Üben Sie dann, laut auszusprechen, was bei Ihnen im Kopf vorgeht; sprechen Sie etwas aus, das Sie bisher nicht ausgesprochen haben, aber immer sagen wollten.

Jetzt können Sie sich aus der Schutzzone herauswagen und das Gespräch mit den Menschen suchen, denen Sie Ihre Bedürfnisse und Veränderungswünsche oder Entscheidungen schildern. Versuchen Sie dabei, so konkret und ehrlich wie möglich zu sein.

Ihre Offenheit muss nicht in die Richtung führen, die Sie sich wünschen. Alle Äußerungen haben Konsequenzen. Das zu verinnerlichen und die Folgen zu verarbeiten oder zu akzeptieren ist anspruchsvoll. Denn Enttäuschung, Verletzung, Wut oder Traurigkeit und Rückzug können die Antwort sein.

Sich selbst Auszeiten genehmigen

Um selbst etwas von Ihrer Kraft schenken zu können und den Anforderungen der Pflege gerecht zu werden, brauchen Sie Energie. Die muss auch ab und zu neu getankt werden. Das ist nicht egoistisch, sondern ganz pragmatisch auch die beste Lösung für alle Beteiligten. Die bessere Laune und Verfassung kommen Ihnen und besonders dem zu pflegenden Menschen zugute.

Die ersten Minuten nach dem Aufstehen können Ihnen allein gehören. Finden Sie dafür Ihr eigenes Ritual. Manche Menschen mögen es, ganz in Ruhe morgens ihren Kaffee zu trinken, andere meditieren, machen einen kurzen Spaziergang oder nutzen die Zeit fürs Tagebuchschreiben. Finden Sie Zeiten für sich, auch wenn es der Nachmittag oder Abend ist. Nehmen Sie sich bewusst vor, in dieser Zeit einmal nicht an die Pflege, sondern an andere Aspekte Ihres Lebens zu denken.

Der Kontakt zu anderen Menschen kann unter der Pflegesituation leiden. Versuchen Sie daher, im Austausch mit anderen Menschen zu bleiben.

Gefühle zulassen und bewusst ausleben

Wir brauchen emotionale Sicherheit, um Herausforderungen zu begegnen. Und emotionale Sicherheit braucht Übung. Es gibt eine psychotherapeutisch anerkannte Methode, die Sie auch für sich selbst ausprobieren können.

Suchen Sie sich einen geschützten Raum für Ihr Gefühlstraining. So können Sie ungestört folgende Schritte umsetzen, wenn Sie von einer starken Emotion ergriffen werden:

1. Erlauben Sie sich, das Gefühl wahrzunehmen und körperlich zu spüren: »Ich nehme wahr, dass …«
2. Bringen Sie dieses Gefühl zum Ausdruck. Weinen Sie, wenn Sie traurig sind oder lachen Sie, wenn Sie fröhlich sind. Lassen Sie sich Zeit, besonders für Gefühle der Trauer und der Wut.
3. Sprechen Sie Ihre Gefühle aus: »Ich bin gerade so wütend!« »Ich fühle eine große Erleichterung.« »Ich könnte nur heulen.«
4. Erkennen Sie Ihr Gefühl an: »Kein Wunder, dass ich traurig bin, denn die Aussage gestern war verletzend.« »Klar bin ich glücklich. Heute haben wir gute Ergebnisse bekommen. Darüber freue ich mich riesig.« Wenn es nicht gleich klappt, das Gefühl oder seinen Ursprung zu verstehen: »Ich merke, dass ich schlecht drauf bin, mich überfordert fühle, nicht konzentrieren oder zur Ruhe kommen kann, aber ich weiß noch nicht genau, warum. Ich werde darüber nachdenken und komme dann vielleicht drauf. Das Gefühl ist auf jeden Fall da.«

Die Wertschätzung von Gefühlen können wir auch anderen vermitteln: »Klar bist du wütend. Das war schließlich eine heftige Ansage gestern.«

Wichtige Punkte beim Anerkennen und Ausleben von Emotionen

- Ihre Gefühle müssen nicht die der anderen sein. Sie empfinden sie in diesem Moment und auf Ihre Weise. Die Reaktionen auf Gefühlsäußerungen können unterschiedlich sein.
- Es ist besser, nicht zu oft vor Ihrem Angehörigen oder Ihrer Angehörigen zu weinen, da er/sie eigene Gefühle zurückhalten könnte, um Sie nicht weiter zu belasten. Oder er/sie ist verunsichert und fühlt sich sogar schuldig, dass er/sie diese Traurigkeit in Ihnen auslöst.
- Versuchen Sie so lange wie möglich anwesend in Emotionen zu bleiben, die sich angenehm anfühlen, aber schätzen Sie auch Gefühle von Trauer und Verlust. Trauerarbeit um ein Leben, wie es vor dem Schlaganfall war, erleichtert es, den Zustand zu akzeptieren.
- Erlauben Sie sich, Wut im Spektrum der Emotionen zuzulassen. Sie wird oft als schlechtes Gefühl stigmatisiert. Bleiben Sie aber mitfühlend mit sich selbst, denn aus psychologischer Sicht wird vielfach vermutet, dass Wut auch die Reaktion auf ein anderes Gefühl wie Scham und Trauer sein kann. Und selbst wenn Sie schlicht und zu Recht wütend sind, weil jemand Sie oder andere ungerecht behandelt, gibt es Wege, Wut auf eine Weise auszudrücken, die Ihnen und anderen nicht schadet.
- Sie dürfen Ihre Erschöpfung und Überlastung zum Ausdruck bringen, ohne Scham und Schuldgefühl.

Unterstützung für Angehörige von Schlaganfallbetroffenen

Es gibt verschiedene Möglichkeiten, um kostenlose und professionelle Beratung in Anspruch zu nehmen. Was viele nicht wissen: Sie können sich mit Ihren seelischen Problemen auch an die Pflegeberatung wenden.

Reha und Pflegekur für pflegende Angehörige

Eine besondere Unterstützungsmaßnahme ist das Angebot einer Reha oder Kur für pflegende Angehörige. Falls Sie Ihren Angehörigen oder Ihre Angehörige selbst pflegen und erste Anzeichen der Belastung spüren, haben Sie Anspruch auf eine mehrwöchige Kur. Diese Auszeit können Sie wahrnehmen, um den eigenen gesundheitlichen Einbußen vorzubeugen.

In der Reha geht es um Sie und Ihre Bedürfnisse. Nicht nur die psychischen und körperlichen Folgen, auch die Ursachen werden in den Blick genommen. Und Sie sollten in dieser Zeit einfach mal auf sich achten und durchatmen können.

Inzwischen gibt es einige Rehakliniken, die auch die gepflegte Person mit aufnehmen. Dann teilen Sie sich entweder ein Zimmer oder wohnen in getrennten Zimmern.

Alternativ lässt sich eine Kurzzeitpflege für die pflegebedürftige Person in der Nähe Ihrer Einrichtung organisieren. Oder Sie nehmen die Möglichkeit der Verhinderungspflege wahr. Beide Angebote besprechen wir ausführlich im Kapitel »Pflegen und Pflege begleiten«. (Seite 145)

Für gesetzlich Versicherte gibt es drei verschiedene Möglichkeiten, eine Kur zu beantragen:

1. Der einfachste Weg ist ein Gespräch mit Ihrer Hausärztin oder Ihrem Hausarzt. Schildern Sie die Situation und vor allem, wie es Ihnen psychisch geht.
2. Alternativ können Sie auch auf eigene Faust online einen Antrag stellen. Sie finden im Internet verschiedene Möglichkeiten.
3. Oder Sie erkundigen sich bei Ihrer Krankenkasse. Oft füllen die Mitarbeitenden der Krankenkassen gemeinsam mit den Antragstellenden die Formulare aus. Denken Sie daran, medizinische Befundberichte anzuhängen.

Privatversicherte setzen sich direkt mit Ihrer Krankenversicherung in Verbindung.

Tipp für den Antrag

Damit eine Reha bewilligt wird, muss den Kostenträgern der Nutzen der Reha ersichtlich sein. Wenn Sie scheinbar gesund sind und keine Symptome aufweisen, wird Ihnen höchstwahrscheinlich keine Reha bewilligt. Beschreiben Sie daher ausführlich, wie es Ihnen körperlich und seelisch geht.

Als Kostenträger kommt die Krankenkasse, die Unfallversicherung oder die Rentenversicherung in Betracht. Verständlicherweise wissen viele nicht, wer für Ihren Aufenthalt die Kosten übernehmen wird. Keine Sorge: Ihr Antrag wird an die richtige Förderstelle weitergeleitet.

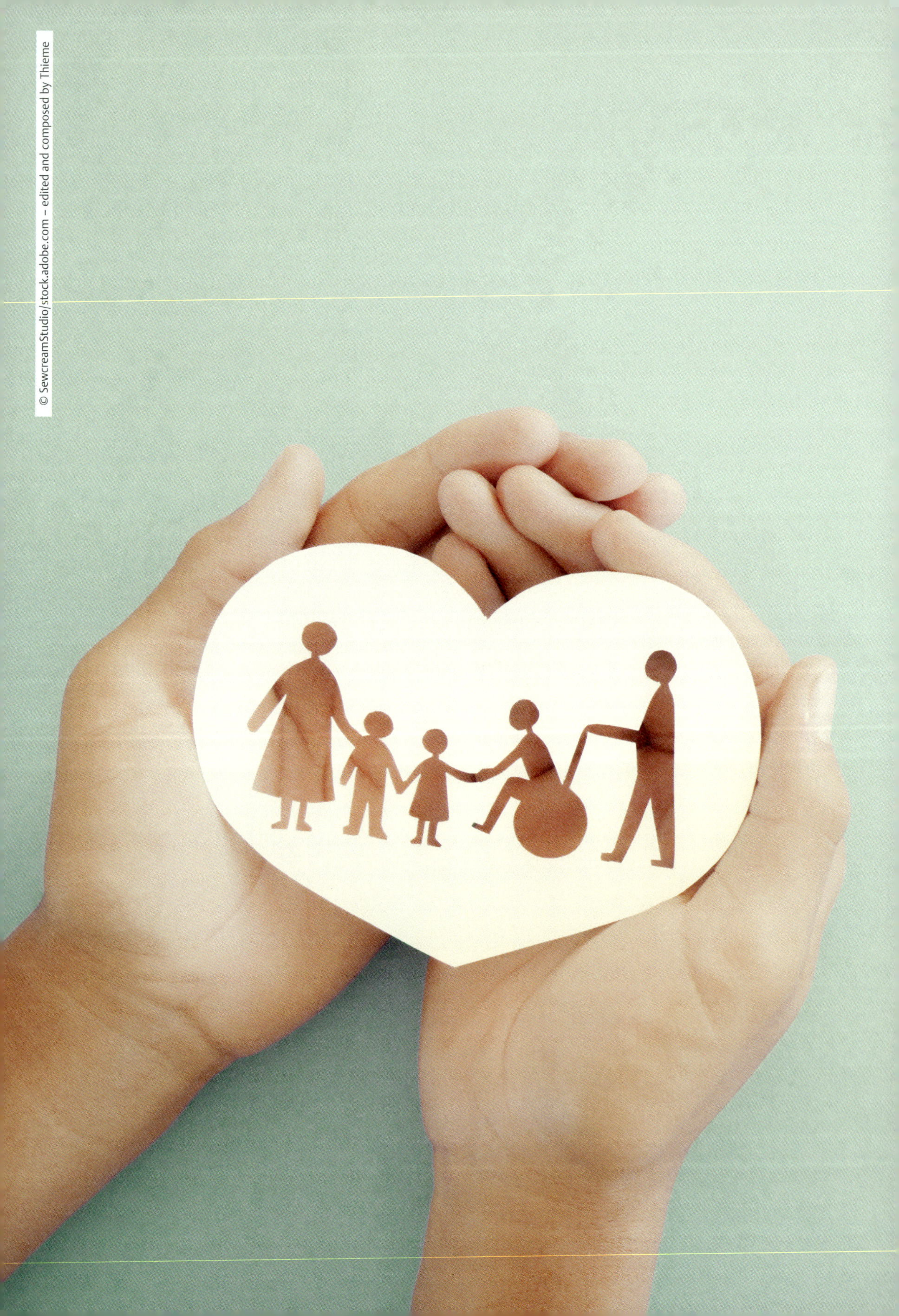

Teil V: Schlaganfall in jungen Jahren

Dieser Teil widmet sich den Angehörigen von jüngsten und jungen Schlaganfallbetroffenen.

Schlaganfall bei Kindern und Jugendlichen

Ein Schlaganfall prägt den Alltag und die Lebensqualität von Kindern und ihren Angehörigen stark. Eltern und Erziehungsberechtigte stehen unter ständiger Herausforderung.

Kaum jemand rechnet damit, dass ein Kind einen Schlaganfall erleidet. Umso größer ist der Schock und die Belastung, wenn es geschieht. Sie müssen die Balance zwischen eigener Sorge und Stärke finden. Nur so können sie den nötigen Halt bieten, für die betroffene Person und sich selbst.

In diesem Kapitel stellen wir allgemeine Informationen zum Schlaganfall bei Kindern und Jugendlichen bereit. Sie finden Anlaufstellen, bei denen Sie sich beraten lassen und sich mit anderen Betroffenen austauschen können. Und wir erzählen die Geschichte einer Familie, die gemeinsam viele Herausforderungen gemeistert hat.

Medizinische Besonderheiten bei Kindern

In Deutschland erleiden jedes Jahr rund 300 bis 500 Kinder und Jugendliche einen Schlaganfall[41]. In Österreich wird von jährlich ungefähr 2 bis 5 Fällen pro 100 000 Kindern[42] in der Schweiz von 2 bis 3 Fällen[43] ausgegangen. Laut Expertenmeinung ist die Dunkelziffer deutlich höher.

Eine Funktionsstörung des Gehirns bei einem Säugling oder Kleinkind als Schlaganfall zu erkennen, ist eine besondere Herausforderung. Oft wird der kindliche Schlaganfall erst spät erkannt, da die Symptome gerade bei Kleinkindern schwer einzuordnen sind.

Ein Grund dafür ist, dass sich das Gefäßsystem des Gehirns, das zentrale Nervensystem, das Immunsystem und das Blutgerinnungssystem bei Säuglingen und Kindern noch in der Entwicklung befinden.

In Deutschland, der Schweiz und Österreich erfolgt die stationäre Schlaganfallbehandlung bei Erwachsenen als Notfall auf hoch spezialisierten Intensiv-Überwachungsstationen (Stroke-Units). Diese sind an den meisten Orten verfügbar. Für Kinder und Jugendliche gilt das nicht. Die erfolgreiche Behandlungsform befindet sich noch im Aufbau und ist nicht überall zugänglich.[44]

Das Bewusstsein für die Notwendigkeit solcher Einrichtungen wächst. Kindliche Schlaganfälle und deren Behandlung erhalten zunehmend mehr Aufmerksamkeit. Viele Kinderärztinnen und Kinderärzte wünschen sich eine intensivere und fachübergreifende Forschung, um Betreuung und Therapie zu verbessern.

Gerade die Langzeitschäden nach einem Schlaganfall stellen hohe Anforderungen an die Förderung und Rehabilitation von betroffenen Kindern. Auch die Unterstützung ihrer Familien ist anspruchsvoll. Das setzt eine besondere Kompetenz bei der Ursachenforschung voraus. Denn nur so lässt sich das Risiko für Rückfälle abschätzen und eingrenzen.

Ursachen und Risikofaktoren für Schlaganfälle bei Neugeborenen und Kindern

In Abhängigkeit vom Alter spricht man von Schlaganfällen

- bei Neugeborenen (fetale, neonatale, perinatale Schlaganfälle)
- bei Kindern und Jugendlichen

Häufigste Ursachen sind Blutgerinnungsstörungen, Herzerkrankungen, entzündliche Veränderungen der Hirngefäße, schwere Infektionen, Stoffwechselstörungen oder genetische Defekte. Zu den möglichen Ursachen[45] gehören somit:

Arteriopathien: Diese Erkrankungen mit Veränderungen der Wände von Arterien des Gehirns sind die häufigste Ursache von Schlaganfällen im Kindes- und Jugendalter.

Infektionen: Sie sind eine häufige Ursache für Hirninfarkte bei Kindern im Vorschulalter.

Herzkrankheiten: Ob angeboren oder erworben, krankhafte Veränderungen des Herzens wie bei einem Herzfehler und Herzfunktionen wie Herzrhythmusstörungen können die Bildung von Blutgerinnseln begünstigen.

Gerinnungsstörung (Koagulopathie): krankhafte Neigung zur Bildung von Blutgerinnseln im Körperkreislauf

Formen der Blutarmut (Anämie): Blutkrankheiten wie die Sichelzellanämie, Eisenmangelanämie oder hämolytische Anämien können zur Gerinnselbildung führen.

Stoffwechselkrankheiten: Manche angeborenen Erkrankungen des Stoffwechsels wie Homocystinurie, Morbus Fabry oder Mitochondriopathien verursachen eine Schädigung oder Funktionsstörung der Blutgefäße.

Andere Erkrankungen oder Verletzungen: Auch Schädel-Hirn-Verletzungen, Gefäßmissbildungen im Gehirn oder Hirntumore können Hirngefäße schädigen und einen Schlaganfall auslösen. Als Risikofaktoren werden unter anderem Trisomie 21 und das Sturge-Weber-Syndrom genannt.

Manche Kinder erleiden ihren Schlaganfall schon vor oder während der Geburt. Man spricht dann von einem fetalen Schlaganfall. Dazu können Risikofaktoren bei Müttern oder beim Ungeborenen beitragen. Während der Schwangerschaft sind das Entzündungen der Gebärmutter, Bluthochdruck, Diabetes mellitus oder ein erhöhtes Thrombose-Risiko der Mutter. Beim Fötus selbst können

Wachstumsstörungen und Herzfehler einen Schlaganfall auslösen.

Ein Notfall-Kaiserschnitt und eine Zangen- oder Saugglockengeburt können das Risiko für einen perinatalen Schlaganfall beim Kind erhöhen. Auch Sauerstoffmangel, Geburtsverletzungen, angeborene Herzfehler oder Flüssigkeitsmangel beim Neugeborenen tragen dazu bei.

Nach der Geburt sind Herzfehler, schwere Infektionen oder Gerinnungsstörungen mögliche Risikofaktoren für einen Schlaganfall. Ebenso können Maßnahmen wie ein Venenkatheter oder maschinelle Beatmung einen Hirninfarkt im Säuglingsalter auslösen.[46]

Symptome des Schlaganfalls bei Kindern und Jugendlichen

Genau wie bei Erwachsenen zählt auch bei Kindern und Jugendlichen jede Minute, um den Schlaganfall als Notfall diagnostizieren und behandeln zu können. Allerdings sind gerade bei Kleinkindern Warnzeichen oder Symptome diagnostisch schwerer einzuordnen.

Bei den meisten Kindern tritt als erstes Anzeichen eines Schlaganfalls eine Halbseitenlähmung, eine einseitige Gesichtslähmung oder eine Sprachstörung auf.[47]

Typische Alarmzeichen bei Neugeborenen sind epileptische Anfälle, Bewusstseinsstörungen oder eine schlaffe Muskulatur.

Die Entwicklung des Gehirns bei Kindern ist nicht abgeschlossen. Daher machen sich die vom Schlaganfall verursachten Schäden manchmal erst Monate oder Jahre später bemerkbar.[48] Oft sind das ungewöhnliche Veränderungen in der Bewegung. Beim Krabbeln wird beispielsweise ein Bein nachgezogen oder eine Körperhälfte wird nicht genutzt.

Hinweis an alle Eltern zu epileptischen Anfällen

Verständlicherweise wird ein epileptischer Anfall besonders bei Säuglingen und Kleinkindern als bedrohlich wahrgenommen.
Ein epileptischer Anfall ist aber noch keine Epilepsie. Epilepsie ist ein Krankheitsbegriff, der sich auf das wiederholte Auftreten von Anfällen bezieht.
Recht häufig tritt er als sogenannter Fieberkrampf auf. Fieberkrämpfe betreffen etwa 3–5 Prozent aller Kinder, treten typischerweise zwischen dem 6. Lebensmonat und dem 5. Lebensjahr auf. Am häufigsten kommen sie im Alter von 1–3 Jahren vor. Sie hinterlassen aber keinen Schaden.
Alle Krankheiten mit Fieber können einen Anfall provozieren. Der einfache Fieberkrampf hört nach wenigen Minuten auf. Er äußert sich durch Bewusstseinsverlust, Blaufärbung besonders der Lippen und einer verspannten, zuckenden oder schlaffen Muskulatur.
In jedem Fall sollte an erster Stelle notärztliche oder kinderärztliche Hilfe gerufen werden, um die Ursache zu klären.[50]

Für eine zuverlässige Diagnostik eines Hirninfarkts wird zusätzlich zum CT eine Kernspintomografie (MRT, MRI) empfohlen.[49]

Behandlung von Kindern nach einem Schlaganfall

Wie bei erwachsenen Schlaganfallbetroffenen gilt auch für Kinder: »Zeit ist Hirn«.

Allerdings lassen sich die üblichen Behandlungsansätze für Erwachsene nicht direkt auf die kleinen Patientinnen und Patienten anwenden. Daher sollten Versorgung und Betreuung in einer Kinderklinik durch Teams stattfinden, die auf den Kinderschlaganfall spezialisiert sind. Wichtige Fachgebiete sind die Kinderneurologie oder Kinderhämatologie.

Die meisten Kinder, die einen Schlaganfall erlitten haben, sind in ihrem weiteren Leben von Spätfolgen betroffen. Zu den häufigen Beeinträchtigungen gehören Halbseitenlähmungen, Störungen der Sprache, des Sehens und/oder Denkens. Möglich sind epileptische Anfallsleiden und je nach betroffener Hirnregion auch Verhaltensauffälligkeiten.

Diese Einschränkungen wirken sich auf das Leben von jüngsten und jüngeren Schlaganfallbetroffenen genauso aus wie auf das ihrer Familien.

Es gibt viele langfristige Therapiemöglichkeiten, die abhängig vom Alter des Kindes und seinen Beeinträchtigungen deutlich zu seiner Lebensqualität und Entwicklung beitragen können.

Hierzu gehören:

- Krankengymnastik (Physiotherapie) zur Bewegungsförderung und zum Muskelaufbau
- Beschäftigungstherapie (Ergotherapie)
- Sprach- und Sprechtherapie (Logopädie)
- Medikamente
- verschiedenste Hilfsmittel

Der Selbsthilfeverein SCHAKI e. V. stellt auf seiner Website ein ausführliches Verzeichnis von Therapien zur Verfügung.

Tiergestützte Therapien wie Reiten, heilpädagogisches Voltigieren und Therapiehunde verbinden das körperliche Training mit Lebensfreude. Solche Angebote müssen in der Regel privat finanziert werden. Sie können allerdings eine Förderung durch den Landkreis, die Stadt, Versorgungsämter oder Vereine beantragen.

Regelmäßige neuropsychologische Untersuchungen sind wichtig, um den geistigen Zustand von Kindern nach einem Schlaganfall zu prüfen.

Nicht zu unterschätzen sind soziale Kontakte wie Freundschaften und das Vereinsleben. In der Kindheit sind sie ausschlaggebend für die Persönlichkeitsentwicklung. Daher ist der Anschluss zu Gleichaltrigen enorm wichtig.

Schule und Lernen

Im Kindesalter haben das Lernen und soziale Verbindungen eine große Bedeutung für die Entwicklung und den weiteren Lebensweg. Die Förderung der geistigen Leistungsfähigkeit sorgt für eine bessere Lernfähigkeit.

Es gibt speziell ausgerichtete Schulen mit Förderschwerpunkt »Geistige Entwicklung«.

Im Vorschulalter bietet sich eine Frühförderung an. Sie ist im Alter bis zu 6 Jahren vorgesehen. Die Therapie kann auch zu Hause stattfinden. Therapeutinnen und Therapeuten der Frühförderung konzentrieren sich dabei besonders auf die Stärken der Kinder. So lassen sich die Schwächen nach und nach abzubauen.

Sinnvoll ist es, wenn möglich, auch Geschwister einzubeziehen. Durch den Schlaganfall bekommt das beeinträchtigte Kind in vielen Fällen mehr Aufmerksamkeit und Zuwendung. Mithilfe der Frühförderung kann ein Ausgleich bewirkt werden.

Welche Schule eignet sich

Betroffene Familien machen sehr unterschiedliche Erfahrungen, welche Schulform ihrem Kind guttut und wo die größten Fortschritte sichtbar werden. Manche Kinder fühlen sich in Förderschulen wohler, manche in Schulen mit nicht beeinträchtigten Mitlernenden. Daher bietet es sich an, mehrere Möglichkeiten in Ihrer Umgebung auszuloten. Bleiben Sie im engen Kontakt mit Kindergarten und Schule und beobachten Sie vor allem gemeinsam mit dem Kind, welche Lösung die optimale ist. Sie können sich auch hier mit anderen betroffenen Eltern austauschen und Netzwerke wie die SCHAKI nutzen.

Kinder nach einem Schlaganfall brauchen eine schulische Ausbildung, die sich an ihre Fähigkeiten anpasst. Das ermöglichen heilpädagogische Kindergärten, Förderschulen oder Gemeinschaftsschulen mit Integrationshilfe.

Wir haben ein paar Beispiele zusammengestellt, wie beeinträchtigte Kinder in einer Gemeinschaftsschule mit Integrationshilfe lernen. Für Lernende mit Beeinträchtigungen gelten die gleichen Anforderungen und Lernziele. Nur die Möglichkeiten, diese Ziele zu erreichen, werden angepasst.

Das kann folgendermaßen aussehen:

- Druckschrift statt Schreibschrift
- Klassenarbeiten an zwei verschiedenen Tagen, wenn sich das Kind nicht so lange konzentrieren kann
- Beim Schreiben längerer Texte kann das Kind Teile davon diktieren.

Anlaufstellen und Literatur für Angehörige

Da kindliche Schlaganfälle selten sind, gibt es bisher nicht viele Auskunftsstellen für Eltern. Besonders als Hilfe im Alltag danach. Die wenigen Hilfsangebote im deutschsprachigen Raum sind allerdings so hochwertig, dass wir sie unbedingt nennen möchten.

Selbsthilfegruppe SCHAKI e. V.

Seit 2005 organisieren die SCHAKIs[51] regelmäßige Treffen mit betroffenen Familien. Sie informieren bei Tagungen und Messen über das Thema Schlaganfall bei Kindern und bieten Raum für Austausch.

Auf der Website des Vereins erzählen Eltern und Kinder ihre eigene Geschichte. Mutmachende Entwicklungen sind ebenso Thema wie der Umgang mit schmerzvollen Erfahrungen und Herausforderungen im Alltag. Die SCHAKIs ermutigen zum offenen Umgang mit dem Schlaganfall und den Erfahrungen im Leben danach. So können Erziehungsberechtigte und andere nahe Angehörige gemeinsam lernen, auch mit den Ängsten um das Kind Stärke zu bewahren und Halt zu geben.

Am Beispiel anderer erhalten sie Aussichten darüber, wie die Nachsorge und Lebensplanung der betroffenen Kinder und Jugendlichen aussehen kann. Wie kann ich mein Kind im Alltag unterstützen? Wie gehe ich mit Geschwisterkindern um? Wo erhalte ich Unterstützung? Welche Möglichkeiten gibt es für alleinerziehende Eltern?

Die Schlaganfall-Kinderlotsen

Als Unterstützungsleistung der Stiftung Deutsche Schlaganfall-Hilfe beraten und begleiten die Schlaganfall-Kinderlotsen Eltern mit schlaganfallbetroffenen Kindern in Deutschland telefonisch und persönlich. Sie stehen den Familien bei den Herausforderungen in der Versorgung des Kindes im Alltag zur Seite. Die Expertinnen und Experten kennen mögliche Hilfsangebote und unterstützen bei deren Beantragung.

Alle Schlaganfall-Kinderlotsen sind gut mit Fachleuten aus verschiedenen Bereichen vernetzt. Außerdem arbeiten sie in engem Kontakt mit Einrichtungen wie dem Versorgungszentrum in Münster, Kliniken oder Rehazentren zusammen. Ein weiterer Partner ist das Deutsche Pediatric-Stroke-Netzwerk.

Die Erfahrungen von Sophie und ihrer Familie

Wie geht man als Familie mit dem lebensverändernden Ereignis »Schlaganfall« um? Sophies Geschichte macht Mut!

Die meisten Eltern wünschen sich für ihre Kinder größtmögliche Chancen im Leben. Vor allem hinsichtlich der Gesundheit, Lebensfreude und persönlichen Entwicklung. Trotz der Einschränkungen gibt es kleine und junge Schlaganfallbetroffene, die ihren Alltag lebensfroh und relativ selbstständig gestalten können.

Das kindliche Verständnis für die Schlaganfallerkrankung hängt vom Alter, der Persönlichkeit und seinem Umfeld ab. Wie auch bei den Erwachsenen gibt es verschiedene Arten, mit einem Schlaganfall umzugehen. Oft zeigen Kinder einen außergewöhnlichen Mut und Optimismus. Sie entwickeln eigene Strategien, um ihre Einschränkungen auszugleichen und damit zu leben.

Wir haben uns entschieden, von den vielen eindrucksvollen und berührenden Geschichten eine ganz besondere zu erzählen. Nämlich die von Anna G. und ihrer Tochter Sophie (Name auf Wunsch geändert).

Die Hirnblutung des damals 11-jährigen Mädchens hatte eine schwere spastische Halbseitenlämung der linken Körperhälfte und eine ausgeprägte Sprechstörung mit weitgehend unverständlicher Artikulation verursacht.

Ihre Geschichte ist ein sehr seltener Fall. Doch, was Sophie und ihre Familie erlebt haben, nicht unbedingt. Mutter und Tochter sprechen beide offen über ihre Erfahrungen. Anna hält Vorträge auf Tagungen und ist für die gemeinnützige Organisation Deutsche Schlaganfallbegleitung gGmbH aktiv. Sophie ist inzwischen eine starke und mutige junge Frau. Durch konsequente Therapien und viele weitere Faktoren hat sich ihr Zustand wesentlich gebessert.

»Wenn sie hätte gehen wollen, wäre sie gegangen.«

Die Hirnblutung bei Sophie ereignete sich ohne Warnzeichen, völlig unerwartet. Sie selbst weiß nur noch von ihren »schlimmen« Kopfschmerzen in der Schule und dann Zuhause. An den weiteren Verlauf kann sie sich kaum erinnern. Umso mehr ihre Mutter, die damals durch ein dumpfes Geräusch im Flur aufgeschreckt wird. Als sie nachschaut, findet sie ihre Tochter am Boden liegend.

Sophie kann zu diesem Zeitpunkt noch sprechen. Ihr Bewusstsein trübt sich zunehmend ein und sie verliert die Kontrolle über ihre Blase. Kurz danach beginnt sie zu erbrechen und zu krampfen. Anna kennt die Symptome eines epileptischen Anfalls, da ihr älterer Bruder Epileptiker ist. Sie informiert sofort die Notrufleitstelle.

In der Klinik erfährt sie, dass der erhöhte Hirndruck während der Hirnblutung tatsächlich einen epileptischen Anfall ausgelöst hat.

Sophie hat Glück. Schon der erfahrene Notarzt äußert den Verdacht auf eine Hirnblutung und die Klinik, in die sie gebracht wird, verfügt über die einzige Kinderintensivstation der Stadt.

Dort bestätigt sich durch die Computertomografie des Schädels (CT) der Verdacht auf eine Hirnblutung. Umgehend wird Sophie von dem neurochirurgischen Chefarzt operiert, der auf die Behandlung der fehlgebildeten Blutgefäße im Gehirn spezialisiert ist. Die OP habe auf einer Skala von 1 bis 10 eine 10 mit *** als Schwierigkeitsgrad, sagt er danach. Dass Sophie diese Operation überstanden hat, sieht Anna als Zeichen des starken Lebenswillens ihrer Tochter: »Wenn sie hätte gehen wollen, wäre sie gegangen.«

»Yes, I can!« – Leitspruch auf dem Weg zur Besserung

Zunächst sahen die Prognosen für Sophie schlecht aus: Durch die Halbseitenlähmung wird sie nicht mehr laufen können. Arm, Hand und Finger der linken Seite werden gelähmt bleiben. Die Spastik im linken Arm verhindert eine Streckung. In Bezug auf ihre Sprechstörung wird vermutet, dass sie vielleicht erst nach langer Reha wieder sprechen kann.

Doch erneut kommt es zu einer glücklichen Fügung. Der für die OP verantwortliche Neurochirurg ist bereit für ein weiteres Treffen zur Erläuterung der MRT-Bilder. Und Sophies Eltern gehen mit Hoffnung aus dem Gespräch. Nach wie vor sei alles möglich. Sophie müsse sich in der Reha wohlfühlen und dürfe keine Schmerzen haben. Man sollte das Expertenteam dort machen lassen.

Er behält Recht. Schon am dritten Tag der Reha spricht Sophie wieder und formuliert zur Erleichterung ihrer Familie Obamas bekannten Leitspruch: »Yes, I can!«. Ja, sie kann. Nach sieben Wochen läuft das Mädchen ohne Hilfe.

Von da an schauen Anna und ihr Mann: Welche weiteren für unmöglich gehaltenen Fähigkeiten könnten trainiert werden? Beide halten diese Erfolgserlebnisse im Nachhinein für die größte Motivation.

Was die Familie während der Reha noch gestärkt hat: Die Eltern teilen sich die Betreuungszeiten. Ihre Unterbringung in einem zu Fuß erreichbaren Ferienhaus wird zum Rückzugsort. Dort verbringen sie viele gemeinsame Wochenenden.

Ein besonderer Höhepunkt für Sophie ist die gemeinsame Stunde mit einem Pony. Über die Vermittlung der Physiotherapeutin war es den Eltern gelungen, das Tier auf das Klinikgelände bringen zu dürfen.

Das Team einer weiteren Rehaklinik für Neuropädiatrie und die ARMEO®-Robotiktrainingsmethode helfen dem Mädchen bei ersten Fortschritten mit ihrem Arm. Für den Erhalt des Status quo der Unterarmmuskulatur und der Fingersehnen nutzt Sophie vier Jahre lang morgens und abends eine Versorgung mit dem Bioness-Handsystem.

Die Eltern unterstützen ihr Kind, wo es nur geht. Sie studieren Fachliteratur zur Neurorehabilitation, recherchieren nach Therapiemöglichkeiten und motivieren Sophie zum täglichen Eigentraining.

Ein mutiges Mädchen besiegt Lord Voldemort

Sophies damaliger Held Harry Potter wird zu ihrer Identifikationsfigur. Wie der kleine Zauberer hat sie eine Narbe am Kopf zurückbehalten. Der böse Angreifer Lord Voldemort wäre eine Krankheit, die noch zu bezwingen sei. Mit dieser Geschichte wollen ihr die Eltern Mut machen. Auch wenn Sophie die Hauptlast zu tragen hätte, müsste sie nicht allein kämpfen. Ihre Dumbledore-Armee stünde hinter ihr.

Es stellt sich heraus, wie wichtig diese bildliche Unterstützung noch sein wird. Denn zu Hause gibt es Rückschläge, die alle verkraften mussten.

Ist die Einschulung in der Regelschule möglich? Nach der Reha kehrt Sophie zunächst in die Schule für kranke Kinder zurück. Mit 29 anderen Kindern wird sie drei Monate lang in einer Kleingruppe vier Stunden pro Tag unterrichtet. Die Direktorin dieser Schule hat bei einer früheren Tätigkeit Erfahrungen mit Kindern mit neurologischen Schädigungen gesammelt. Jetzt ist sie skeptisch, ob der Schulversuch gelingen wird.

Ob mit oder ohne Beeinträchtigung – gemeinsam spielen, Sport treiben und lernen ist schön.

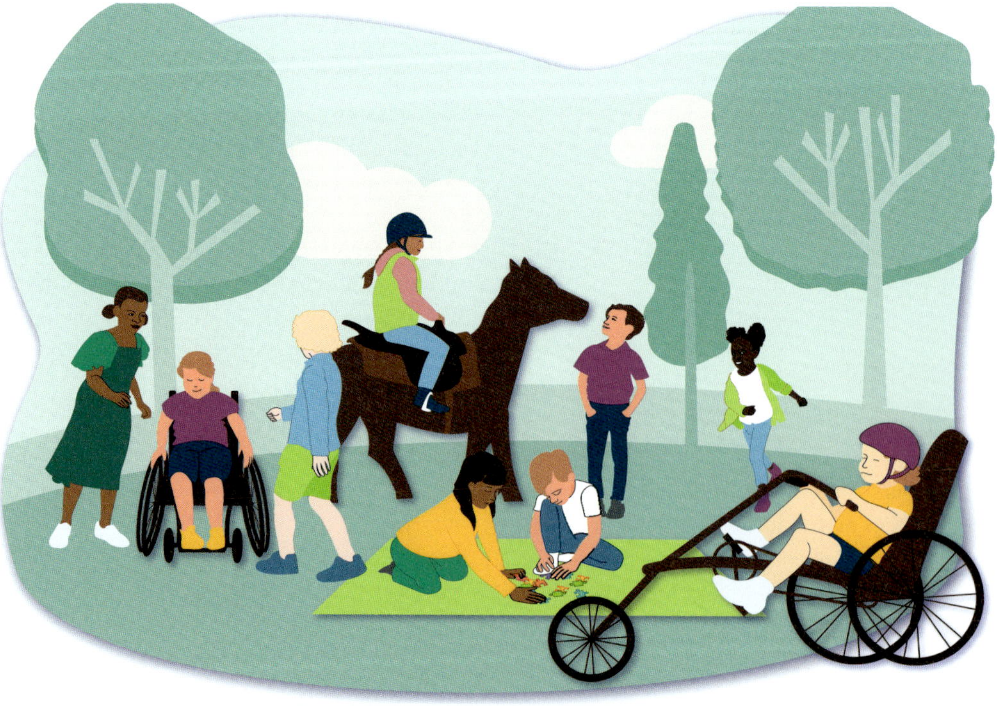

Sophie setzt ihren Wunsch durch und schafft den Wechsel auf die Regelschule. Neben Therapeutin und Seelsorgerin wird Anna nun noch zur Hauslehrerin. Mit Sophie arbeitet sie den Schulstoff nach, um ihrem Kind mehr Erfolgserlebnisse zu ermöglichen.

Knochennekrose am reimplantierten Schädelknochen ein Jahr nach der Hirnblutung Weil ihr bei der Not-OP der Schädelknochen teilweise entfernt werden musste, um den Hirndruck zu senken, lebte Sophie ohne das eigene Schädelstück, bis es ihr Lebensretter zwölf Wochen später wieder einsetzen kann. Allerdings wächst es nicht an und musste wieder entfernt werden.

Zusätzlich zu der Gewissheit, dass eine weitere Operation nötig sein würde, erlebt Sophie eine Gefährdung durch Gleichaltrige in der Schule. Trotz ausreichender Aufklärung über mögliche Konsequenzen machen sie sich einen Spaß daraus, die betroffene Schädelseite mit Gegenständen zu bewerfen.

Daher ist die Familie sehr erleichtert, dass ein Kunststoff-Implantat eingesetzt werden kann. Vor dieser OP fürchtet sich Sophie. Denn es ist die erste OP, die bewusst auf sie zukommt.

Mehrere Knochenbrüche Ausgerechnet den betroffenen linken Arm und Fuß bricht sich Sophie. Der Fuß braucht sechs Wochen Ruhestellung. Zum Glück gibt es eine Schiene, mit der man ihn belasten kann. Denn aufgrund der Hemiparese ist an die Nutzung von Krücken nicht zu denken.

Epilepsie Grand Mal 2021 Ein heftiger Rückschlag: 4,5 Jahre nach der Hirnblutung und dem Schlaganfall erlebt Sophie einen großen epileptischen Anfall.

Mindestens sechs Monate muss sie auf das Glück der Erde auf dem Rücken der Pferde verzichten. Das lässt sich nur aushalten, weil das reitbegeisterte Mädchen mit dem Therapiepferd Bodenarbeit machen kann.

Als problematisch an der Epilepsie erlebt sie den Kontrollverlust. Außerdem möchte sie sich nicht vorstellen, in der Schule vor den Augen der nicht wohlgesonnenen Gleichaltrigen einen Anfall zu erleiden. Es könnte sein, dass niemand bereit und fähig ist, ihr das Notfallmedikament zu verabreichen.

Infolge der Einnahme des Medikaments gegen epileptische Anfälle, der geringeren Belastbarkeit und der gestiegenen Anforderungen der gymnasialen Oberstufe werden ihre schulischen Leistungen schlechter.

Die Eltern hadern zunehmend mit dem System Schule, das nicht durch eine vollwertige Inklusion auf die Bedürfnisse von Menschen mit Einschränkungen Rücksicht nimmt.

Auch Sophies jüngere Schwester muss sehr früh selbstständig werden. Besonders schwierig erlebt sie die Rehazeiten, weil in diesem Halbjahr der Wechsel auf die weiterführende Schule ansteht. Zwar ist ein Elternteil immer zu Hause, aber Mama oder Papa arbeiten so viel wie möglich, um sich jeweils in der Reha gegenseitig den Rücken freizuhalten.

Und was hat Sophie am meisten bei der Therapie geholfen? Die Anwesenheit der Eltern, das Mitgefühl und die Anteilnahme der Familie und Freunde geben ihr Sicherheit. Briefe, Pakete und WhatsApp-Nachrichten, Besuche in der Rehaklinik sind für sie alles Beweise, dass das Leben trotz der Krankheit immer noch schöne Momente bereithält.

Zwischen Verunsicherung und Zuversicht

Bei jedem Rückschlag ist Sophie zunächst traurig und sehr verunsichert. Die Eltern und die betreuende Psychotherapeutin sind sich aber einig, dass es wichtig ist, diese Gefühle zu erleben und durchzustehen.
In der Psychotherapie und mit der Familie ist es bislang immer gelungen, mit neuem Mut den eingeschlagenen Weg fortzusetzen.

Drei Ziele motivieren das Mädchen: Wieder laufen zu können, zurück in die Schule und aufs Pferd.

Die Erfolgserlebnisse sieht Sophie als Belohnung für die Mühen. Trotz Schlaganfall kann man also weiterhin Ziele in Angriff nehmen und erreichen. Außerdem helfen abwechslungsreiche Therapien unterstützend beim täglichen Eigentraining.

Annas Fazit:

» *Man muss sich an die Situation anpassen, die man nicht ändern kann. Und wenn man es versucht und einen Schritt nach dem anderen geht, wird man oft mit Erfolgserlebnissen belohnt. Oder man muss analysieren, warum die Erfolgserlebnisse ausbleiben und unter Umständen eine Überforderungssituation akzeptieren und mit weniger zufrieden sein.* «

Wie geht es Sophie und ihrer Familie heute (2023)?

Auch noch fast sieben Jahre nach der Hirnblutung ist Sophie von einer handbetonten Halbseitenlähmung und Spastik betroffen. In ihrem Alltag funktioniert alles sehr verlangsamt. Die junge Frau hat Konzentrationsprobleme, was sich vor allem beim Lesen äußert. Aktuell liegt der Grad ihrer Schwerbehinderung bei 60 Prozent.

Die Epilepsie ist medikamentös sehr gut eingestellt. Einen weiteren Grand-Mal-Anfall musste Sophie daher nicht mehr erleben.

Bis zu zwei Kilometer kann sie schmerzfrei laufen. Am Sportunterricht nimmt Sophie wegen der Verletzungsgefahr am Fußgelenk nicht teil. Beim Joggen und Sprinten verstärkt sich die Spastik in der Wade durch das Laufen auf den Zehenspitzen und durch die schnelleren Muskelkontraktionen. Ballsportarten sind nicht möglich, da diese meistens mit beiden Händen gespielt werden müssen und eine gesteigerte Wahrnehmung erfordern. Brust- und Rückenschwimmen sind wieder möglich, aber nicht konkurrenzfähig zu den gesunden Gleichaltrigen.

Auf dem Weg zum Abitur und ins Berufsleben

Das Miteinander mit den Gleichaltrigen in der Schule ist nicht unkompliziert. Eigentlich dürfte Sophie aufgrund ihrer Hirnschädigung aus Sicht der Mitlernenden keine gute Schülerin mehr sein. Angeblich werde sie von der Schule »bevorzugt" behandelt, was aber aus Sicht der Eltern nicht der Fall ist. Den gewährten Nachteilsausgleich in Form einer längeren Schreibzeit mussten die beiden freundlich bestimmt mit einem Hinweis auf die Rechtslage durchsetzen. Ansonsten muss Sophie die gleichen Anforderungen erfüllen wie die anderen in ihrer Klasse.

Weil Anna sich nicht darauf verlassen kann, dass das Regelschulsystem genug Rücksicht auf die Bedürfnisse einer Person mit Einschränkungen nimmt, bildet sie mit der Tochter ein Lerntandem. Annas Abitur liegt fast 30 Jahre zurück. Daher verbringt sie die Freizeit jenseits ihrer Acht-Wochenstunden-Tätigkeit mit dem Selbststudium, um ihre Tochter auf den höchsten Schulabschluss vorbereiten zu können. Nach dem Schulabschluss strebt Sophie eine Ausbildung im öffentlichen Dienst an.

Wenn sie nach der Ausbildung noch studieren möchte, haben die Eltern mit der SRH Fachhochschule in Heidelberg ein Angebot gefunden, das auf die Bedürfnisse von Menschen mit Einschränkungen Rücksicht nehmen kann.

Für die Finanzierung der anfallenden Studiengebühren gibt es Unterstützungsangebote. Auf Zuschüsse zur beruflichen Weiterbildung durch soziale Träger wie die Rentenversicherung oder die Agentur für Arbeit hoffen die Eltern.

Das selbstständige Leben wird anfangs vielleicht eine Herausforderung sein, aber sie selbst und ihre Familie vertrauen darauf, dass Sophie auch diese meistern wird.

In der Zeit zwischen Abitur und Ausbildungsbeginn wird sie die alltagswichtigen Dinge üben.

Altersgerechtes Leben mit zum Teil überwindbaren Hindernissen Sophie sieht sich in der Welt der Gesunden. Und das, obwohl sie immer wieder erlebt, wie schwer ihr Dinge fallen, die für Gleichaltrige selbstverständlich sind. Manches ist sogar ganz unmöglich. So ist an Klubs oder Konzertbesuche nicht zu denken, weil die Lichteffekte schnell Kopfschmerzen auslösen. Auch der Führerschein, für den andere »nur« den Sehtest bestehen müssen, ist ein Problem. Sophie benötigt dafür eine augenärztliche und neurologische Begutachtung. Dann braucht es eine Fahrschule am Wohnsitz, die auch Menschen mit Einschränkungen ausbilden kann. Um praktische Fahrstunden nehmen zu können, muss Sophie eine Fahrprobe absolvieren. Der TÜV schaut dann, ob die Umrüstung des Fahrzeuges an die Bedürfnisse ihrer körperlichen Einschränkung für eine sichere Teilnahme am Straßenverkehr genügt. Am Wohnort der Familie gibt es zwar eine solche Fahrschule, allerdings kein passendes Fahrzeug. Daher nimmt Sophie ihre praktischen Fahrstunden in 2,5-stündiger Fahrentfernung bei einer spezialisierten Schule. Natürlich sind die Fahrstunden auch deutlich teurer. Denn die Umrüstung des Autos und die Spezialisierung der Fahrlehrkraft müssen für die Fahrschule wirtschaftlich bleiben.

Lehrreiche Erfahrungen und Glücksmomente
Durch die Erfahrungen der Krankheit und ihre emotionale Intelligenz ist Sophie zu einer reifen jungen Frau geworden. Glücklicherweise gibt es die zwei Jahre jüngere Schwester, mit der sie altersgerechte Erfahrungen erleben und sich austauschen kann. Außerdem verbringt sie Zeit mit Freundinnen außerhalb der Schule, wann immer es der Alltag zulässt.

Ihr persönliches Glück ist das wöchentliche Reiten. Wenn das Reiten aus gesundheitlichen Gründen nicht möglich ist, besteht der Kontakt mit einem Therapiepferd.

In ihrer Stadt gibt es einen Klarinettenlehrer, der Sophie einhändig unterrichtet, und einen Musiklehrer an der Schule, der sie im Schulorchester mitspielen lässt.

Dankbar ist Anna dafür, dass sie ihre in Bezug auf die Erkrankung der Tochter gewonnenen Kenntnisse nutzen kann, um eine aktuell betroffene Familie ehrenamtlich zu begleiten.

Voraussetzungen zum Leben mit einem Schlaganfallkind

Sophies Eltern haben entscheidende Voraussetzungen identifiziert, die nötig sind, um gemeinsam die Herausforderungen eines Schlaganfalls zu meistern. Aus ihren Erfahrungen lassen sich einige wichtige Erkenntnisse ableiten.

Professionelle Betreuung und Beratung In der Akutsituation nach dem Schlaganfall, in den Rehakliniken und bei den späteren Operationen hatten die Eltern geduldige Expertinnen und Experten an ihrer Seite. Die konnten gut kommunizieren und wichtige Entscheidungen treffen.

Zurück im Alltag hätte Anna aber nicht gewusst, wie sie ohne ihr privates Netzwerk zurechtgekommen wäre. Das sozialpädiatrische Zentrum an ihrem Wohnort setzte zwar noch einmal diagnostisch an, stellte aber keine Adressen für therapeutische Praxen zur Verfügung oder half bei der Beschulungssituation.

Recherchieren Sie selbst nach Adressen für Therapiepraxen oder Informationen? Dann achten Sie möglichst darauf, dass es Praxen mit Erfahrung in der neurologischen Behandlung von Kindern und Jugendlichen sind.

Emotionale Bewältigung Sobald das vom Schlaganfall betroffene Kind und nahe Angehörige begreifen, dass sich die Zukunftsperspektiven verändert haben, ist es wichtig, auf deren Sorgen einzugehen. Dazu gehört auch, die Gefühle der betroffenen Person auszuhalten. Auf keinen Fall dürfe man diese verharmlosen, sagt Anna.

Die eigene Gefühlsachterbahn lebt man möglichst in Abwesenheit des Kindes aus. Eine große Herausforderung für Eltern ist, dass sie nach der erlebten Lebenskrise fast nicht mehr zu hoffen wagen. Kann es doch besser und gut genug werden? Oder nehmen einem Komplikationen und Verschlechterungen nach schon erlebten Fortschritten wieder das Glück?

Eine psychotherapeutische Unterstützung oder der Halt durch Selbsthilfegruppen kann daher sehr hilfreich bei der Verarbeitung sein.

Gesellschaftliche Sichtweisen Mit der Zeit kehrt bei den Außenstehenden der eigene Alltag ein. Oft wird die verwunderte Frage gestellt, warum man immer noch wöchentlich mit Therapien beschäftigt sei. Anna nahm sogar ein verringertes Mitgefühl wahr, je erfolgreicher die Rehabilitation gelang.

Nach außen hin wirkt die vom Schlaganfall betroffene Person möglicherweise wieder wie ein gesunder Mensch. Dass das Gehirn aber durch den Schlaganfall einen ordentlichen Schlag erlebt hat und somit selbst bei der besten Erholung Schädigungen zurückbleiben, wird schnell übersehen oder vergessen.

Dieser Tatsache sollten sich Angehörige von allen Schlaganfallbetroffenen bewusst sein.

Inklusion »Im Schulsystem muss sich noch einiges ändern, damit Menschen mit Einschränkungen nicht mehr benachteiligt werden. Bei allem Verständnis, was Schulen in den vergangenen Jahren zu leisten hatten (Fachkräftemangel, Integration von Geflüchteten, pandemiebedingter Unterrichtsausfall, Digitalisierung). Ich wünschte mir doch mehr Unterstützung und Empathie für das, was unsere Tochter geleistet hat und welche Ziele sie verfolgen will und kann«, meint Anna.

Oft sei es schon schwierig, wenn Sophie wegen der verlängerten Arbeitszeit bei den schriftlichen Prüfungsleistungen eine Anschlussaufsicht benötigt oder den Raum wechseln muss.

Da der Schulversuch letztendlich erfolgreich war, benötigten die Eltern keine Informationen zu den Förderschulen. Wichtig ist aber zu wissen, dass diese Lösung nur mit Unterstützung möglich ist. Das Nachholen verpasster Inhalte kann für eine ungeschulte Nachhilfekraft schwierig werden. Denn die Person sollte nicht nur fachliche Inhalte vermitteln können. Auch das Verständnis, was neuropsychologisch Probleme warum bereitet, ist wichtig.

Weitere Möglichkeiten sind Internatsangebote wie die Stephen-Hawking-Schule in Neckargemünd und die Anna-Freud-Schule in Köln.

Finanzielle Hürden Im Zweifel übernahmen Sophies Eltern selbst die Kosten für eine abgelehnte Therapie. Um ihre Tochter zu begleiten und zu unterstützen, war es notwendig, dass ein Elternteil seine beruflichen Aktivitäten einschränkte. Die zur Verfügung stehende Zeit wurde für Recherche und Unterstützung investiert. Das wirkte sich nicht nur kurzfristig auf das Einkommen aus, sondern auch langfristig auf die Rentenansprüche.

Gesundheitssystem Als Privatversicherte war Sophie im Alltag mit ambulanten Therapien (Physio-, Ergo- und Psychotherapie) gut versorgt. Ebenso trug die Versicherung das hilfreiche Brucker-Biofeedback®-Training und die damit verbundene regelmäßige neuropädiatrische und orthopädische Kontrolle außerhalb des Wohnorts.

Was allerdings problematisch ist: Zielführende Therapien wie die Robotik übernehmen Krankenkassen leider nicht. Für minderjährige Schlaganfallbetroffene gibt es einfach zu wenige Studien. Da es sich beim kindlichen Schlaganfall um eine seltene Erkrankung handelt, ist der Aufwand für die Durchführung von Studien unverhältnismäßig hoch. Dabei ist die Wiederholung besonders von feinmotorischen Bewegungen für das Training des Gehirns sehr wichtig.

Was Anna anderen Eltern mitgeben möchte

Geduld für die Regenerationsfähigkeit des jungen Gehirns Verlieren Sie nie den Glauben und die Hoffnung an das neuroplastische Potenzial gerade des kindlichen und jugendlichen Gehirns. Es braucht Zeit. Wichtig ist, zu wissen, dass deutlich mehr dieser Zeit zur

Tipp von Anna

Halten Sie Therapieeinheiten per Video fest. So kann man sich auch kleine Erfolgserlebnisse bewusst machen. Jeder Fortschritt ist ein Geschenk!

Verfügung steht, als in der Literatur angegeben ist. Nach ungefähr 1,5 Jahren können sich die Erfolgsaussichten verschlechtern. Denn zu diesem Zeitpunkt lassen die eigene Motivation und das Angebot an Therapien nach. Zu gerne blenden Eltern aus, dass wiedererlangte Funktionen sich zurückbilden können. Nicht so jedoch, wenn man weiterhin übt und trainiert. Schlaganfall-Nachsorge ist ein lebenslanger Prozess.

Setzen Sie sich und Ihrem Kind aber möglichst keine hohen Erwartungen. Die könnten den Erfolgsdruck erhöhen und für Enttäuschung sorgen.

Schlaganfallnachsorge ist ein komplexes Thema. Es hilft, sich darüber bewusst zu sein: Dreht man an der einen Schraube (alltagstaugliches Training, Regelbeschulung), kann sich etwas Anderes wie die Fußheberschwäche durch Vernachlässigung verschlechtern.

Wenn nichts sicher ist, ist vieles möglich. Sophie hat wichtige Erfolge erlebt, die den Eltern als unmöglich prophezeit worden waren. Deshalb sollte man mit Prognosen bei Kindern sehr vorsichtig sein.

Bezüglich OPs und Reha: wer hat die größten Erfahrungswerte? Fachleute aus der pädiatrischen Neurochirurgie oder die für die Erwachsenen Verantwortlichen? Aber da die Hirnblutung meistens als Notfall auftritt, kann man nur hoffen, dass über den Notruf des Notarztteams die fähigsten Ärztinnen und Ärzte die OP vornehmen.

Für Kinder und Jugendliche müssen Medikamente nach Körpergewicht berechnet werden. Manche Medikamente sind nicht für die Behandlung von Kindern und Jugendlichen erprobt und zugelassen. Daher ist es wichtig, dass die Betreuung auf der Kinderintensivstation oder Kinderstation erfolgt. Wenn die OP von Fachleuten der Erwachsenen-Neurochirurgie durchgeführt wird, gibt es auf der Kinderstation in der Regel eine pädiatrische und neurochirurgische Doppelbetreuung.

Auch in spezialisierten Rehakliniken erfolgt die medizinische Betreuung auf einem erfahrenen und hohen Niveau. Nicht in der Nähe des Zuhauses zu sein, ist zwar oft ein Nachteil. Aber für eine erfolgreiche Behandlung lohnt es sich, einen zeitlich begrenzten Ortswechsel in Kauf zu nehmen.

Es ist wichtig, dass sich das Kind in der Reha wohlfühlt. Sophie hatte immer Mama oder Papa an ihrer Seite. Am Wochenende besuchten sie ihre jüngere Schwester oder gleichaltrige Verwandte.

Frühestmögliche Organisation von Therapien
Schon in der stationären Reha begann Anna zu recherchieren und Kontakt aufzunehmen, damit die Therapien ohne Unterbrechung weiterlaufen konnten. Geholfen hat mit Sicherheit, dass ihre Tochter sich so unerwartet gut erholt hat und man diesen Verlauf gerne weiter unterstützen wollte. Und vielleicht, dass sie privat versichert ist.

Alltagstauglichkeit ist wichtig. Alle Funktionen aus der Therapie können und sollten in den Alltag übertragen werden.

Es geht nichts »gegen« das Kind. Als Angehörige oder Angehöriger kann man sich noch so sehr informieren und engagieren. Letztendlich muss es die vom Schlaganfall betroffene Person wollen. Daher ist manchmal eine Auszeit hilfreich. Sie brauchen sich nicht zu sorgen, dass ihnen die Zeit davonläuft. Es lohnt sich, auf den medizinischen Fortschritt und die Entwicklung neuer Therapieansätze zu hoffen. Das Gehirn reagiert auch noch Jahre später auf diese Impulse.

Man kann eine Menge vom eigenen Kind lernen. Sophie ist eine Kämpferin. Aufgegeben wird nicht. Auch wenn es weh tut, verfolgt sie so gut es geht den ursprünglichen Zukunftstraum. Sie reitet wieder und spielt einhändig im Orchester. Egal, wenn die Noten in der Schule nicht den tatsächlichen IQ widerspiegeln. Hauptsache, man hat am Ende den Abschluss, den auch andere Mitlernende erlangen.

Durch die Krankheit ihrer Tochter hat Anna gelernt, was sie alles leisten kann, wenn die Motivation stimmt: »Elternliebe lässt einen über sich hinauswachsen. Infolge der Krankheit und der Nachsorge habe ich mich mit ganz neuen Inhalten beschäftigt und dadurch mich selbst weiterentwickelt. Wichtig ist mir, dass aus Leid etwas Gutes entstehen kann.«

Lassen wir Sophie selbst noch einmal zu Wort kommen:

» *Es ist das Licht der kleinen Dinge, das am weitesten leuchtet. Wenn man sich am Ende jeden Tages drei Dinge bewusst macht, die am Tag schön gewesen sind, fällt das Durchhalten und Weitermachen leichter. Man ist dankbar und glücklich, wenn man die Dinge zum zweiten Mal ein erstes Mal erleben kann, die man früher für selbstverständlich und ein wenig unbedeutend hielt.*
Etwas Besonderes muss ich auch nicht mehr leisten. Meine besondere Leistung liegt in meiner Freude am Leben, das ich nach meinen Vorstellungen und Regeln führen möchte. «

Mitten im Leben: junge Schlaganfallbetroffene

Junge Menschen, die von Schlaganfall betroffen sind, werden mitten in einer energiegeladenen Lebensphase von der Erkrankung jäh ausgebremst.

»Durch meinen Schlaganfall habe ich gelernt, dass das Leben endlich ist. Jugendlichkeit schützt nicht vor einer Erkrankung.«

Diese Erkenntnis teilte Laura im Gespräch mit uns. Wir haben die junge Krankenschwester schon im ersten Teil dieses Buchs erwähnt. Andere Kapitel hat sie mit dem ein oder anderen wertvollen Tipp indirekt bereichert.

Laura steht für eine kleinere Gruppe von Schlaganfallbetroffenen, den 20- bis 40-Jährigen. Anders als bei Kindern und Jugendlichen treffen alle medizinischen Informationen für erwachsene Schlaganfallpatientinnen und -patienten auch auf diese Altersgruppe zu. Allerdings geschieht der Schlaganfall in einer Phase, in der man sich mitten im Leben befindet. Ein großer Teil liegt noch vor einem.

Laura war gerade 22 Jahre alt, als sich der Schlaganfall ereignete. Mit kleinen Ausschnitten aus ihrem Leben danach möchten wir in diesem Kapitel stellvertretend zeigen, was junge Menschen nach dem Ereignis bewegt und weiter antreibt.

Oft keine Antwort auf das Warum

Viele jüngere Schlaganfallbetroffene müssen ohne Kenntnis ihrer Ursache leben. Laura hätte gerne gewusst, wo der Schlaganfall herkam. »Wieso ich? Was habe ich dazu beigetragen?«, fragt sie sich bis heute. Denn die Ursache für ihren Schlaganfall konnte nie geklärt werden.

Eine Lipoproteinkern-A-Erhöhung wurde festgestellt. Außerdem hatte Laura zwei Wochen zuvor begonnen, die Pille zu nehmen. In Kombination mit der Dauerbelastung durch 12 Dienste könnte das den Schlaganfall ausgelöst haben. Noch heute spürt sie bei Stress ein Taubheitsgefühl in Arm und Bein. Manchmal kommt Schwindel dazu.

Eine bewusste Ernährung, Rauchfreiheit und ein positives Mindset sind ihre Mittel, möglichen Risikofaktoren für einen Schlaganfall entgegenzuwirken.

Altersgerechte Behandlung wäre schön

Damals hätte sie den Austausch mit anderen jüngeren Betroffenen gebraucht, meint Laura. Sie dachte, sie sei die Einzige, die in ihrem Alter einen Schlaganfall hatte und fühlte sich in der Reha ziemlich allein. Eine Einrichtung für ihre Altersgruppe wäre toll, findet sie noch heute, oder zumindest bessere Vernetzungsinformationen für jüngste und jüngere Menschen nach einem Schlaganfall. Inzwischen kennt sie mehr Gleichaltrige, die Ähnliches durchgemacht haben. Der Austausch mit den anderen hat ihr sehr geholfen.

Außerdem sollten junge Leute vom Gesundheitssystem ernster genommen werden, wünscht sie sich. Besonders dann, wenn sie auf Erst- oder Nachuntersuchungen drängen, besorgniserregende körperliche Auffälligkeiten bemerken oder sogar schon einen Schlaganfall erlitten haben.

Mut und Hoffnung durchs gelebte Leben

Drei Monate war sie nach dem Schlaganfall krankgeschrieben. Ihr Arbeitgeber reagierte mit viel Verständnis und bot ihr sogar ein Stipendium an. Das lehnte Laura allerdings ab. Sie wollte nicht »die mit dem Schlaganfall« sein. Damals gab es ein großes Ziel für sie: Krankenschwester in der Charité.

»Wenn ich dort genommen werde und den Arbeitsalltag auf der Intensivstation meistere, dann schaffe ich es. Und dann hab ich mich beworben und wurde genommen«, erzählt sie uns mit einem stolzen Lächeln.

Was ihr außerdem Mut und Hoffnung gegeben hat, war ihre Leistungsfähigkeit. Jetzt war sie keine Belastung für die Gesellschaft. Geholfen hat ihr auch der Wiedereinstieg ins normale Leben durch die Gründung einer WG mit einer Freundin.

»Ein junger Körper hat Kraft.«

... Das sollten Angehörige von jungen Schlaganfallbetroffenen wissen.

Laura musste sich dieses Vertrauen erst neu erarbeiten. Ein Jahr nach dem Schlaganfall ging sie die letzten 300 Kilometer des Jakobswegs. Danach wusste sie: »Ich kann mich wieder auf meinen Körper verlassen.« Jetzt hört Laura mehr auf ihren Körper, sagt öfter auch mal »nein« und setzt Grenzen, wenn sie merkt, dass sie sich um sich selbst kümmern muss.

Ebenso tapfer erlebte Laura die Komplikationen ihrer Schwangerschaft und während der Geburt. Regelmäßig besuchte sie die Gerinnungssprechstunde und ließ sich bis sechs Wochen vor der Entbindung Clexane (Blutverdünner) spritzen. Laura lernte das Leben doppelt zu schätzen.

Ihr Neurologe stellte ihr eine mögliche Spontangeburt in Aussicht. Letztendlich war wegen des Herzfehlers und Herzstillstands ihrer Tochter dann doch ein Notkaiserschnitt erforderlich. Heute sind Mutter und Kind wohlauf.

Quellenangaben

1 Middleton FA, Strick PL. Anatomical evidence for cerebellar and basal ganglia involvement in higher cognitive function. Science. 1994 Oct 21;266(5184):458–61. doi: 10.1126/science.7939688. PMID: 7939688.

2 Hankey GJ. Stroke. Lancet. 2017 Feb 11;389(10069): 641–654. doi: 10.1016/S0140-6736(16)30962-X. Epub 2016 Sep 13. PMID: 27637676.

3 Busch MA, Schienkiewitz A, Nowossadeck E et al. Prävalenz des Schlaganfalls bei Erwachsenen im Alter von 40 bis 79 Jahren in Deutschland: Ergebnisse der Studie zur Gesundheit Erwachsener in Deutschland (DEGS1). Bundesgesundheitsblatt Gesundheitsforschung Gesundheitsschutz. 2013 May;56(5–6):656–60. German. doi: 10.1007/s00103-012-1659-0. PMID: 23703483.

4 Schöberl F, Ringleb PA, Wakili R et al. Juvenile Stroke. Dtsch Arztebl Int. 2017 Aug 7;114(31–32):527–534. doi: 10.3238/arztebl.2017.0527. PMID: 28835326; PMCID: PMC5624273.

5 Winter, Y., Rohrmann, S., Linseisen et al. Die abdominale Adipositas ist mit einem erhöhten Schlaganfallrisiko assoziiert. Aktuelle Neurologie 2007; 34 – V293 – doi: 10.1055/s-2007-987598

6 Sleep-wake disturbances can predict recurrent events in stroke survivors – Science Codex – www.sciencecodex.com/sleep-wake-disturbances-can-predict-recurrent-events-stroke-survivors-647856

7 Schlaflose Nächte – warum? was hilft? – Patienteninformation auf Basis der S3-Leitlinie Nicht erholsamer Schlaf/Schlafstörungen, Kapitel »Insomnie bei Erwachsenen« – Ärztliches Zentrum für Qualität in der Medizin (ÄZQ) Im Auftrag von: Kassenärztliche Bundesvereinigung (KBV) und Bundesärztekammer (BÄK) – AWMF-Register-Nr. 063/003 Klasse S3 – www.awmf.org/uploads/tx_szleitlinien/063-003p2_S3_Insomnie-Erwachsene_2018-02-verlaengert.pdf

8 Wang S, Li Z, Wang X et al. Associations between sleep duration and cardiovascular diseases: A meta-review and meta-analysis of observational and Mendelian randomization studies. Front Cardiovasc Med. 2022 Aug 11;9:930000. doi: 10.3389/fcvm.2022.930000. PMID: 36035915; PMCID: PMC9403140.

9 Titova OE, Michaëlsson K, Larsson SC. Sleep Duration and Stroke: Prospective Cohort Study and Mendelian Randomization Analysis. Stroke. 2020 Nov;51(11):3279–3285. doi: 10.1161/STROKEAHA.120.029902. Epub 2020 Sep 8. Erratum in: Stroke. 2020 Nov;51(11):e347. doi: 10.1161/STR.0000000000000351. PMID: 32895015; PMCID: PMC7587241.

10 Zhou L, Yu K, Yang L et al. Sleep duration, midday napping, and sleep quality and incident stroke: The Dongfeng-Tongji cohort. Neurology. 2020 Jan 28;94(4):e345-e356. doi: 10.1212/WNL.0000000000008739. Epub 2019 Dec 11. PMID: 31827003.

11 Leng Y, Cappuccio FP, Wainwright NW et al. Sleep duration and risk of fatal and nonfatal stroke: a prospective study and meta-analysis. Neurology. 2015 Mar 17;84(11):1072–9. doi: 10.1212/WNL.0000000000001371. Epub 2015 Feb 25. PMID: 25716357; PMCID: PMC4371404.

12 Riemann D, Baum E, Cohrs S et al. S3-Leitlinie Nicht erholsamer Schlaf/Schlafstörungen – Kapitel »Insomnie bei Erwachsenen« (AWMFRegisternummer 063–003), Update 2016. Somnologie 2017. 21:2–44 – doi: 10.1007/s11818-016-0097-x

13 Siew RVK, Nabe-Nielsen K et al. The role of combined modifiable lifestyle behaviors in the association between exposure to stressors and allostatic load: A systematic review of observational studies. Psychoneuroendocrinology. 2022 Apr;138:105668. doi: 10.1016/j.psyneuen.2022.105668. Epub 2022 Jan 13. PMID: 35066347.

14 Deutsche Epilepsievereinigung. Erste Hilfe bei einem epileptischen Anfall – www.epilepsie-vereinigung.de/epilepsie/erste-hilfe

15 Deutsche Schlaganfall-Gesellschaft. Post-Stroke-Depression: Ein Drittel aller Schlaganfall-Patienten betroffen Antidepressiva können die Erholung begünstigen. www.lifepr.de/inaktiv/deutsche-schlaganfall-gesellschaft-dsg/Post-Stroke-Depression-Ein-Drittel-aller-Schlaganfall-Patienten-betroffen/boxid/448420

16 NHS. Symptoms – Clinical Depression. www.nhs.uk/mental-health/conditions/clinical-depression/symptoms

17 Voderholzer U., Pycha R. Was ist eine Depression. www.neurologen-und-psychiater-im-netz.org/psychiatrie-psychosomatik-psychotherapie/erkrankungen/depressionen/was-ist-eine-depression

18 Rückert C, Kuecuekuncular S Depression nach einem Schlaganfall. schlaganfallbegleitung.de/folgen/depression

19 www.deutsche-depressionshilfe.de/depression-infos-und-hilfe/selbsttest-offline

20 Rückert C, Kuecuekuncular S. Depression nach einem Schlaganfall. schlaganfallbegleitung.de/folgen/depression

21 www.wege-zur-psychotherapie.org/die-psychotherapeutische-sprechstunde

22 In Schwermut steckt Mut! Wie sich die berufliche Teilhabe von Menschen mit Depressionen gestalten lässt. REHADAT-Wissensreihe, Ausgabe 6, 2017. www.rehadat-wissen.de/ausgaben/06-depression

23 www.deutsche-depressionshilfe.de

24 Kvam S, Kleppe CL, Nordhus IH et al. Exercise as a treatment for depression: A meta-analysis. J Affect Disord. 2016 Sep 15;202:67–86. doi: 10.1016/j.jad.2016.03.063. Epub 2016 May 20. PMID: 27253219.

25 https://register.awmf.org/de/leitlinien/detail/nvl-005 (Langfassung, Kapitel 12: Management bei Suizidalität und anderen Notfallsituationen, S. 69–77); www.psychiatrie.ch/fileadmin/SGPP/user_upload/Fachleute/Empfehlungen/SGPP_Empfehlungen_Praevention_Freiheitsbeschraenkende_Massnahmen_final.pdf

26 www.schlaganfallforum.com

27 Neurologen und Psychiater im Netz. Was sind Persönlichkeitsstörungen? www.neurologen-und-psychiater-im-netz.org/psychiatrie-psychosomatik-psychotherapie/stoerungen-erkrankungen/persoenlichkeitsstoerungen/#c261

28 Medlexi. Frontalhirnsyndrom. medlexi.de/Frontalhirnsyndrom

29 Stroke Association. Changes to behaviour. www.stroke.org.uk/effects-of-stroke/changes-to-behaviour#Does%20it%20get%20better

30 Stone J, Townend E, Kwan J et al. Personality change after stroke: some preliminary observations. J Neurol Neurosurg Psychiatry. 2004 Dec;75(12):1708–13. doi: 10.1136/jnnp.2004.037887. PMID: 15548488; PMCID: PMC1738868.

31 ZHAW digitalcollection. digitalcollection.zhaw.ch

32 www.schlaganfallforum.com/forum

33 Stone J, Townend E, Kwan J et al. Personality change after stroke: some preliminary observations. J Neurol Neurosurg Psychiatry. 2004 Dec;75(12):1708–13. doi: 10.1136/jnnp.2004.037887. PMID: 15548488; PMCID: PMC1738868.

34 www.schlaganfallforum.com/forum

35 www.schlaganfallforum.com/forum

36 meine-rehabilitation.de/pr-web

37 www.oesterreich.gv.at/themen/menschen_mit_behinderungen/kfz_und_behinderung/1/Seite.1260104.html

38 www.ahv-iv.ch/de/Kontakte/IV-Stellen

39 World Health Organization. Adherence to long-term therapies : evidence for action – World Health Organization. apps.who.int/iris/handle/10665/42682

40 Stahmeyer J., Stubenrauch S., Geyer et al. Häufigkeit und Zeitpunkt von Rezidiven nach inzidentem Schlaganfall. Dtsch Arztebl Int 2019; 116: 711–7; doi: 10.3238/arztebl.2019.0711

41 Olivieri M., Tallen G. Schlaganfall bei Neugeborenen, Kindern und Jugendlichen. 2017. www.kinderblutkrankheiten.de/sites/kinderkrebsinfo/kinderblutkrankheiten/content/e97222/e197986/e197987/e194745/Schlaganfall_final.pdf

42 Medizinische Universität Wien. Schlaganfall im Kindes- und Jugendalter: Bildung und Einkommen der Eltern beeinflussen das Outcome. 2020. www.meduniwien.ac.at/web/ueber-uns/news/detailseite/2020/news-im-dezember-2020/schlaganfall-im-kindes-und-jugendalter-bildung-und-einkommen-der-eltern-beeinflussen-das-outcome

43 Inselspital. Langzeitfolgen kindlicher Schlaganfälle. 2022. www.insel.ch/de/aktuell/aktuelles/details/news/langzeitfolgen-kindlicher-schlaganfaelle

44 Olivieri M., Tallen, G. Schlaganfall bei Neugeborenen, Kindern und Jugendlichen. www.kinderblutkrankheiten.de/content/erkrankungen/durchblutungsstoerungen/schlaganfall

45 Olivieri M., Tallen, G. Schlaganfall bei Neugeborenen, Kindern und Jugendlichen. 2017. www.kinderblutkrankheiten.de/sites/kinderkrebsinfo/kinderblutkrankheiten/content/e97222/e197986/e197987/e194745/Schlaganfall_final.pdf, S. 9

46 Olivieri M., Tallen, G. Schlaganfall bei Neugeborenen, Kindern und Jugendlichen. 2017. www.kinderblutkrankheiten.de/sites/kinderkrebsinfo/kinderblutkrankheiten/content/e97222/e197986/e197987/e194745/Schlaganfall_final.pdf, S. 8

47 Gerstl L, Weinberger R, Heinen F et al. Arterial ischemic stroke in infants, children, and adolescents: results of a Germany-wide surveillance study 2015–2017. J Neurol. 2019 Dec;266(12):2929–2941. doi: 10.1007/s00415-019-09508-5. Epub 2019 Aug 23. PMID: 31444560.

48 Neurologen und Psychiater im Netz. Schlaganfall bei Kindern und Jugendlichen. www.neurologen-und-psychiater-im-netz.org/neurologie/erkrankungen/schlaganfall/schlaganfall-bei-kindern

49 www.schlaganfallkinder.de

50 Deutsche Gesellschaft für Kinder- und Jugendmedizin e.V. DGKJ Elterninformationen Fieberkrampf. www.dgkj.de/eltern/dgkj-elterninformationen/elterninfo-fieberkrampf

51 www.schlaganfall-kinder.de

Sämtliche Links zuletzt abgerufen am 28. März 2025.

Stichwortverzeichnis

A
Affektinkontinenz 87, 90
Alkohol 30 f., 34, 36, 54, 64, 161, 165, 167, 175 f.
Alltagstraining 125
ambulante Therapien 125, 138
Amyloid 19, 74
Anämie 189
Aneurysma 15, 18, 20, 111 f.
Angiografie 107, 111
Apallisches Syndrom. *Siehe auch* Wachkoma
Aphasie 65 ff.
Apraxie 69 f., 119
Arbeitsunfähigkeit 116, 137, 142
Arbeitsverhinderung 150
Arteriopathie 189
Arteriosklerose 10, 16 f., 20, 24 f., 107
Arztbericht 16, 20, 154
Ataxie 62
Atemkontrolle 100, 102
Atemwahrnehmung 169
Aufmerksamkeitsstörungen 72
Auszeiten 183
Autoumbau 135

B
Barrierefreie Wohnung 133
Beatmung 94, 103, 144, 190
Beleidigungen 132
Beruflicher Wiedereinstieg 137
Betreuungsverfügung 75
Bewegung 26, 31, 54 ff., 62, 64, 76, 82, 102, 109, 165 ff., 175, 190
Bewusstlosigkeit 15, 57 f., 100 f.
Bewusstseinsstörungen 13, 38 f., 57, 92, 109, 190
Blutdrucksenker 125
Blutfettsenker 124 f.
Bluthochdruck 14, 16, 19 ff., 23 f., 26 ff., 30 ff., 36, 42, 74, 104, 107 f., 115, 122, 125, 155, 157, 166, 189
Blutverdünner 122, 205

C
Cholesterin 17, 24 ff., 32, 124 f., 166
Computertomografie 15, 39, 107, 111, 195

D
Delir 92
Demenz 14, 69, 72, 74 ff., 92, 143
Depressionen 48, 50, 79 ff., 116
Diabetes 20 ff., 30, 33, 104, 108, 122, 157, 189
Drogen 19, 30 f., 34, 36

E
epileptischer Anfall 15, 51, 57, 190
Erdung 169
Ergotherapie 46, 59, 62, 70, 73, 109, 118, 125, 135, 140, 143, 191
Ernährung 25, 30, 32 f., 75 f., 124, 147, 205
Ernährungsberatung 25, 118 f.

F
Fahrdienste 137
Fahrtauglichkeit 134 ff.
Foramen ovale 18

G
Gehirn
– Blutversorgung 11
Gerinnungsstörung 189
Gesundheitskompetenz 140, 157, 164
Gesundheitstagebuch 159
Gewohnheiten 171
Großhirn 11, 13 f., 58 f., 70, 87, 93, 95
Großhirninfarkt 13

H
hämorrhagischer Infarkt 19
Hausnotrufsystem 134
Heilmittel 143
Hemiparese 14, 59 f., 143, 197
Hemiplegie 59, 143
Herzdruckmassage 102 f.
Herzinfarkt 20, 34, 39, 99, 155, 160
Herzklappen 18
Herz-Lungen-Wiederbelebung 100, 102
Hilfsmittel 29, 52, 56, 60, 64, 112, 117, 119, 121, 133, 138, 143 f., 159, 191
Hirnblutung 10, 14 ff., 18 f., 30, 37 ff., 41, 107, 111, 194 f., 197 f., 202
Hirninfarkt 10 ff., 15 ff., 38 f., 41, 52, 107, 123, 190 f.
Hirnnerven 46, 52, 58
Hirnstamm 11, 13 f., 58, 93, 95
Hirnstamminfarkt 13
Hyperlipidämie 24

I
Inkontinenz 64, 74
Ischämie 10
ischämischer Schlaganfall. *Siehe auch* Hirninfarkt

J
Jugendliche 22, 188 ff., 193, 200, 202, 204

K
Karotiden 11
Kinder 22, 50, 149, 188 ff., 196, 200, 202, 204
Kleinhirn 11, 13 f., 87
Kleinhirninfarkt 13
kognitive Störungen 72
kognitive Verhaltenstherapie 86

Kommunikation 57, 66 f., 88 f., 95, 134, 138, 141, 158 f., 165, 170, 176 ff., 182
Konzentrationsstörungen 29, 72 f., 135
Koordination 46, 62
Kopfschmerzen 11, 15, 18, 23, 37 ff., 51, 55 f., 77, 79, 123 f., 194, 199
Körperwahrnehmung 165 f., 169
Körperwerte 166
Kostenübernahme 60, 115
kryptogener Schlaganfall 20

L
Lähmung 14, 37 ff., 42, 50, 52, 58 ff., 62, 119, 135
Locked-in-Syndrom 95
Logopädie 59, 109, 118 f., 125, 143, 191
Lysetherapie 108

M
Magnetresonanztomografie 18, 107
Medikamente 21, 26, 29, 36, 56 f., 79, 90, 95, 100, 104, 121 ff., 129, 133, 143, 155 ff., 191, 202, 210
metabolisches Syndrom 27
Mobilität 60, 134, 137
Motivation 130
motorische Störungen 58
Müdigkeit 25, 28 f., 51 ff., 56, 77, 167

N
Nachsorge 16 f., 31, 110, 120 f., 123, 154 ff., 160, 193, 202 f.
Neglect 65, 70 f., 119
neurologische Reha 113
Neuropsychologie 65
Nichtadhärenz 155
Notfallmaßnahmen 12, 37, 98
Notruf 41, 98 ff., 133 f., 202

O
Okklusion 16
Orientierungsstörungen 73, 115

P
Parese. *Siehe auch* Lähmungen
Patientenverfügung 75, 94
Persönlichkeitsveränderung 74, 77, 83 ff., 90
Pflege 94, 112 f., 115, 121, 134, 145 ff., 179 f., 183
– Besuchsdienst 147
– Entlastungsbetrag 148
– Familienpflegezeit 150
– finanzielle Leistungen 148
– Kurzzeitpflege 147
– Pflegeberatung 184
– Pflegegeld 148
– Pflegehilfsmittel 148
– Pflegesachleistungen 148
– Pflegezeit 150
– Tagespflege 147
– Teilzeitpflege 147
– Unterstützung 146
– Vereinbarkeit 149
– vollstationär 149
– Wohngruppenzuschlag 149
– Zeiteinteilung 150
Pflegegeld 148
Pflegegrad 137, 146 ff.
Pflegeheim 149
Pflegekur 184
Physiotherapie 55, 59 f., 73, 119, 143, 191
Ponsinfarkt 13 f.
Post-Stroke-Delir 92
Post-Stroke-Depression 77 f.
Post-Stroke-Fatigue 53
Prävention 21, 124, 155, 210
psychische Störungen 77
Psychotherapie 53, 56, 79 f., 127, 198, 201

R
Rauchen 22, 30 f., 83, 173
Reha 73, 85, 88, 113 ff., 125 f., 130, 135, 138, 140, 142 ff., 147, 184 f., 195 ff., 202, 205
Rehaklinik 60, 109 f., 113 f., 121, 127, 145
Risikofaktoren 9, 17, 20 ff., 27 f., 30, 32, 34, 50, 76, 111, 114, 119, 122, 154 f., 157, 164, 171 f., 189 f., 205

S
Scham 41, 49 f., 64 f., 67, 74, 85, 91, 130, 141, 175, 179, 184
Schlafapnoe 28 f., 53, 122
Schlafhygiene 34, 167
Schlafstörungen 23, 29, 33 f., 36, 51, 53, 92
Schlaganfall
– Symptome 37
Schluckstörung 60 f.
Schule 192, 194, 196 ff., 203
Schwerbehindertenausweis 60, 137
Schwindel 13 f., 28, 37 f., 51 f., 56, 77, 123, 135, 143, 169, 204
Sehstörungen 13, 37 ff., 52, 57, 74
Selbstfürsorge 7, 36, 82, 90, 153, 171, 179 f.
Selbsthilfegruppen 121, 128, 200
Selbstmordgedanken 83, 127
Sensibilitätsstörung 14, 38, 62
Sinusthrombose 18
Sprachstörungen 18, 38, 58, 65 ff., 79, 190
Sprechstörungen 13, 37 f., 60, 98, 109
stabile Seitenlage 101
Stammganglien 14
Stammganglieninfarkt 13 f.
Stenose 16 f., 20, 107 f.
Stress 36, 42, 48, 51, 55, 76, 91, 129, 150, 157, 167 f., 170, 176, 204
Stressauslöser 168
Stressbewältigung 167
Stressresilienz 168
Stroke-Unit 12, 43, 60, 68, 73, 105 ff.
Subarachnoidalblutung 10, 15, 20, 37 ff., 55, 111
Syndrome 65

T
Tagespflege 137, 147, 151
Thalamus 14, 28, 56
Thalamusinfarkt 13 f., 56
Thalamus-Schmerz-Syndrom 56
Therapietreue 128, 153 f., 156 ff.
Thrombektomie 43, 107 ff., 111
Thromboembolie 17
Thrombose 17, 189
Thrombus 16 f.
TIA. *Siehe auch* transitorische ischämische Attacke
transitorische ischämische Attacke 10, 12

U
Übergewicht 24, 26 f.
Ultraschalldiagnostik 107
Unterstützung Angehörige 184

V
Vaskuläre Demenz 74
vegetatives Nervensystem 62
Venenthrombose 18, 112
Vertebralarterien 11
Vorhofflimmern 17, 20, 27 f., 30, 108, 122 f., 155
Vorsorgevollmacht 75

W
Wachkoma 93 f.
Wechselwirkungen 125, 160 f.
Wiedereingliederung 120, 138 ff.

Z
Ziele 116 f., 126, 130 f., 156, 158, 172 f., 175, 192, 198, 201

Empfehlungen von Prof. Dr. med. Hans Joachim von Büdingen und Nadine Stelzer

Sämtliche Links zuletzt abgerufen am 1. März 2025.

Apps zur Medikamentenerinnerung

My Therapy erinnert regelmäßig an Medikamente, Blutdruckmessungen und Trainingseinheiten. Werte können mit dieser App dokumentiert und eingeschätzt werden. Sie können die Ergebnisse ausdrucken und zum nächsten Arztgespräch mitbringen.

Das interaktive Tagebuch VidaGesund fördert den gesunden Lebensstil von Patienten und Patientinnen mit chronischen Erkrankungen oder nach akuten Ereignissen wie einem Schlaganfall. Im Mittelpunkt stehen Prävention und Therapiebegleitung. VidaGesund ist eine cloudbasierte Gesundheitsakte mit App und Bluetooth. Sie enthält eine Terminerinnerungsfunktion, liest Vitalparameter aus Messgeräten und erstellt automatisch Gesundheitstagebücher. Bei Herz-Kreislauf-, Stoffwechsel- und Lungenerkrankungen unterstützt sie Lebensstiländerungen und verleiht Betroffenen das Gefühl größerer Sicherheit im Alltag

Ärztliche Nachsorge bei Schlaganfall

Auf der Website schlaganfallbegleitung.de/verzeichnis/neurologen finden Sie ein Verzeichnis von neurologischen Praxen, die sich auf die Schlaganfall-Behandlung spezialisiert haben.

Aphasie

Bundesverband für die Rehabilitation der Aphasiker e.V. in Würzburg: aphasiker.de

Aphasie Suisse: aphasie.org

Stiftung Selbsthilfe Schweiz: www.selbsthilfeschweiz.ch/shch/de.html

Aphasie-Club Österreich: www.aphasie-club.at

Depressionen

Auf der Website der Deutschen Depressionshilfe www.deutsche-depressionshilfe.de finden Sie Ressourcen.

Notruf-App *nora* – digitale Hilfe für Menschen mit Hör- und Sprechbeeinträchtigungen: www.nora-notruf.de/de-as/startseite

Epilepsie

Deutsche Epilepsievereinigung: www.epilepsie-vereinigung.de/epilepsie/erste-hilfe

Kognitive Störungen

Beispiel für digitales Angebot zum Training bei kognitiven Störungen: RehaCom-Hometraining: hasomed.de/produkte/rehacom

Rechtliche Information zur Vorsorgevollmacht

Die Website *Wegweiser Demenz* ist ein Unterstützungsangebot des Bundesministeriums für Familie, Senioren, Frauen und Jugend. Hier finden Sie alle aktuellen Regelungen für Deutschland.

www.wegweiser-demenz.de/wwd/rechtliches/rechte-und-pflichten

Auf der Website der österreichischen Verwaltung erhalten Sie alles Wissenswerte zur Vorsorgevollmacht in Österreich. www.oesterreich.gv.at/themen/gesetze_und_recht/erwachsenenvertretung_und_vorsorgevollmacht_bisher_sachwalterschaft/4.html

Informationen und Musterformulare zum sogenannten *Vorsorgeauftrag* in der Schweiz finden Sie auf den Websites verschiedener schweizerischer Anbieter.

Das *REHADAT-Online-Portal* und die *Wissensreihe zu Depressionen* bieten Informationen zu den Auswirkungen im Alltagsleben und über Unterstützungsmöglichkeiten am Arbeitsplatz. www.rehadat-wissen.de/ausgaben/06-depression

Termine zur psychotherapeutischen Sprechstunde: www.wege-zur-psychotherapie.org/die-psychotherapeutische-sprechstunde

www.116117termine.de

Der *Bundesverband der Angehörigen psychisch erkrankter Menschen e. V.* hat eine kostenlose Telefonberatung unter der Nummer 0228 71002424 ins Leben gerufen.

Selbsttest Depression der deutschen Depressionshilfe

www.deutsche-depressionshilfe.de/depression-infos-und-hilfe/selbsttest-offline

Schlaganfälle bei Kindern und Jugendlichen

Informationsmaterial rund um das Thema kindlicher Schlaganfall erhalten Sie in der Elterndatenbank der *Deutschen Schlaganfall-Hilfe*. Die Anmeldung in der Datenbank ist kostenfrei:

www.schlaganfall-hilfe.de/de/fuer-betroffene/kinder-mit-schlaganfall/datenbank-fuer-eltern-mit-schlaganfallbetroffenen-kindern

Wenn Sie Interesse daran haben, sich selbst komplexeres Wissen zum kindlichen Schlaganfall anzueignen, gibt es ein ausführliches Werk:

Florian Heinen (2018): Pediatric Stroke Manual. Schlaganfall bei Neugeborenen, Kindern und Jugendlichen. Kohlhammer.

Das medizinische Handbuch richtet sich zwar an Fachleute, kann aber auch als Information für Laien dienen.

Die Schlaganfall-Informationsseite für Kinderärzte und Eltern: www.schlaganfallkinder.de

SCHAKI e. V. – Deutschlands größte Selbsthilfegruppe für Schlaganfallkinder: www.schlaganfall-kinder.de

Schlaganfall-Kinderlotsen: www.schlaganfall-hilfe.de/de/das-tun-wir/aktivitaeten/schlaganfall-kinderlotsen

Selbsthilfegruppen für Schlaganfallbetroffene und Angehörige

Deutschland: schlaganfallbegleitung.de/verzeichnis/selbsthilfegruppen

Österreich: www.gesundheit.gv.at/service/beratungsstellen/krankheiten/gehirn-nerven/dachverband-selbsthilfegruppen.html

Schweiz: www.selbsthilfeschweiz.ch/shch/de/selbsthilfeangebote/themenliste~thema~Schlaganfall~.html

Online bietet das professionell betreute Forum der Schlaganfallbegleitung für Betroffene und Angehörige eine Anlaufstelle: www.schlaganfallforum.com/forum

Umbaumaßnahmen nach Schlaganfall

Fahrzeug

Es gibt Unternehmen, die sich auf den Fahrzeugumbau spezialisiert haben. Der ADAC stellt auf seiner Website eine Liste deutscher Unternehmen zur Verfügung.

www.adac.de/rund-ums-fahrzeug/mobil-behinderung/fahrzeug-umbau

Informationen zum Autoumbau in Österreich und der Schweiz

www.oesterreich.gv.at/themen/menschen_mit_behinderungen/kfz_und_behinderung/1/Seite.1260104.html

www.ahv-iv.ch/de/Kontakte/IV-Stellen

Wohnung

Wie ein möglicher Wohnungsumbau aussehen kann und welche Hilfsmittel es gibt, zeigt die Stiftung Deutsche Schlaganfall-Hilfe auf ihrer Website: www.schlaganfall-hilfe.de/fileadmin/files/SDSH/PDF/hilfsmittel_im_haus_ueberblick.PDF

Bibliografische Information der Deutschen Nationalbibliothek
Die Deutsche Nationalbibliothek verzeichnet diese Publikation in der Deutschen Nationalbibliografie; detaillierte bibliografische Daten sind im Internet über dnb.d-nb.de abrufbar.

Programmplanung: Katja Liese
Projektmanagement: Manuela Hunfeld
Redaktion: Julia Jochim
Bildredaktion: Marie Crämer
Umschlaggestaltung: © Thieme
Layout: CYCLUS · Visuelle Kommunikation, Stuttgart

Bildnachweis:
Fotos im Innenteil:
Covermotiv und Bild S. 3: © Sewcream Studio/stock.adobe.com – edited by Thieme
Porträtbilder S. 2: Holger Albrich (oben); Fotostudio Reuther, Koblenz (unten)
Bilder S. 5, 44, 96, 152, 186: © Sewcream Studio/stock.adobe.com – edited and composed by Thieme; S. 8 © Berit Kessler/stock.adobe.com – edited and composed by Thieme
Zeichnungen: Martina Bürger (außer S. 11, 19, 40, 101)

1. Auflage 2025

TRIAS Verlag in Georg Thieme Verlag KG
Oswald-Hesse-Straße 50, 70469 Stuttgart

Satz und Repro: Fotosatz Buck, Kumhausen
Druck: AZ Druck und Datentechnik GmbH, Kempten

Gedruckt auf chlorfrei gebleichtem Papier
Printed in Germany

ISBN 978-3-432-12023-2
eISBN (ePub) 978-3-432-12024-9

1 2 3 4 5 6

MIX
Papier | Fördert gute Waldnutzung
FSC® C008457
www.fsc.org

Wo datenschutzrechtlich erforderlich, wurden die Namen und weitere Daten von Personen redaktionell verändert (Tarnnamen). Dies ist grundsätzlich der Fall bei Patient*innen, ihren Angehörigen und Freund*innen, z. T. auch bei weiteren Personen, die z. B. in die Behandlung von Patient*innen eingebunden sind.

Thieme Publikationen streben nach einer fachlich korrekten und unmissverständlichen Sprache. Dabei lehnt Thieme jeden Sprachgebrauch ab, der Menschen beleidigt oder diskriminiert, beispielsweise aufgrund einer Herkunft, Behinderung oder eines Geschlechts. Thieme wendet sich zudem gleichermaßen an Menschen jeder Geschlechtsidentität. Die Thieme Rechtschreibkonvention nennt Autor*innen mittlerweile konkrete Beispiele, wie sie alle Lesenden gleichberechtigt ansprechen können. Die Ansprache aller Menschen ist ausdrücklich auch dort intendiert, wo im Text (etwa aus Gründen der Leseleichtigkeit, des Text-Umfangs oder des situativen Stil-Empfindens) z. B. nur ein generisches Maskulinum verwendet wird.

Unsere Umwelt ist uns wichtig!
Papier aus nachhaltigen und kontrollierten Quellen
Druck in Deutschland mit kurzen Lieferwegen
Druckereien mit hohen Ansprüchen an Ökologie

TRIAS, einer der führenden Ratgeberverlage im Bereich Gesundheit, gehört zur Thieme Gruppe, marktführender Anbieter medizinischer Fachinformationen und Services. Anspruch der Thieme Gruppe ist es, den im Gesundheitswesen tätigen Berufsgruppen sowie allen an Gesundheit Interessierten genau die Informationen und Angebote bereitzustellen, die sie in einer bestimmten Arbeitssituation oder Lebensphase benötigen. Durch die hohe Qualität und zielgruppenspezifische Relevanz der angebotenen Leistungen bereitet Thieme den Weg für eine bessere Medizin und mehr Gesundheit im Leben.

Thieme